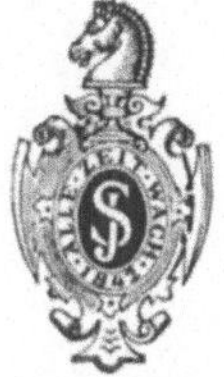

Chirurgia Plastica et Reconstructiva

Organ der Deutschen Gesellschaft für plastische und
Wiederherstellungs-Chirurgie

Band 1

Herausgeber:

H. Bürkle de la Camp, Dottingen
K. Schuchardt, Hamburg

Redaktoren:

W. Axhausen, Bremerhaven
D. Buck-Gramcko, Hamburg-Bergedorf

Wissenschaftlicher Beirat:

*E. S. Bücherl, Berlin · F. Hollwich, Münster · F. Rehbein, Bremen
W. Schink, Köln-Merheim · E. Schmid, Stuttgart · U. Schmidt-
Tintemann, München · H. v. Seemen, München · W. Tönnis,
Köln-Lindenthal · A. N. Witt, Berlin · H. Wullstein, Würzburg*

Springer-Vlag Berlin Heidelberg GmbH 1966

Anmeldungen von Vorträgen zu dem regelmäßig am Wochenende nach Ostern stattfindenden Jahreskongreß der Deutschen Gesellschaft für Plastische und Wiederherstellungschirurgie, die im ersten Halbjahresband der *Chirurgia Plastica et Reconstructiva* veröffentlicht werden (letzter Termin 15. Dezember) sowie

Einsendungen von Manuskripten zur Veröffentlichung im zweiten Halbjahresband (letzter Termin 1. Februar) werden erbeten an:

Prof. Dr. H. Bürkle de la Camp, 7801 Dottingen über Freiburg (Breisgau) oder
Prof. Dr. Dr. K. Schuchardt, 2000 Hamburg 20, Martinstr. 52.

ISBN 978-3-540-03478-0   ISBN 978-3-662-30568-3 (eBook)
DOI 10.1007/978-3-662-30568-3

© bie Springer-Verlag Berlin Heidelberg 1966
Ursprünglich erschienen bei Springer-Verlag Berlin Heidelberg New York 1966.
Softcover reprint of the hardcover 1st edition 1966
Library of Congress Catalog Card Number 66-15944.

Titel Nr. 7497

Zum Geleit

In der „Deutschen Gesellschaft für Plastische und Wiederherstellungschirurgie" sind alle Fachgebiete der Medizin zusammengefaßt, die sich
mit der plastischen und Wiederherstellungschirurgie befassen, wie das
aus den bisher in Langenbecks Archiv erschienenen Tagungsberichten
dieser Gesellschaft hervorgeht. Das nunmehr neu erscheinende Halbjahr-
buch „CHIRURGIA PLASTICA ET RECONSTRUCTIVA" ist das
offizielle Organ der „Deutschen Gesellschaft für Plastische und Wiederherstellungschirurgie" und wird im ersten Halbjahresband jeweils den
Tagungsbericht der Gesellschaft veröffentlichen, während der im zweiten
Halbjahr erscheinende Band in wissenschaftlichen Arbeiten über den
Fortschritt und derzeitigen Stand der Transplantationslehre, über die
neueste Forschung und operative Technik der plastischen und Wiederherstellungschirurgie und über besondere Ergebnisse in eingesandten und
von der Schriftleitung angeforderten Beiträgen berichten wird.

In der Zusammenfassung der Erfahrungsberichte und Forschungsergebnisse der an diesen Fragen gemeinsam arbeitenden Fachgebiete sehen
die Herausgeber einen besonders großen Vorteil, da dadurch der Überblick über die bisher unübersichtlich weit verstreut erscheinenden Veröffentlichungen vereinfacht und erleichtert wird.

Januar 1966   *Die Herausgeber*

Inhaltsverzeichnis

Bericht der 4. Tagung der Deutschen Gesellschaft
für Plastische und Wiederherstellungschirurgie
vom 23. bis 25. April 1965 in München
(Redigiert von H. BÜRKLE DE LA CAMP)

1. Teil

*Plastische und Wiederherstellungschirurgie der Blutgefäße (Parallel-Sitzung der
Deutschen Gesellschaft für Chirurgie)*

VIII

Freitag, den 24. April 1965
Parallel-Vormittagssitzung von 9.00 bis 13.00 Uhr im Vortragssaal II

Plastische und Wiederherstellungschirurgie

(In Gemeinschaft mit der Deutschen Gesellschaft für Plastische und Wiederherstellungschirurgie. Vorsitzender: Prof. Dr. **H. BÜRKLE DE LA CAMP**-Dottingen)

Verhandlungsleiter: Prof. Dr. **H. BÜRKLE DE LA CAMP**-Dottingen

Plastische und Wiederherstellungschirurgie der Blutgefäße

Verhandlungsleiter: Meine Damen, meine Herren! Ich habe die Ehre und Freude, die Parallelsitzung über die plastische und Wiederherstellungschirurgie der Blutgefäße zu leiten, die eine Gemeinschaftssitzung ist der Deutschen Gesellschaft für Chirurgie und der Deutschen Gesellschaft für Plastische und Wiederherstellungschirurgie. Seit mehreren Jahren ist diese Gemeinschaftssitzung bei dem großen Chirurgenkongreß eingeführt und schon Tradition geworden, die hoffentlich künftighin beibehalten wird.

Wir widmen einen ganzen Vormittag der Besprechung der plastischen und Wiederherstellungschirurgie der Blutgefäße und werden auf diese Weise ein abgerundetes Bild über die großen Fortschritte und den derzeitigen Stand dieses Zweiges der Chirurgie erhalten, wir werden sehen, in welcher Richtung die weitere Entwicklung gehen wird, wir werden aber auch erfahren, wo und in welcher Beziehung Nachteile zu sehen und zu erwarten sein werden.

Es ist nicht üblich, in diesen Parallelsitzungen große Einführungsvorträge zu halten. Wir wollen gleich in die Reihe der Vorträge eintreten. Ich bitte daher Herrn HEBERER zu seinem angekündigten Hauptvortrag. Herr HEBERER wird uns im Rahmen seines Vortrages auch einen soeben fertig gewordenen Film vorweisen und deswegen die vorgesehene Redezeit um einige Minuten überschreiten.

151. Plastische und Wiederherstellungschirurgie an Arterien

Von

G. HEBERER-Köln

Mit 6 Abbildungen

Die Chirurgie der Aorta und der großen Arterien erlebte während der letzten Jahre eine geradezu überstürzende Entwicklung, wobei grundlegende Ansichten über Operationsverfahren, Wahl des Arterienersatzes an den verschiedenen Gefäßabschnitten, aber auch über die klinischen Indikationen innerhalb verhältnismäßig kurzer Zeit mehrfach wechselten. Ziel meines einleitenden Überblicks soll daher sein, die Entwicklung und

Wandlung einiger Prinzipien der Arterienwiederherstellung seit den beiden Referaten auf diesem Kongreß im Jahre 1957 (G. Heberer) und 1961 (De Bakey und R. Giessler) aufzuzeigen mit den sich daraus ergebenden therapeutischen Konsequenzen.

Durch die Entwicklung verbesserter *Hilfsmittel zur verlängerten Strombahnunterbrechung* und ihre gezielte Anwendung wurden auch an den hohen Aortenabschnitten und ihren Hauptästen Resektionen bzw. Wiederherstellungsoperationen inzwischen mit vertretbarem Risiko möglich. Dabei sind stets physiologischere und weniger gefahrvolle Verfahren gegenüber komplizierteren Hilfsmitteln vorzuziehen. An den einzelnen Aortenabschnitten scheinen sich bei *Aneurysmaresektionen mit Gefäßersatz* zur Zeit folgende Methoden der künstlichen Kreislaufumleitung am besten zu bewähren:

An der *proximalen Aorta ascendens*, mit oder ohne Einschluß des Aortenbogens, ist der Einsatz einer Herz-Lungen-Maschine bzw. des Doppelpumpenprinzips unumgänglich. Wir bevorzugen die Kombination von Pumpenoxygenator und tiefer Hypothermie, so daß die Möglichkeit einer temporären Kreislaufunterbrechung offensteht.

Erkrankungen der *distalen Aorta ascendens und des Bogenabschnittes*, mit oder ohne Befall der Gefäßabgänge von Truncus brachiocephalicus und A. carotis comm. sinistra, werden am besten mit Hilfe des Umwandlungsprinzips operiert, das ein Operationsfilm später ausführlich zeigen soll.

Ist ein *ausgedehnter Ersatz der Aorta descendens* notwendig (Abb. 1), so stellt heute der atrio-femorale Pumpenumgehungskreislauf in bezug auf seine Wirksamkeit in der Aufrechterhaltung physiologischer Bedingungen im distalen Körperabschnitt das beste von den in Frage kommenden Verfahren dar. Für den Gefäßersatz bei *lokalisierten Erkrankungen der Aorta descendens* steht eine Reihe von künstlichen Hilfsmitteln zur Verfügung, wie Hypothermie, Umwandlungsprinzip, temporärer externer oder interner Shunt und schließlich wiederum eine atrio-femorale Blutumleitung, die sich uns bei 14 Eingriffen gut bewährt hat.

Die *thorako-abdominale Aorta* kann sowohl unter Verwendung eines aorto-femoralen Pumpen-Bypass unter Selektivperfusion der Nierenarterien wie — wesentlich einfacher — mit Hilfe des Umwandlungsprinzips reseziert werden, wie wir es bisher bei zwei Kranken durchführten. Nach Herstellung einer Prothesenbrücke zwischen thorakaler und abdominaler Aorta werden Nierenarterien, Tripus Halleri und A. mesenterica superior mit dieser verbunden und schließlich der aneurysmatische Aortenabschnitt entfernt. Man kann auch einen entsprechenden Aortenwandstreifen (Patchplastik) mit den Gefäßabgängen direkt in die vorher angelegte Prothesenbrücke einsetzen.

Zur Vermeidung ischämischer Schädigungen erfordern weiterhin isolierte rekonstruktive Eingriffe am Truncus brachiocephalicus, an den

Carotiden und den Nierenarterien besondere Vorsichtsmaßnahmen wie temporäre externe oder interne Shunts, das Umwandlungs- bzw. Umleitungsprinzip oder die Oberflächenhypothermie. Die Art der jeweiligen Kreislaufumleitung wird dabei von der vorliegenden Erkrankung, ihrer Lokalisation und Ausdehnung und nicht zuletzt von den persönlichen Erfahrungen des Operateurs bestimmt. Dagegen ist die Abklemmung an der Extremitätenstrombahn distal der Nierenarterienabgänge, z. B. bei Bauchaortenaneurysmen, für die Dauer von 2 Std im allgemeinen gefahrlos.

Unter Berücksichtigung der erwähnten Richtlinien haben wir an den verschiedenen Aortenabschnitten 45 Pat. mit Aortenaneurysmen, davon 14 mit gedeckter oder freier Ruptur, operiert (Tab. 1). Der Tod von 13 Kranken ist größtenteils auf die erweiterte Indikation bei Patienten im Rupturstadium zurückzuführen.

Zur *Wiederherstellung der Arterienkontinuität* an Aorta und großen Arterien hat sich neben der direkten, nach Möglichkeit transversalen Naht und der direkten Arterienplastik nach wie vor die einfache fortlaufend überwendliche zirkuläre Gefäßnaht am besten bewährt. Ihnen kann man als *rekonstruktive Maßnahmen* im engeren Sinne die Desobliterationsverfahren und die Anwendung des Gefäßersatzes gegenüberstellen.

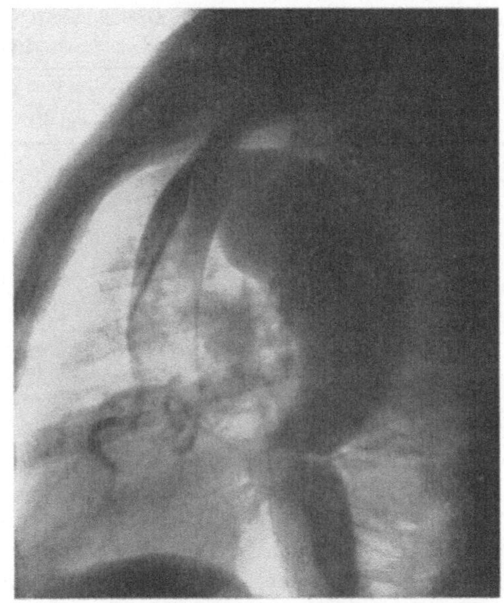

a

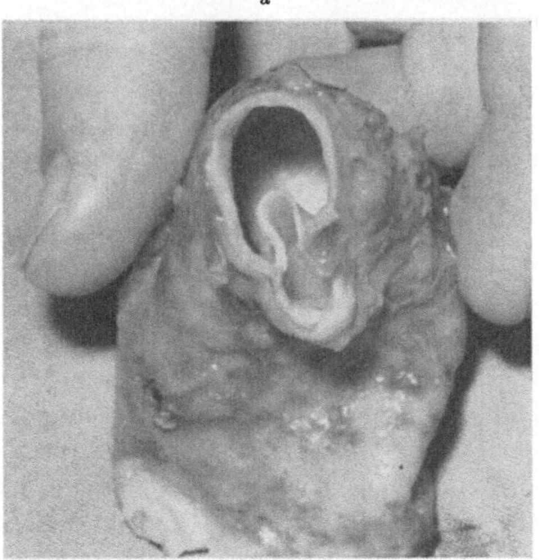

b

Abb. 1a u. b. W. T., 42 Jahre, ♂. a Aortogramm eines traumatischen, dissezierenden Aneurysmas der Aorta descendens mit Pseudocoarctatio. b Resektionspräparat mit wahrem und falschem Lumen

Tabelle 1. *Lokalisation und Operationsletalität von Aneurysmen der thorakalen und abdominalen Aorta*

| | Aortenaneurysmen | | |
	Anzahl		Operationsletalität
thorakal		16 (3)	4
ascendens I	2 (1)		1
Bogen II	1 (1)		—
descendens III	13 (1)		3
abdominal		29 (11)	9
Abschnitt IV	2 (1)		2
Abschnitt V	27 (10)		7
Gesamt		45 (14)	13

(   ): gedeckte oder freie Ruptur

Die frühere Indikation zur *Desobliteration eines akut-embolisch verschlossenen Arterienabschnittes* bis einschließlich A. poplitea- und A. brachialis-Teilungsstelle — als direkte Embolektomie oder mit Hilfe von Ballonkatheter bzw. Ringsonde als Fernembolektomie — hat bei uns, trotz der heutigen Möglichkeiten mit Anticoagulantien und Fibrinolytika, nach wie vor Gültigkeit. Mit verbesserter Technik haben wir sie auch zunehmend jenseits der 6- bis 8-Std-Grenze, manchmal noch nach Tagen als Spätembolektomie erfolgreich durchführen können. Unsere Embolektomieergebnisse hat mein Mitarbeiter Kristen auf diesem Kongreß bereits mitgeteilt.

Die *Desobliteration bzw. Thrombendarteriektomie* bei chronischen Verschlußkrankheiten — als *direkte* Methode an umschriebenen und als sog. *halbgeschlossene* Methode an ausgedehnten Verschlußstrecken — hat sich in Anbetracht der unbefriedigenden Spätergebnisse bei Verwendung synthetischer Prothesen als das überlegene Verfahren erwiesen. Die halbgeschlossene Methode, bei der man den Pfropf in ganzer Länge, von mehreren transversalen Incisionen aus, mittels ringförmiger Curetten ausschält (ring stripping) und entfernt, bevorzugen wir zunehmend auch am Aorta-Iliacaabschnitt. Ob bei der direkten Desobliteration die Längsincision durch einfache Naht oder mit Hilfe eines Transplantatstreifens verschlossen werden soll, ist noch umstritten. An meiner Klinik gilt zur Zeit die Regel, an der Aorta abdominalis keine, an den Hauptästen der Aorta alloplastische und an den übrigen Gefäßen allenfalls autoplastische Streifen einzunähen.

Beim *Arterienersatz* in Form der Streifenplastik (Patch), der Substitution oder des Umleitungsverfahrens (Bypass) tritt in den letzten Jahren mit zunehmender Beobachtungsdauer am Menschen erneut die biologische Wertigkeit ganz in den Vordergrund.

Von den *biogenen Geweben* steht praktisch nur die körpereigene V. saphena magna, allenfalls die V. femoralis und die V. jugularis externa zur Verfügung. Diese Abbildung weist auf die verschiedenen Verwendungsmöglichkeiten der *autoplastischen Vene* hin. Sie ist heute als Gefäßersatz an großen peripheren Arterien allgemein wieder die bevorzugte Methode, nachdem vorübergehend auch das homoioplastische Arterientransplantat und die synthetische Gefäßprothese im letzten Jahrzehnt hier Anwendung fanden. Die *körpereigene Arterie* — an sich der ideale Ersatz — kommt nur bei umschriebenen Defekten oder für eine Streifenplastik in Betracht. In einem Notfall (Abb. 2) habe ich z. B. vor einem Jahr ein 4 cm langes Transplantat aus der zerissenen A. profunda femoris an den Enden plastisch erweitert und in die traumatisch geschädigte und thrombosierte A. femoralis superficialis eingesetzt. Dadurch konnte man die Extremität retten.

Die *Arteriohomoioplastik* wurde 10 Jahre nach der ersten erfolgreichen Anwendung am Menschen (1948 bis 1958) zugunsten des synthetischen Gefäßersatzes wieder verlassen. Wesentliche Gründe für diese Abkehr waren biologischer Abbau und Degenerationserscheinungen an den Homoiotransplantaten mit Ausbildung von

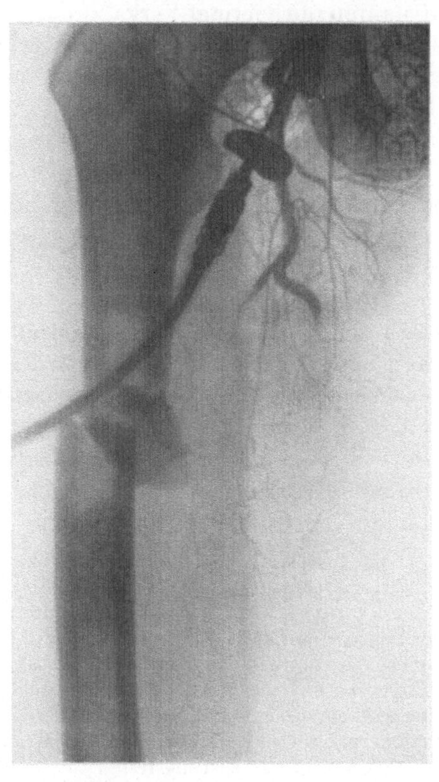

Abb. 2. C. K., 63 Jahre, ♂. Das Arteriogramm unmittelbar nach einem Unfallereignis zeigt neben der Oberschenkelfraktur den hohen Verschluß der A. femoralis superfic. Von der A. profunda femoris stellt sich nur der obere Abschnitt dar (Zerreißung!), der als freies Transplantat für den traumatisch geschädigten und verschlossenen Teil der A. femoralis superfic. benutzt wurde

spindel- und sackförmigen Aneurysmen, vor allem in Arterien vom muskulären Typ sowie Schwierigkeiten bei Beschaffung und Konservierung der homologen Arterien. R. E. GROSS (1962), der bekanntlich die längsten Erfahrungen mit der Arteriohomoioplastik besitzt, sah allerdings weder Aneurysmen noch Dilatationen bei der Röntgenkontrolle von 34 der ursprünglich 70 Transplantatträger 1 bis 12 Jahre nach der Operation wegen Coarctatio aortae. Auch Verkalkungen der Transplantate fehlten in fast

der Hälfte der Fälle, die länger als 5 Jahre eingesetzt waren und konnten
auch 10 Jahre nach der Implantation nicht regelmäßig nachgewiesen werden. Im eigenen Krankengut von 25 eingesetzten Homoiotransplantaten
beobachteten wir in der thorakalen und abdominalen Aorta bei zwölf
Homoiotransplantaten in einer klinischen Beobachtungszeit von 7 bis
10 Jahren nur viermal Verkalkungen, aber kein Aneurysma. Ob man der
Verkalkung eine komplikationsverursachende Bedeutung beimessen
kann, ist noch offen; möglicherweise trägt sie sogar zur Stabilität des
degenerierten Transplantats bei.

Von den *Mißerfolgen und Komplikationen der Arteriohomoioplastik*
sind neben den Wiederverschlüssen verschiedener Ätiologie vor allem
das Aneurysma und die Ruptur bzw. die Fistel im Spätverlauf von
Interesse. Ziel der Behandlung ist in jedem Fall die restlose Entfernung
des Transplantats, das man an der Aorta nach Möglichkeit gegen eine
Prothese, an großen peripheren Arterien gegen eine autoplastische Vene
austauschen wird, wenn eine Desobliteration der ursprünglichen Strombahn undurchführbar ist. Wegen der Gefahr derartiger Spätkomplika-
tionen sind regelmäßige Kontrolluntersuchungen zu empfehlen. Dabei
entdeckte asymptomatische Aneurysmen sollte man im Hinblick auf
ihre schlechte Prognose unter elektiven Bedingungen möglichst bald
operieren. Der Eingriff ist risikoreicher, wenn man gezwungen ist, ihn im
Stadium der Ruptur durchzuführen.

Bei dem 21jährigen Kranken (H. F.) kam es 6 Jahre nach der andernorts durchgeführten Operation einer Coarctatio aortae mit Einpflanzung eines homoioplastischen Transplantats zur Ruptur des unteren Aneurysmas in das apikale Segment
des linken Unterlappens. Die zunächst auf ein Magenulcus zurückgeführte Blutung
konnte als Rupturblutung erkannt, das Transplantat mit beiden Aneurysmen mit
Hilfe einer linksseitigen atrio-iliacalen Pumpenblutumleitung reseziert und durch
eine gewebte Dacronprothese ersetzt werden. Eine Kontrollaortographie 9 Monate
später ergab normale Verhältnisse. Der Kranke ist heute, 2 Jahre nach dem zweiten
Eingriff, wieder voll leistungsfähig.

Der *alloplastische Arterienersatz*, seit 1958 zunehmend klinisch angewandt, bedeutete ohne Zweifel eine wesentliche Bereicherung unserer
chirurgischen Möglichkeiten. Mancher Irrtum diente auch hierbei, wie so
oft, dem Fortschritt! Die Tab. 2 zeigt das eigene Krankengut seit 1958
über Gefäßersatz und Gefäßplastik mit Gefäßprothesen, ihre Lokalisation und Indikation bei 418 Patienten. Als Ersatz der Aorta bzw. ihrer
Hauptäste kommen auch heute praktisch nur gestrickte oder gewebte
Prothesen aus Dacron- oder Teflonfasern in Betracht. Dagegen hat sich
die Gefäßprothese als Ersatz großer peripherer Arterien nicht bewährt
und wurde von der autoplastischen Vene wieder weitgehend verdrängt.
Wir führten die periphere Prothesenumleitung bei chronischen Verschlußkrankheiten nur bis August 1961 bei 23 Patienten durch, da sie
sich bald wegen der hohen Thromboserate als unvorteilhaft erwies.

Tabelle 2. *Gefäßersatz und Gefäßplastik mit synthetischem Material*
von 1958 bis III. 1965 (Dacron, Teflon)

Thorakale Aorta		55
Aneurysma: Ersatz	14	
Coarctatio: Ersatz	24	
Coarctatio: Plastik	17	
Abdominale Aorta und Beckenarterien		291
Aneurysma: Esatz	28	
Verschluß: Ersatz	221	
Verschluß: Plastik	42	
Aortenbogenäste		8
Verschluß: Ersatz	3	
Verschluß: Plastik	5	
Nierenarterien		17
Stenosen: Ersatz	9	
Stenosen: Plastik	8	
Beinarterien		35
Verschluß: Ersatz	23	
Verschluß: Plastik	12	
Periphere Arterien		12
Aneurysmen und a.-v. Fisteln: Ersatz	12	
Gesamt		418
Gefäßersatz	334	
Streifenplastik (Patch)	84	

Die zunehmende Kenntnis über das Verhalten der Gefäßprothesen im menschlichen Organismus nach mehrjähriger Verweildauer führte inzwischen allgemein zu einer beträchtlichen Revision der Beurteilung der so günstig erscheinenden Früherfolge. Die aus dem Tierexperiment abgeleitete Hoffnung auf eine Arterioneogenese (PETRY und HEBERER 1957) erfüllte sich nur in engen Grenzen. Eine feste Verankerung kommt besonders bei gewebten Teflonprothesen nicht zustande. Atherome, Verkalkungen und andere regressive Veränderungen in der induzierten Gefäßwand scheinen zudem die biologische Regel zu bestätigen, wonach neugebildetes Bindegewebe früh degenerativen Veränderungen unterliegt.

Daraus resultieren zahlreiche *Komplikationsmöglichkeiten:* Synthetische Prothesen verhalten sich nicht nur wie Fremdkörper bei Infektionen, sondern es besteht auch eine Neigung zur Spätthrombose, zu

Komplikationen von seiten der Neointima sowie zur Aneurysmabildung
an den Anastomosen. Tumorinduzierende oder allergische Reaktionen wurden bisher nicht, echte Aneurysmen bzw. Rupturen auf dem Boden von
Ermüdungsbrüchen der synthetischen Fasern nur in Ausnahmefällen bei
nahtlosen Dacron- und Teflonprothesen beobachtet. Dagegen wurden
falsche Aneurysmen an den Anastomosen in den letzten Jahren zunehmend beschrieben. Im eigenen Krankengut beobachteten wir bisher elf
Nahtaneurysmen bei 216 nachuntersuchten Patienten nach alloplastischer Gefäßersatzoperation wegen Verschlußkrankheiten im Aorta-
Iliacabereich, d. h. 5,1%: neun Aneurysmen an der Femoralis- und zwei
an der Aortenanastomose. Sie mahnen zu einer strengen und regelmäßi-
gen Nachuntersuchungskontrolle der operierten Kranken. Für das Naht-
aneurysma ist prognostisch die Lokalisation entscheidend. An der
Anastomose im Bereiche der Bauchaorta verläuft das Aneurysma
spurium trotz Behandlung häufig letal, während Aneurysmen unterhalb
des Leistenbandes meist rechtzeitig auffallen und dann einer operativen
Revision zugeführt werden sollen. Im eigenen Krankengut verliefen zwei
unerkannte Nahtaneurysmen an der Bauchaorta ohne erneute chirurgische Intervention letal; neun Kranke mit Aneurysmen an der Leistenbeuge konnten erfolgreich nachoperiert werden, achtmal mit Wiederherstellung der Strombahn.

Liegt an einer Prothese eine *Infektion* vor, ändern sich Behandlung
und Erfolgsaussichten grundlegend. Die sonst gut gewebsverträglichen
Synthetika offenbaren jetzt ihren Fremdkörpercharakter, indem sie die
Ausheilung der Infektion verhindern. Mit der typischen Ausbreitung
entlang der Prothesenscheide drohen Anastomosenblutung und Sepsis.
Die Behandlung stellt uns oft vor besonders schwierige Entscheidungen.
Nur selten kann die Infektion im Prothesenbereich zur Abheilung gebracht werden; meist ist die Entfernung der Prothese erforderlich, not-
falls sogar unter Opferung einer Extremität. Im eigenen Krankengut
erlebten wir bei 418 Patienten nach alloplastischem Arterienersatz bzw.
indirekter Plastik sechs Früh- und drei Spätinfektionen. Die Infektion
erforderte zweimal die Entfernung eines Prothesenschenkels und dreimal
die Prothesenentfernung mit nachfolgender Amputation; zwei Patienten
starben an den Infektfolgen und bei zwei Kranken mit infiziertem
Prothesenbett ist die Prothesenentfernung noch vorgesehen.

Zusammenfassend darf man feststellen: Trotz vieler Hoffnungen und
mancher Enttäuschungen von seiten des alloplastischen Arterienersatzes
sind die Fortschritte unverkennbar, können doch damit heute Gefäß-
leiden wie Verletzungen der Aorta oder ihrer Hauptäste und ihre Folgen,
Aneurysmen im thorakalen und abdominalen Aortenbereich sowie bestimmte Formen der Coarctatio aortae thoracalis und abdominalis noch
erfolgreich operativ angegangen werden, die bis vor kurzem als unheilbar

galten. Auch bei Verschlußprozessen im Aorta-Iliacaabschnitt sowie bei Stenosen von Nieren- und Darmarterien wurde die alloplastische Umgehungsoperation bisher wegen der guten 5-Jahresergebnisse (in 70 bis 80% der Fälle waren nach 5 Jahren die Strombahn noch offen) als Methode der Wahl angesehen. Bei der Lokalisation in der Bauchhöhle entfällt weitgehend die mechanische Beanspruchung, die an den oberen und unteren Extremitäten vorherrschend ist. Trotzdem haben wir in dieser Indikationsgruppe in den beiden letzten Jahren die Anwendung des alloplastischen Gefäßersatzes wegen der erwähnten Komplikationsmöglichkeiten zugunsten der Desobliterationsverfahren mehr und mehr eingeschränkt. Bei der großen Gruppe der arteriellen Verschlußkrank-

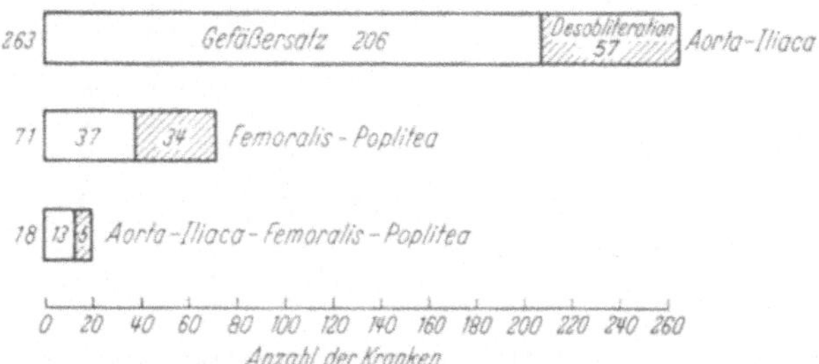

Abb. 3. Strombahnwiederherstellung wegen chronischer Verschlußkrankheiten an der unteren Körperhälfte bei 352 Kranken (336 ♂, 16 ♀) von 1955 bis III. 1965

heiten der Extremitätenarterien sowie bei den extrakraniellen Durchblutungsstörungen des Gehirns kommt der prothetische Gefäßersatz kaum noch, höchstens als Streifenplastik (Patchplastik) in Frage. Die eingangs dargestellten direkten Wiederherstellungsverfahren unter Erhaltung oder mit Hilfe körpereigener Gefäße sind hierbei ebenfalls zu bevorzugen.

Wandlung und Ergebnisse von Wiederherstellungsoperationen möchte ich abschließend an der wichtigsten Indikationsgruppe der *chronischen Verschlußkrankheiten an der unteren Körperhälfte* im eigenen Krankengut des letzten Jahrzehnts zeigen. Die Nachuntersuchungsergebnisse verdanke ich meinen Mitarbeitern EISENHARDT, GIESSLER und RAU.

Bei der Strombahnwiederherstellung an der unteren Körperhälfte bei 352 Kranken seit 1955, stand der Aorta-Iliacabereich mit 263 Operationen im Vordergrund, während im Femoralis-Popliteaabschnitt mit 71 rekonstruktiven Eingriffen die Sympathektomie ihren Platz behauptete. Insgesamt wurde der Gefäßersatz häufiger als die Desobliterationsverfahren angewandt (Abb. 3). Aus dem nächsten Diagramm (Abb. 4) läßt sich ersehen, daß wir in den Jahren 1961 und 1962, mit der Betonung des Aorta-Iliacaabschnitts, die Alloplastik zunächst bevorzugten, später wieder zurückgedrängt haben. Sie hat sich aber unter den

Wiederherstellungsverfahren bei chronischen Verschlußkrankheiten im Aorta-Iliacabereich bis zum letzten Jahr gehalten, wenn auch die Desobliterationsverfahren während des ganzen letzten Jahrzehnts durchgeführt

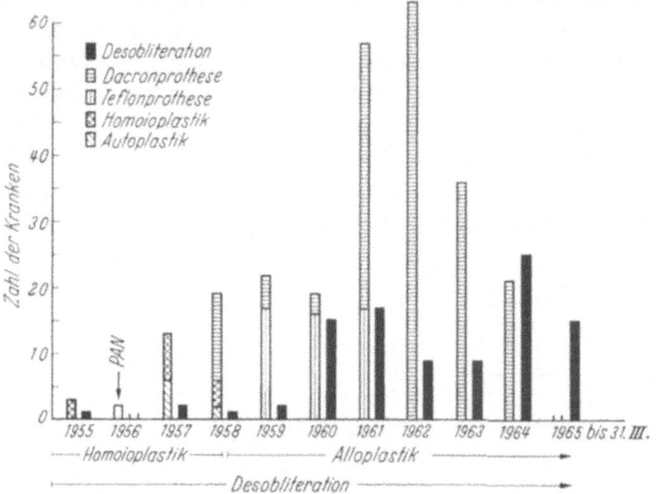

Abb. 4. Arterienersatz und Desobliterationsverfahren bei chronischen Verschlußkrankheiten der unteren Körperhälfte bei 352 Kranken (1955 bis III. 1965)

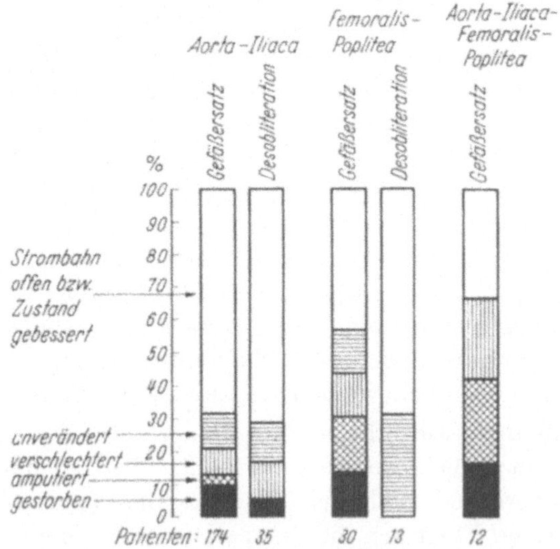

Abb. 5. Spätergebnisse bis 10 Jahre post operationem von 264 Pat. nach Wiederherstellungsoperationen an der unteren Körperhälfte

wurden und in den beiden letzten Jahren wieder eindeutig überwiegen. Die Operationsletalität betrug bei den insgesamt 352 wiederherstellenden Eingriffen im Aorta-Iliaca-Femoralisbereich 5,1%. Die Letalität steigt beim hohen Aortenverschluß (20%) und ganz besonders bei früh notwendigen Reoperationen (45%) eindeutig an, weshalb diese Operationsindikationen besonders kritisch gestellt werden müssen. Bei den Spätergebnissen bis zu 10 Jahren von 264 Kranken mit Wiederherstellungsoperationen an der unteren Körperhälfte fiel auf, daß sich im Aorta-Iliacabereich Gefäßersatz und Desobliteration mit 70% günstigen Ergebnissen die Waage halten, während im Femoralis-Popliteabereich eindeutig die Desobliterationsverfahren die besseren Ergebnisse zeigen

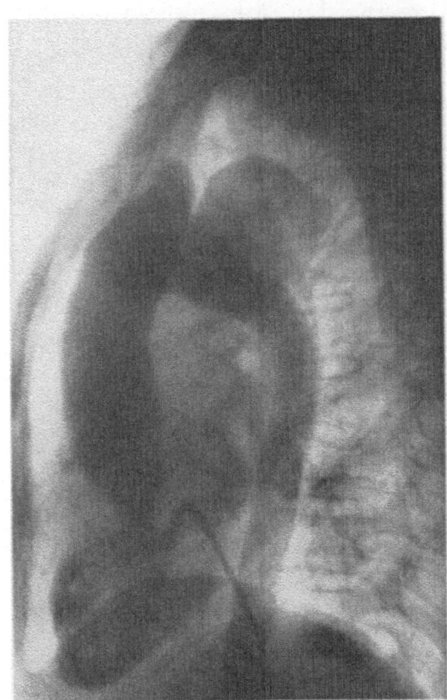
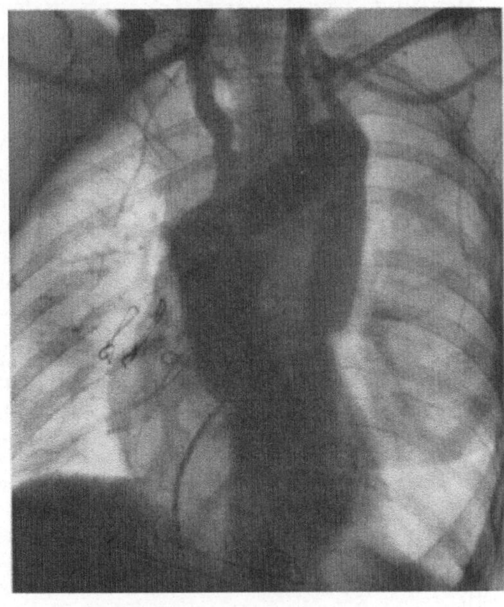

a   b

Abb. 6a u. b. M. B., 24 Jahre, ♀. a Die Kontrastdarstellung nach Linksherzkatheter zeigt zwei gedeckt perforierte Aneurysmen im Bereiche des Aortenbogens (luische Genese). b Das Kontrollangiogramm 8 Monate post operationem beweist die Durchgängigkeit des prothetisch ersetzten gesamten Aortenbogens und seiner Äste

(Abb. 5). Unsere kleine Vergleichszahl in diesem Gefäßabschnitt ist bedingt durch die Tatsache, daß die lumbale Sympathektomie nach wie vor ein wesentlicher Bestandteil der operativen Therapie war. Rekonstruktion und Sympathektomie sind keine konkurrierenden, sondern sich ergänzende Maßnahmen. Jedes der beiden Verfahren hat heute sein fest umrissenes Indikationsgebiet.

Viel Kritik war am synthetischen Arterienersatz notwendig. Daß die Gefäßprothese trotzdem ihre klinische Bedeutung behalten wird, soll der folgende Operationsfilm über den Ersatz des Aortenbogens bei gedeckt perforierten, multiplen luischen Aneurysmen (Abb. 6a) zeigen, der gemeinsam mit meinem Mitarbeiter EIGLER gestaltet wurde.

Operationsfilm (16 mm Farbtonfilm): Ersatz des Aortenbogens bei gedeckt perforierten, multiplen luischen Aneurysmen.

Der größte Teil luischer Aneurysmen befindet sich in der Aorta ascendens und im Aortenbogen. Die unbedingte Indikation zur Operation dieser Erkrankung wird — nicht zu hohes Alter und entsprechender Allgemeinzustand vorausgesetzt — von der eingeschränkten Lebenserwartung bestimmt, die Kranke mit thorakalen Aneurysmen luischer Genese haben. Die Probleme einer Operation bestehen in einer ausreichenden Blut- bzw. Sauerstoffversorgung des Herzens, des Gehirns sowie des Rückenmarks und der Nieren während der Beseitigung des Aneurysmas. Zur Vermeidung dieser Gefahren sind verschiedene Verfahren entwickelt worden.

Eine der Möglichkeiten soll an Hand der Operation einer *24jährigen Kranken* aufgezeigt werden. Die Pat. war in einer auswärtigen Klinik zur Aufnahme gekommen, nachdem stärkere Atembeschwerden während ihrer zweiten Schwangerschaft nach der Entbindung zunahmen. Bei der röntgenologischen Untersuchung wurde im oberen Mediastinum eine Verschattung festgestellt und wegen der Verdrängungserscheinungen auf Trachea und Oesophagus eine linksseitige Thorakotomie durchgeführt. Bei der Punktion des Tumors aspirierte man Blut. Unter der Diagnose eines Aneurysmas wurde die Operation als Probethorakotomie beendet und die Kranke in meine Klinik verlegt. Die serologischen Untersuchungen klärten einwandfrei die luische Genese des Aneurysmas. Durch Kontrastmitteldarstellung mit einem Linksherzkatheter (G. Rau) ließen sich zwei Aneurysmen im Bereiche des Aortenbogens mit Stenosierung der linken A. subclavia erkennen.

Der Film zeigt ausführlich die Operation am 2. 7. 1964 nach der Technik des Umwandlungsverfahrens in Oberflächenhypothermie bei 30 °C. Nach Eröffnung des Thorax durch quere Incision im 3. ICR rechts und 4. ICR links mit keilförmiger Spaltung des Sternums wird der gesamte erkrankte Abschnitt von der ascendierenden bis zur descendierenden Aorta freipräpariert und danach zunächst eine 22 mm Dacronprothese zum Ersatz des Aortenbogens vorbereitet, indem zwei 10-mm-Prothesen im Abstand von 4 cm End-zu-Seit in die große Prothese eingenäht werden. Das eine Ende der 22-mm-Prothese wird dann End-zu-Seit mit dem proximalen Drittel der Aorta ascendens anastomosiert, danach schrittweise zunächst die erste 10-mm-Prothese End-zu-Seit mit dem Truncus brachiocephalicus, die zweite End-zu-End mit der A. carotis sinistra. Nach der Fertigstellung dieser beiden Anastomosen kann jeweils der Blutstrom in die entsprechenden Gebiete wieder freigegeben werden. Im mittleren Drittel der Aorta descendens wird der veränderte Aortenteil nach Abklemmung abgetrennt und das distale Ende der 22-mm-Prothese End-zu-End mit der Aorta descendens vereinigt. Damit ist der Aortenbogen durch die Prothese ersetzt. Der an der Hinterwand an zwei Stellen gedeckt perforierte aneurysmatisch veränderte Aortenbogen wird nun reseziert und die Aorta descendens dicht oberhalb der proximalen End-zu-Seitanastomose mit der 22-mm-Prothese endständig verschlossen. Schließlich folgt noch eine Verbindung von der großen Aortenbogenprothese zur linken A. subclavia mittels End-zu-Seit- und End-zu-Endanastomosierung einer 8-mm-Dacronprothese. Der postoperative Verlauf war durch ein abgekapseltes linksseitiges Pleuraempyem kompliziert, das nach einer 8wöchigen Spül- und Saugdrainagenbehandlung mit Antibiotica ausheilte. Die Pat. ist heute, 10 Monate nach der Operation, als Hausfrau voll arbeitsfähig. Ein

Kontrollangiogramm bestätigte die Durchgängigkeit des gesamten prothetisch ersetzten Aortenbogens und seiner Äste (Abb. 6b).

Ich versuchte, in meiner Übersicht Wandlung und Wiederkehr wichtiger Grundlagen der rekonstruktiven Arterienchirurgie darzustellen und ihnen die derzeitige Wertigkeit zu geben. Die echten Fortschritte sind trotz mancher unerfüllter Hoffnung und manchem Rückschlag unverkennbar.

Literatur

Heberer, G., G. Rau und H.-H. Löhr: Aorta und große Arterien. Pathophysiologie, Klinik, Röntgenologie und Chirurgie. Berlin-Heidelberg-New York: Springer 1965.

Verhandlungsleiter: Wir dürfen Herrn Heberer sehr dankbar sein, daß er uns diesen schönen Überblick gegeben hat.

Zunächst zu seinem Referat. Es war ausgezeichnet in der Abgrenzung, in der genauen Anzeigestellung und in der Art der Behandlung sowie in der ehrlichen Erfolgsstatistik.

Was den Film betrifft, müssen wir, glaube ich, sehr dankbar sein, daß wir die kleine Umstellung im Programm vorgenommen haben; denn er brachte uns Vieles und Schönes. Herzlichen Dank!

Dankbar bin ich aber ganz besonders, daß er keine „Flaps", „Patches" und „Grafts" verwendet hat, sondern daß er mit „Transplantaten" und „Streifen" arbeitet. Ich hoffe, daß diese Ausdrucksweise eines Lehrstuhlinhabers vorbildlich wirkt.

152. Plastische und Wiederherstellungschirurgie an Venen

Von

H. Eufinger-Saarbrücken

Die Berichte und Veröffentlichungen über plastische und wiederherstellungschirurgische Maßnahmen an Venen sind ungleich geringer an Zahl als solche über gleichlautende Operationen an Arterien. Um diesen Unterschied mit Zahlen zu belegen, sei erwähnt, daß im „Zentralorgan für die gesamte Chirurgie" von 1950 bis 1964, d. h. von Band 114 bis 182, also in insgesamt 68 Bänden, 726 Arbeiten über plastische und Wiederherstellungschirurgie an Arterien referiert wurden, während im gleichen Zeitabschnitt nur 89 Veröffentlichungen über analoge Eingriffe an Venen angeführt wurden. Die Zahl der Arbeiten über das Gebiet der plastischen und Wiederherstellungschirurgie an Venen findet jedoch in den letzten Jahren eine gewisse Steigerung. Man kann deshalb mit gutem Recht feststellen, daß auch auf diesem Sektor der Gefäßchirurgie eine Entwicklung begonnen hat, die in der Arterienchirurgie bereits recht beachtliche Erfolge gebracht hat.

Zu zeigen, wie weit diese Entwicklung der Venenchirurgie gediehen ist, ihren heutigen Stand mit den zur Zeit bestehenden Möglichkeiten der rekonstruktiven Venenchirurgie und deren Ergebnisse darzustellen, soll die Aufgabe meiner folgenden Ausführungen sein.

Gleich zu Beginn sei festgestellt, daß eine *rekonstruktive Chirurgie an Venen* nicht minder bedeutungsvoll ist als die an Arterien. Ein großer, wenn nicht gar der größte Teil plastischer und wiederherstellungschirurgischer Maßnahmen an Venen befaßt sich mit der Wiederherstellung der verlegten venösen Strombahn. Der Venenverschluß, vor allem im Bereich der unteren Körperhälfte, stellt ein nicht zu unterschätzendes soziales Problem dar, fand sich doch nach den Untersuchungen Halses beim postthrombotischen Syndrom in 73% der Fälle eine Beschränkung der Arbeitsfähigkeit. 26% der Patienten mußten ihren Beruf wechseln und 34% waren Rentenempfänger, also Invalide.

Nach dem heutigen Stand unseres Wissens und der chirurgischen Technik stehen uns außer den Möglichkeiten zur Reparation von Venenverletzungen folgende Maßnahmen zur Rekonstruktion der venösen Strombahn zur Verfügung: die Venolyse, die Thrombektomie und schließlich der Venenersatz durch Venen- oder Arterientransplantate sowie durch Kunststoffprothesen.

Bei der *Reparation verletzter Venen* stehen die Verletzungen der Hohlvene im Vordergrund des Interesses. Endet doch auch heute noch ein großer Teil dieser Verletzungen tödlich, wie aus der wohl größten, bisher hierüber bekannt gewordenen Statistik von Ochsner, Crawford und de Bakey aus dem Jahre 1961 hervorgeht. Von 85 Cavaverletzten waren 46, also etwas mehr als die Hälfte, bereits vor ihrer Einlieferung ins Krankenhaus verstorben. Die Verletzungen der oberen Hohlvene sind hierbei prognostisch wesentlich ungünstiger als die der Vena cava inferior. Im Brustkorbbereich der Cava verliefen von 27 Fällen 25 sofort tödlich, während von 58 Verletzten im Bauchteil der Hohlvene 21 tot im Krankenhaus eingeliefert wurden. Von 37 operativ behandelten Verletzten blieben im Krankengut Ochsners und seiner Mitarbeiter nur 16 am Leben, obwohl, wie die Autoren betonen, die Operationen alle innerhalb der ersten 2 Std nach der Verletzung durchgeführt wurden. Erfolgreich versorgte Cavaverletzungen stellen deshalb immer noch beliebte Themen kasuistischer Mitteilungen dar. Wir selbst haben in Kiel vor einigen Jahren zwei Verletzungen der Cava superior und in Saarbrücken kürzlich einen Fall einer schußverletzten Cava inferior — alle drei Fälle jedoch innerhalb der ersten Stunde nach der Verletzung — erfolgreich durch Gefäßnaht behandeln können.

Prognostisch besser als diese Unfallverletzungen sind die Operationsverletzungen der großen Körpervene, da hier sofort eingegriffen werden kann.

An Maßnahmen zur Versorgung von Venenverletzungen sind zu nennen: 1. die Dauertamponade, 2. „die Pince a demeure“, 3. die seitliche Ligatur, 4. die Gefäßnaht und 5. die Venenligatur.

Die *Dauertamponade* muß als schlechteste Maßnahme zur Versorgung einer Venenverletzung angesehen werden. Über Erfolge mit dieser Methode berichten vor allem Autoren früherer Jahrzehnte, wie LINDNER (1901), COLOMBINO (1926) sowie PERRIER und NEUHAUSER (1932). Die „*Pince a demeure*“, das temporäre Liegenlassen einer aus der Wunde herausragenden Klemme, ist auch nicht zu empfehlen. Die *seitliche Ligatur* wurde erstmals 1895 von HELFFERICH angegeben. Sie ist aber nur möglich, wenn die Venenwunde klein ist. Es besteht nach dieser Versorgung einer Venenverletzung immerhin die permanente Gefahr eines Abrutschens der Ligatur. Als beste Methode zur Versorgung einer Cavaverletzung mit Erhaltung der Gefäßkontinuität muß die *Gefäßnaht*, sei es als Längs-, Quer- oder gar als Zirkulärnaht durchgeführt, angesehen werden, wobei es nach SAUVAGE und WESSOLOWSKI gleich ist, ob man sich der Matratzennaht bedient oder die Gefäßwunde fortlaufend näht. Als Hilfsmittel zu einer ungestörten seitlichen Cavanaht hat sich uns als auch BROSCH die Derra-Klemme bewährt. Eine Cava*unterbindung* sollte wegen ihrer unangenehmen Folgeerscheinungen, wie Einflußstauung in der oberen Körperhälfte, Beinödeme, Varicen und Ulcera cruris in der unteren Körperregion möglichst vermieden werden. Dies gilt vor allem für Verletzungen in Höhe der Nierenvenenmündungen oder oberhalb davon, da hierbei die Cavaunterbindung fatale Folgen an den Nieren nach sich zieht. Hier muß der venöse Rückfluß aus vitaler Indikation aufrecht erhalten werden. Ist in dieser Gegend eine Verletzung der Cava wirklich nur durch Ligatur zu beherrschen, so sollte man sich des Vorgehens von FITZSIMONS und GARREYS erinnern, die nach Unterbindung der unteren Hohlvene einen splenorenalen Shunt zur Umgehung des Hindernisses anlegten und bei dem betreffenden Patienten eine Heilung erzielen konnten.

Auch an den sonstigen großen Rumpf- und Extremitätenvenen, wie Subclavia, Axillaris, Iliaca und Femoralis, sollte man bei Verletzungen rekonstruktiv vorgehen. So konnte GERGELY einen durch Mißgeschick bei einer Varicenoperation entstandenen Defekt der Vena femoralis durch ein 6 cm langes freies Venentransplantat erfolgreich überbrücken. TAKELLA erreichte die Heilung einer Schußverletzung der Vena femoralis durch Naht.

Die *Venolyse*, eine Maßnahme, die auch als Venendekompression bezeichnet wird, kommt bei Kompression der Venen von außen, z. B. bei gewissen Formen des Achselvenenstaus (LJUNGGREEN, WAGNER, HEINECKE, OLLINGER, HAUGE u. a.), beim Payr-Syndrom nach Mammacarcinom (GUMRICH, JUNGE, WANKE und EUFINGER), bei oberer Einflußstauung infolge chronischer Mediastinitis (Ehrlich, Ballon und Graham, Gray und Skinner; Klassen, Andrews und Curtis u. a.), bei einem Teil der Fälle von chronischer Beckenvenensperre (Wanke; Wanke und Gumrich; Wanke, Junge und Eufinger; Wanke und Eufinger; Eufinger, Diethelm und May) sowie beim extravasal bedingten Beckenvenensporn (Eufinger; Eufinger, Diethelm und May) in Frage.

Jedoch ist die Venolyse nur dann erfolgreich, wenn keine oder nur unwesentliche Veränderungen der Venenwand im Sinne einer Phlebosklerose vorliegen. Zur näheren Erklärung gestatten Sie mir die Demonstration einiger eigener Beobachtungen als Beispiele:

Bei einem 22jährigen Mann lag phlebographisch eine Verlegung der Vena iliaca externa vor. Die Operation ergab, daß diese Vene von einem derben, schwieligen Gewebe eingemauert war. Nach Abpräparieren der narbig-schwieligen Gefäßscheide erweitere sich das Venenlumen auf fast normales Kaliber. Hier konnte eine Beseitigung der venösen Rückflußstörung erreicht werden.

Bei einem weiteren Pat. lag phlebographisch eine Einengung der Vena iliaca communis links vor. Die Operation ergab zunächst eine narbig-sklerotische Gefäßscheide. Nach Abpräparieren derselben fanden sich fleckförmig angeordnete sklerotische Bezirke der Venenwand, so daß sich das Venenlumen nicht entfalten konnte. In diesem Fall war die Venolyse erfolglos.

Ein dankbares Gebiet der Venolyse stellt auch der durch extravasale Schwielenbildung verursachte Beckenvenensporn dar. Auch hierfür sei ein Beispiel eigener Beobachtung demonstriert.

Bei einem 17jährigen Mädchen hatte sich seit dem 14. Lebensjahr eine zunehmende Beinschwellung links entwickelt. Ursache dieser Beinschwellung war eine phlebographisch nachweisbare venöse Abflußstörung kurz vor der Einmündung der V. iliaca communis sinistra in die Cava. Die Operation ergab einen Beckenvenensporn, der operativ beseitigt wurde. Das postoperative Phlebogramm wies eine freie Durchgängigkeit der linken Iliacalvene auf.

Eine weitere Möglichkeit der Venendekompression stellt das Verfahren der Wirbelkörperausmuldung von Dick dar, und zwar vor allem dann, wenn eine Kompression der Vena iliaca communis sinistra durch die Arteria iliaca communis dextra besteht.

Die *Thrombektomie* zur Wiederherstellung der venösen Strombahn, zur Vermeidung der Lungenembolie und zur Verhütung des postthrombotischen Syndroms bei frischen Venenthrombosen, die in Deutschland schon in früheren Jahren von Schepelmann, Fründ, Kulenkampff, Unger, Läwen und Biebl, in Frankreich von Bazy, Leriche und Geisendorf versucht wurde, ist in den letzten Jahren von Rasmussen, Potter und Best; Mahorner und Haller jr.; Arnulf, Kieny, Du Plessis, Lowenburg, Felsenreich und ganz besonders aber wieder von Fontaine aufgegriffen worden.

Neben der Thrombektomie bei frischer Venenthrombose zur Verhütung einer Lungenembolie und zur Prophylaxe des postthrombotischen Syndroms nennt FONTAINE als weitere Indikationen für dieses Vorgehen die Phlegmasia coerulea dolens und den Achselvenenstau, das Paget-von-Schroetter-Syndrom. Bei der Phlegmasia coerulea dolens ginge die spastisch bedingte arterielle Ischämie oft schlagartig zurück, während es sonst eventuell zu einer venösen Gangrän kommen könne. Der Achselvenenstau ginge, konservativ behandelt, meistens in einigen Wochen zurück. Die Rückbildung der klinischen Symptomatologie ginge nach Thrombektomie jedoch viel schneller zurück, und es blieben bedeutend weniger Restsymptome bestehen.

Technisch geht FONTAINE folgendermaßen vor: Nach phlebographischer Feststellung des Sitzes und der Ausdehnung des Thrombus wird das thrombosierte Venensegment ungefähr in seiner Mitte auf 6 bis 8 cm freigelegt und durch einen Querschnitt, manchmal auch durch einen kleinen Längsschnitt an der Vorderwand eröffnet. Bei einer Thrombose der Vena iliaca communis wird dieses Gefäß entweder von der Vena femoralis oder von der Vena iliaca externa aus ausgeräumt. Verschlüsse der Vena cava inferior werden gleichzeitig beiderseits durch zwei Operateure von der Vena iliaca externa aus angegangen.

Während FONTAINE bei 166 konservativ behandelten Thrombosepatienten eine Emboliemortalität von 10,8% hat feststellen können, erlag von 130 operativ behandelten Phlebothrombosen nur ein Patient, was einem Prozentsatz von 0,76 entspricht, einer tödlichen Lungenembolie.

Bei den Thrombektomien FONTAINES wiesen 48% ein sehr gutes, 41% ein gutes und 11% ein schlechtes Behandlungsergebnis auf. Als sehr gutes Resultat wertet FONTAINE, wenn nach einem bis zu mehr als 10 Jahren keine postthrombotischen Restsymptome vorhanden sind, als gutes Resultat, wenn eine geringe abendliche Schwellung vorliegt, als schlechtes, wenn ein ausgeprägtes postthrombotisches Syndrom besteht.

Vergleicht man diese Ergebnisse mit denen konservativ behandelter Phlebothrombosen, dann ist festzustellen, daß hierbei 25,5% ein sehr gutes, 23,5% ein gutes und 51% ein schlechtes Behandlungsergebnis aufwiesen.

Je früher die Thrombektomie durchgeführt wird, um so besser sind die Behandlungsergebnisse.

Bei Durchführung der Thrombektomie innerhalb der ersten 4 Tage konnten immerhin in 72% sehr gute Ergebnisse erzielt werden und in nur 4% blieb ein postthrombotisches Syndrom bestehen. Lag der Operationstermin zwischen dem 5. und 11. Tag betrug der Prozentsatz von guten und schlechten Ergebnissen jeweils 20. Nach dem 11. Tag stieg die Mißerfolgsquote auf 40% an.

Der erste Versuch *plastischen Venenersatzes* ist wohl 1909 von BORST und ENDERLEN unternommen worden, die die Vena jugularis durch ein autoplastisches Carotistransplantat ersetzten, ein Versuch, der jedoch mit einem Mißerfolg endete. Doyen ersetzte 1909 eine menschliche Vena poplitea durch eine Vene vom Schaf. Dieses Transplantat soll nach 2 Monaten noch offen gewesen sein. Es bestehen jedoch erhebliche Bedenken an einem günstigen Dauerresultat, denkt man nur an die Unverträglichkeit artfremder Weichgewebe. 1913 erschien eine experimentelle Arbeit von Jeger und Israel über den Ersatz der Vena cava inferior in Gegend der Nierenveneneinmündung. Die von den Autoren gewonnenen Ergebnisse sind jedoch nicht schlüssig. Danach fehlen in der Literatur 37 Jahre lang Arbeiten über plastischen Venenersatz bis Southwick im Jahre 1950 über eine latero-laterale portocavale Anastomose beim Hund mit einem homoplastischen Venentransplantat berichtete. Seit 1950 sind nun mehrere experimentelle Arbeiten über plastischen Venenersatz erschienen.

Experimentell sind (Tab. 1) autoplastische Verfahren mit Venen und Arterien mit Perikardröhren sowie mit Herzohrröhren, Homoioplastiken (Tab. 2) aus frischen oder konservierten Arterien und Venen sowie Kunststoffprothesen (Tab. 3) aus Lucit, Polyäthylen, Orlon, Ivalon, Amylan, Silikon, Nylon, Teflon und Capron erprobt worden.

Tabelle 1. *Experimenteller autoplastischer Venenersatz*

a) Durch Venen: Daniel (1952), Witz und Kahle (1954), Deterling und Bhonslay (1955), Sauvage und Wesolowski (1955), Egdahl und Hume (1956), Palumbo und Favocchi (1956), Bryant, Lazenby und Howard (1958), Romien und Pujol (1958), Shauble, Anlyan und Posthlewait (1959), Kunlin, Benitte und Richard (1959), Bower, Federici und Howard (1960), Collins, Burrus, de Bakey (1960), Dale (1960), De Weese und Niguidula (1960), Earle, Horsley, Villavicencio und Warren (1960), Sauvage und Gross (1960), Haimovici (1964)

b) Durch Arterien: Moore und Riberi (1958), Collins, Burrus und de Bakey (1960)

c) Durch Perikardröhren: Riberi und Moore (1958), Collins, Burrus und de Bakey (1960), Sauvage und Gross (1960)

d) Durch Herzohrröhren: Riberi und Moore (1958)

Tabelle 2. *Experimenteller homoioplastischer Venenersatz*

a) Durch frische Venen: Sauvage und Wessolowski (1955), Bryant, Lazenby und Howard (1958), Shauble, Anyan und Posthewait (1959), Bower, Federicci und Howard (1960), Moore, Heimburger und Teramato (1960)

b) Durch konservierte Venen: Bryant, Lazenby und Howard (1958), Shauble, Anlyan und Posthlewait (1959)

c) Durch frische Arterien: Sauvage und Wessolowski (1955), Shauble, Anlyan und Posthlewait (1959), MacLean, Phibs, Flom und Brainard (1959).

d) Durch konservierte Arterien: Southwick (1950), Sauvage und Wessolowski (1955), Ashburn, Sewell und Huggins (1956), Enerson und Galante (1957), Ohara und Sakai (1957), Bryant, Lazenby und Howard (1958)

Tabelle 3. *Experimenteller Venenersatz durch Kunststoffprothesen*

a) Polyäthylen: WITZ und KAHLE (1954), ROMIEU und PUJOL (1958)

b) Orlon: SAUVAGE und WESSOLOWSKI (1955), BRYANT, LAZENBY und HOWARD (1958)

c) Ivalon: DETERLING und BHONSLAY (1955), MacLEAN, PHIBBS, FLOM und BRAINARD (1959)

d) Amylan: OHARA und SAKAI (1957)

e) Silikon: OHARA und SAKAI (1957)

f) Nylon: DETERLING und BHONSLAY (1955), ENERSON und GALANTE (1957), BRYANT, LAZENBY und HOWARD (1958), ROMIEN und PUJOL (1958), SCHAUBLE, ANLYAN und POSTHLEWAIT (1959), BOWER, FEDERICCI und HOWARD (1960), EAST und MULLER (1960)

g) Teflon: BOWER, FEDERICCI und HOWARD (1960), EAST und MULLER (1960), BOTHAM, DRACOPOULOS und GALE (1960), MOORE, HEIMBURGER und TORAMOTO (1960), PETER, HERING und WATKINS jr. (1960), SEWELL jr. (1960), HOMBRAEUS und ANDERSEN (1962)

h) Capron: SIROTNIKA (1961)

i) Luzit: DANIEL (1952)

k) Dacron: LAUSTELA und TALA (1963)

Die Gesamtergebnisse aller dieser experimentellen Untersuchungen müssen als enttäuschend angesehen werden. Die meisten der angegebenen Erfolge erklären sich dadurch, daß die Beobachtungszeiten bei Herausgabe der Veröffentlichungen viel zu kurz waren. Man kann jedoch nach den gewonnenen experimentellen Erfahrungen erst nach Monaten, ja nach Jahren feststellen, ob das angewandte Verfahren erfolgreich war, d. h. ob eine Venenplastik wirklich durchgängig geblieben ist.

Dies geht beispielsweise aus den Experimenten von COLLINS, BURRUS und DE BAKEY (1960) hervor, die zwar nach 3 bis 6 Wochen eine Durchgängigkeit ihrer an der Vena cava inferior vorgenommenen Transplantate haben feststellen können. Nach 4 Monaten jedoch waren alle Transplantate verschlossen. ANLYAN (1960) fand nach 4 Monaten 42% seiner Transplantate — es handelte sich um Homoiotransplantate — noch durchgängig. Nach 8 Monaten fiel dieser Prozentsatz auf 0. Die längste Zeit, nach welcher eine plastisch ersetzte Vena cava inferior noch durchgängig war, betrug im Material BHONSLEYS (1960) ein Jahr.

Die Hauptursache des Verschlusses bei den Kunststoffprothesen ist die Thrombose, bedingt wohl durch den geringen Druck der venösen Blutsäule und den verlangsamten venösen Rückstrom. Letzteres beweisen die Experimente von SHEININ und JUDE, die bei Hunden Teile der Vena cava superior und inferior durch Teile der Vena jugularis externa ersetzten. Die postoperativen Thrombosen konnten durch temporäre arterio-venöse Fisteln, die nach einem Monat wieder verschlossen wurden, verhindert werden.

Ursache des postoperativen Verschlusses von Venen- und Arterientransplantaten sind nach Kunlin vor allem Stenosen an den Nahtstellen, da sich nach seinen experimentellen Erfahrungen die Nahtzone progressiv kontrahiert, so daß hieraus nach einigen Wochen ein vollständiger Verschluß resultiert.

Kunlin konnte im Tierversuch die Homoiotransplantation von Venen dadurch erfolgreicher gestalten, daß er die Nahtstelle durch einen Metallring stützte. Er nennt diese Methode „suture suspendue a anneau". Mit diesem Verfahren kann die Vene an den Nahtstellen nicht kollabieren bzw. sich nicht kontrahieren, das Implantat kann sich nicht verschließen und eine sekundäre Vernarbungssklerose wird verhindert. Nur wenn die Metallringe sich aus irgenwelchen Gründen schräg stellen oder umkippen, besteht die Gefahr eines sekundären Venenverschlusses.

Tabelle 4. *Venenersatz beim Menschen*

a) Venenplastiken: Klassen, Andrews und Curtis (1951), Warren und Thayer (1954), Andersen, Hansen, Husfeldt, Pedersen und Thomsen (1954). Scannell und Shaw (1954), Palma und Esperon (1959), Forster und Kunlin (1961), Kunlin (1962), Callaghan (1962), Benvenuto, Rodman, Gilmour, Phillips und Callaghan (1962), Scannell (1963), Guiliani (1963), Fuchs (1964)

b) Arterienplastiken: Deterling und Bhonslay (1955), Gläser, Herbst, Hartleb und Michel (1958), Higginson (1956)

c) Kunststoffprothesen: Blum, Medi und Keefer (1956), Blondeau, Wapler, Piwnica und Dubost (1959), Ohara, Ouchi und Takahashi (1963), Göthmann und Andersson (1964)

Das nächste Bild zeigt einen von uns vor einigen Jahren in Kiel durchgeführten By-pass mit einer Teflonprothese von der Iliaca communis links bis zur Cava wegen eines intravasalen Beckenvenensporns. Obwohl wir nie eine Durchgängigkeit des Transplantates röntgenologisch mit Sicherheit haben nachweisen können, sind postoperativ die bestehenden linksseitigen Beinödeme verschwunden und in einer 4jährigen Nachbeobachtungszeit nicht mehr aufgetreten.

Ähnlich wie die experimentellen Transplantationsversuche sind auch die Ergebnisse des Venenersatzes am Menschen, die jedoch noch nicht in allzugroßer Zahl durchgeführt wurden. Auch beim Menschen (Tab. 4) wurden Venen- und Arterientransplantationen durchgeführt sowie Kunststoffprothesen verwandt. Ganz allgemein kann man sagen, daß die besten Ergebnisse mittels Venentransplantaten und hier wiederum in der oberen Körperhälfte erzielt wurden. Auch hier scheint das Verfahren Kunlins, vor allem nach den Erfahrungen Forsters aus Colmar am erfolgreichsten zu sein. Im Bereich der unteren Körperhälfte sahen nach Mayall südamerikanische Autoren beim postthrombotischen Syndrom gute Ergebnisse durch einen By-pass. Wenn auch Arterientransplantate und Kunststoffprothesen nur geringe Erfolge nach sich zogen, findet man im Schrifttum jedoch auch hiermit recht beachtliche

Ergebnisse. So haben BLUM, MEDI und KEEFER 1956 bei einer 29jährigen
Patientin, bei der ein kongenitaler Cavadefekt mit Stauungserscheinun-
gen an beiden Beinen vorlag, die untere Hohlvene einschließlich Bi-
furkation durch ein homoioplastisches Aortentransplantat ersetzt. Das
Transplantat war ein Jahr nach der Operation noch durchgängig und die
Patientin symptomfrei.

Zu den plastischen Verfahren der Venenchirurgie müssen auch die
Korrekturen der Anomalien der Brustkorbvenen und ihrer Einmündung
in das Herz erwähnt werden, obwohl sie wohl richtigerweise dem Gebiet
der Herzchirurgie zuzurechnen sind, da sie häufig mit Herzfehlbildungen
zusammen vorkommen. Man unterscheidet nach NIEDNER hierbei erstens
die Anomalien der Kardinalvenen, zweitens die Fehleinmündungen der
Lungenvenen, die ihrerseits wiederum in eine Gruppe der partiellen und
in eine Gruppe der totalen Fehleinmündungen zu unterteilen sind und
drittens den Sinus venosus pulmonalis persistens.

Ebenfalls muß bei den plastischen Verfahren an Venen auch die
Gracilissehnenplastik nach PSATHAKIS zur Behandlung der Insuffizienz
der tiefen Beinvenen, insbesondere beim postthrombotischen Syndrom
erwähnt werden. Durch die Vereinigung der Gracilissehne mit einem
Teil der Bicepssehne vor der Vena poplitea wird eine „Ersatzklappe" der
Vena poplitea erreicht. Bei 18 derart operierten Fällen konnte PSATHAKIS
in 13 Fällen eine Ödemfreiheit, in 14 Fällen Schmerzfreiheit und in 13 Fällen eine volle Leistungsfähigkeit erzielen.

Schließlich gestatten Sie mir noch eine kurze Erwähnung der Venen-
anastomosen in der Behandlung der portalen Hypertension. Daß der
portocavalen Anastomose, wenn möglich, der splenorenalen Anastomose
aus Gründen der besseren Pfortaderdrucksenkung und der weniger hierbei zu beobachtenden postoperativen Anastomosenverschlüssen der
Vorzug zu geben ist, darüber dürfte Einigkeit bestehen. In den letzten
Jahren ist immer wieder darüber diskutiert worden, ob die portocavale
Anastomose Seit-zu-Seit oder End-zu-Seit durchzuführen wäre. Während
SCHREIBER die Ansicht vertritt, daß jeweils die Anastomosenart die
beste sei, die beim betreffenden Patienten am schnellsten und sichersten
durchführbar sei, kommt MATZANDER auf Grund von Tierexperimenten
zu der Anschauung, daß bei einer Druckdifferenz von weniger als 15 cm
H_2O zwischen Pfortader und Vena cava die End-zu-Seitanastomose zur
Vermeidung eines späteren Anastomosenverschlusses der Seit-zu-Seit-
anastomose vorzuziehen sei, um das volle Shuntvolumen aufrechtzu-
erhalten.

Zum Schluß meiner Ausführungen möchte ich *zusammenfassend* feststellen, daß plastische und Wiederherstellungsmaßnahmen an Venen
einmal notwendig, zum anderen durchführbar sind. Abgesehen von der
Rekonstruktion verletzter Venen haben sich vor allem die Venolyse bei

Kompressionen der Vene von außen sowie die Thrombektomie, insbesondere bei frischen Thrombosen der großen Venen und bei der Phlegmasia coerulea dolens bewährt. Als befriedigend muß der plastische Venenersatz durch Venentransplantate mit Hilfe von Metallringschutz an den Anastomosenstellen angesehen werden. Der Venenersatz durch Kunststoffprothesen ist bisher noch immer problematisch.

Literatur

ANLYAN, W. G.: Diskussion zu BOWER, P., V. FEDERICCI und J. M. HOWARD.

ARNULF, G., et H. BUREAU DU COLOMBIER: Presse méd. **1951**, 1546.

BALAS, A., u. L. RANKY: Chirurg **23**, 11 (1952).

BAZY, L.: Mém. Acad. Chir. **52**, 529 (1926).

BENVENUTO, R., F. S. B. RODMAN, J. GILMOUR, A. F. PHILLIPS, and J. C. CALLAGHAN: Arch. Surg. **84**, 570 (1962).

BHONSLAY, S.: Zit. nach KUNLIN, J., A. KUNLIN, S. RICHARD und T. TREGOUET.

BIEBL, M.: Langenbecks Arch. klin. Chir. **193**, 39 (1938).

— Zbl. Chir. **66**, 1560 (1939).

BIKFALVI, A., M. ERDELYI, and A. BALAS: Magy. Sebész. **8**, 23 (1955).

BLONDEAU, PH., C. WAPLER, A. PIWNICA et CH. DUBOST: Arch. Mal. Coeur **52**, 504 (1959).

BLUM, L. W., W. T. MEDI, and E. B. C. KEEFER: Arch. Surg. **72**, 567 (1956).

BORST, W., u. E. ENDERLEN: Dtsch. Z. Chir. **99**, 54 (1909).

BOTHAM, R. J., TH. T. DRACOPOULOS, and J. W. GALE: J. thorac. cardiovasc. Surg. **39**, 202 (1960).

BOWER, R., V. FEDERICCI, and J. M. HOWARD: Surgery **47**, 132 (1960).

BROSCH, W.: Zbl. Chir. **83**, 611 (1958).

BRYANT jr., M. F., W. D. LAZENBY, and J. M. HOWARD: Arch. Surg. **76**, 289 (1958).

COLLINS, H. A., G. BURRUS, and M. E. DE BAKEY: Amer. Surg. **99**, 40 (1960).

COLOMBINO, J.: Congr. de l'Assoc. francaise d'urol. 1926.

COURTY, L., et P. LANGERON: Presse méd. **1953**, 1369.

DALE, W.A., and A.B. MAHONEY: Les autogreffes veineuses. Springfield: Thomas 1959.

DANIEL, W. W.: Cancer (Philad.) **5**, 1041 (1952).

DETERLING, jr., R. A., and SH. B. BHONSLAY: Surgery **38**, 1008 (1959).

DE WEESE, J. A., and F. NIGUIDULA: Surg. Gynec. Obstet. **110**, 303 (1960).

—, TH. I. JONES, and W. A. DALE: Surgery **47**, 140 (1960).

DICK, W.: Langenbecks Arch. klin. Chir. **301**, 573 (1962).

DOYEN, E.: 22. Congr. francais de Chirurgie, Paris 1909.

DU PLESSIS, J. A.: S. Afr. med. J. **37**, 559 (1963).

EARLE, A. SC., J. SH. HORSLEY, J. L. VILLAVICENCIO, and R. WARREN: Arch. Surg. **80**, 119 (1960).

EAST, W. M., and W. H. MULLER jr.: Amer. J. Surg. **99**, 6 (1960).

EGDAHL, R., u. M. HUME: Zit. nach KUNLIN, J.

EHRLICH, W., H. C. BALLON, and E. A. GRAHAM: J. thorac. Surg. **3**, 352 (1934).

ENERSON, D. E., and N. GALANTE: Amer. Coll. Surg. **1960**, 996.

EUFINGER, H.: Zbl. Chir. **87**, 162 (1962).

—, L. DIETHELM und E. MAY: Bruns' Beitr. klin. Chir. **203**, 152 (1961).

FELSENREICH, F.: Bruns' Beitr. klin. Chir. **192**, 7 (1956).

FITZSIMONS, L. E., and F. K. GARVEY: J. Urol. (Baltimore) **82**, 285 (1959).

FONTAINE, R.: Surgery **41**, 6 (1957).

—, u. TUCHMANN: Ther. Umsch. **19**, 462 (1962).

— — Langenbecks Arch. klin. Chir. **304**, 113 (1963).

— — Lyon chir. **59**, 161 (1963).

— — Mém. Acad. Chir. **90**, 243 (1964).

FORSTER, E., J. KUNLIN, R. SCHNOEBELER, J. COBLENTZ et J. MULLER: Mém. Acad. Chir. **87**, 797 (1961).

FRÜND, H.: Zbl. Chir. **64**, 1202 (1937).

FUCHS, J.: These Univ. Strassbourg 1964.

GERGELY, R.: Magy. Sebész. **9**, 57 (1956).

GLÄSER, A., M. HERBST, O. HARTLEB und D. MICHEL: Bruns' Beitr. klin. Chir. **196**, 269 (1958).

GÖTHMANN, B., e T. ANDERSSON: J. cardiovasc. Surg. (Torino) **5**, 29 (1964).

GRAY, H. K., and J. C. SKINNER: Surgery **72**, 923 (1941).

GUMRICH, H.: Langenbecks Arch. klin. Chir. **282**, 743 (1956).

HAIMOVICI, H., N. ZINICOLA, M. NOORANI, and P. W. HOFFERT: Arch. Surg. **87**, 542 (1958).

HALLER, J. A. jr.: Surgery **112**, 75 (1961).

— Arch. Surg. **83**, 448 (1961).

— Schweiz. med. Wschr. **92**, 508 (1962).

—, and B. L. ABRAMS: Ann. Surg. **158**, 561 (1963).

HALSE, TH.: Gynaecologia (Basel) **138**, 32 (1954).

HAMBRAEUS, H., and M. N. ANDERSEN: Arch. Surg. **85**, 220 (1962).

HAUGE, O.: Acta chir. scand. **86**, 553 (1933).

HEINECKE, W.: Zbl. Chir. **38**, 110 (1911).

HELFFERICH, H.: Zit. nach PETKOVIC, S.

HIGGINSON, H. F.: J. thorac. Surg. **32**, 684 (1956).

JEGER, K., u. J. ISRAEL: Zit. nach KUNLIN, J.

JUNGE, H.: Dtsch. med. Wschr. **1956**, 2008.

KIENY, R.: Ann. Chir. infant **3**, 135 (1962).

KLASSEN, K. P., N. C. ANDREWS, and G. M. CURTIS: Arch. Surg. **63**, 311 (1951).

KULENKAMPFF, D.: Langenbecks Arch. klin. Chir. **193**, 727 (1938).

KUNLIN, J.: Mém. Acad. Chir. **79**, 109 (1953).

— Presse méd. **69**, 1917 (1961).

— Diskussionsbemerkung in RATSCHOW, M., A. HALPERN und D. HAAN: Fortschritte der Angiologie. Darmstadt: Steinkopff 1963.

—, A. C. BENITTE et S. RICHARD: Bull. Soc. int. Chir. **19**, 336 (1960).

—, A. KUNLIN, S. RICHARD et T. TREGOUET: J. Chir. (Paris) **85**, 305 (1963).

LÄWEN, A.: Zbl. Chir. **64**, 961 (1937).

LAUSTELA, E., u. P. TALA: Chirurg **34**, 267 (1963).

LEGER, L., R. SCHWOB, R. ROY-CAMILLE et C. BOELEY: Presse méd. **69**, 1716 (1961).

LENGGENHAGER, K.: Helv. chir. Acta **29**, 68 (1962).

LERICHE, R., et W. GEISENDORF: Presse méd. **47**, 1301 (1939).

LINDNER, W.: Münch. med. Wschr. **1910**, 1901.

LJUNGREEN, E.: Acta chir. scand. **77**, 111 (1935).

LOWENBERG, E.: Amer. Surg. **21**, 1038 (1955).

MACLEAN, L. D., C. M. PHIBBS, R. S. FLOM, and J. B. BRAINARD: Ann. Surg. **149**, 549 (1959).

MAHORNER, H.: Arch. Surg. **85**, 355 (1962).

MATZANDER, U.: Langenbecks Arch. klin. Chir. **305**, 466 (1964).

MAYALL, R. C.: In RATSCHOW, M., A. HALPERN und D. HAAN: Fortschritte der Angiologie. Darmstadt: Steinkopff 1963.

MOORE, T. C., I. L. HEIMBURGER et S. TERAMOTO: Bull. Soc. int. Chir. **19**, 340 (1960).

NEUHAUSER, P.: In STICH, R., u. M. MAKKAS: Fehler und Gefahren bei chirurg. Eingriffen. Jena: Fischer 1932.

NIEDNER, F. F.: Die Chirurgie des Herzens und der großen Gefäße. In DIEBOLD, O., H. JUNGHANNS und L. ZUCKSCHWERDT: Klinische Chirurgie für die Praxis. Stuttgart: Thieme 1961.

OCHSNER, J. L., E. ST. CRAWFORD, and M. E. DE BAKEY: Surgery **49**, 397 (1961).

OECHSLIN, H.: Schweiz. med. Wschr. **93**, 27 (1963).

OHARA, I., and T. SAKAI: Surgery **42**, 928 (1957).

—, H. OUCHI, and K. TAKAHASHI: Surgery **1117**, 151 (1963).

OLLINGER, P.: Langenbecks Arch. klin. Chir. **260**, 277 (1948).

PALMA, E. C., y R. ESPERON: Angiologia **11**, 87 (1959).

PALUMBO, V., e G. FAVOCCHIO: Chir. Pat. sper. **4**, 77 (1956).

PAUL, M.: Brit. Surg. **46**, 178 (1958).

PERNIER, J.: Zit. nach PETKOVIC, S.

PETER, M. Y., A. C. HERING, and E. WATKINS jr.: J. thorac. cardiovasc. Surg. **40**, 224 (1960).

PETKOVIC, S.: Chirurg **24**, 399 (1953).

PSATHAKIS, N.: Chirurg **35**, 79 (1964).

— Zbl. Chir. **90**, 49 (1965).

RACK, F. I.: Amer. J. Surg. **80**, 807 (1950).

RAPPERT, E.: Wien. med. Wschr. **1950**, 243.

RASMUSSEN, J. A., ST. E. POTTER, and R. BEST: Surgery **40**, 387 (1956).

RIBERI, A., and TH. C. MOORE: Arch. Surg. **76**, 384 (1958).

— — Surgery **43**, 355 (1958).

— — J. thorac. Surg. **38**, 172 (1959).

ROMIEU, CL., et H. PUJOL: 60. Congr. francais **1958**, 492.

SAUVAGE, L. R., and S. A. WESOLOWSKI: Surgery **36**, 227 (1954).

—, and R. E. GROSS: Surg. Gynec. Obstet. **110**, 569 (1960).

SCANNELL, J. G.: Radiology **81**, 378 (1963).

—, and R. S. SHAW: J. thorac. Surg. **28**, 163 (1954).

SCHEPELMANN, E.: Münch. med. Wschr. **57**, 2444 (1910).

SCHREIBER, H. W.: Langenbecks Arch. klin. Chir. **300**, 187 (1962).

SCOBIE, D. H., T. K. SCOBIE, and I. J. VOGELFANGER: Canad. J. Surg. **5**, 471 (1962).

SEWELL, jr., W. H.: Diskussion zu BOWER, R., V. FEDERICCI, and J. M. HOWARD.

SHAUBLE, J. F., W. G. ANLYAN, and R. W. POSTHLEWAIT: Arch. Surg. **78**, 288 (1959).

SHEININ, T. M., and J. R. JUDE: Ann. Chir. Gynaec. Fenn. **52**, 586 (1963).

SHORE, J. M., S. M. GREENSTONE, T. B. MASSELL, E. C. HERINGMAN, and K. WAGNER: J. cardiovasc. Surg. **5**, 67 (1964).

SOUTHWICK, H.: Arch. Surg. **61**, 667 (1950).

TAKKELLA, I. P.: Vestn. Khir. **70**, 47 (1950).

UNGER, K.: Bruns' Beitr. klin. Chir. **169**, 513 (1939).

WAGNER, W.: Zbl. Chir. **65**, 69 (1938).

WANKE, R.: Chirurg **26**, 161 (1955).

—, u. H. GUMRICH: Zbl. Chir. **75**, 1302 (1950).

—, u. H. EUFINGER: Zbl. Chir. **86**, 265 (1961).

—, H. JUNGE und H. EUFINGER: Chirurgie der großen Körpervenen. Stuttgart: Thieme 1956.

WARREN, R., and TH. R. THAYER: Surgery **35**, 867 (1954).

WITZ, J. P., et H. R. KAHLE: J. Chir. (Paris) **70**, 241 (1954).

ZINICOLA, N., P. W. HOFFERT et H. HAIMOVICI: Bull. Soc. int. Chir. **21**, 264 (1962)

Verhandlungsleiter: Ich danke Herrn EUFINGER für den schönen Überblick über Fortschritte und Erfolge der Venenchirurgie. Eine passende Ergänzung zu dem. vorhergehenden Referat. Vortragender des nächsten Beitrages ist Herr RITTMEYER.

153. Störungen des Säure-Basen-Haushalts, bedingt durch temporäre Abklemmung großer arterieller Gefäße

Von

H. J. Hoffheinz und **P. Rittmeyer** (a. G.)-Hamburg *

Mit 2 Abbildungen

Wir konnten in Tierversuchen zeigen**, daß es unter temporärer Abklemmung der Bauchaorta und nach anschließender Freigabe der Zirkulation zu einem erheblichen Absinken des Standardbicarbonats infolge einer metabolischen Acidose kommt. Abb. 1 zeigt Mittelwerte aus sieben Hundeversuchen, bei denen die Aorta oberhalb des Abgangs der Nierenarterien mittels eines Tourniquet für 4 Std verschlossen wurde. Das Standardbicarbonat beträgt vor der Abklemmung 35,7 Vol.-% $\pm$ 1,5. Während der Kreislaufunterbrechung sinkt der Wert auf 23,7 Vol.-% $\pm$ 3,1. Dieser Befund läßt sich vor allem dadurch erklären, daß die Nieren ihre regulierende Funktion auf den Säure-Basen-Haushalt, bedingt durch Ischämie, nicht ausüben können. Nach Wiederherstellung der Zirkulation in der unteren Körperhälfte wird der Organismus mit sauren Metaboliten überschwemmt, und der Standardbicarbonatgehalt fällt weiter auf 16,5 Vol.-% $\pm$ 2,2 ab. Die Differenz ist in beiden Fällen statistisch signifikant. Wenn der Tourniquet unterhalb der Nierenarterienabgänge angelegt wird, dann bleibt die erhebliche metabolische Acidose unter der Abklemmung aus und tritt erst nach Eröffnung der Aorta auf. Die Serumelektrolyte verhalten sich folgendermaßen: Unter der Abklemmung oberhalb der Nierenarterien steigt der Kaliumwert an, das Natrium fällt ab. Dieser Befund ist einmal auf das Sistieren der Kaliumausscheidung durch die Nieren zurückzuführen, andererseits tritt bei der weitgehenden Stase in der unteren Körperhälfte Kalium aus den Zellen aus und wird durch eine geringe Kollateralzirkulation dem intakten Kreislauf zugeführt. Nach Aufhebung der Abklemmung wird der Organismus mit Kalium überflutet. Mit dieser Versuchsanordnung, die wir 1962 als Modifikation des Tourniquet-Schocks zusammen mit Lawin angegeben haben, läßt sich durch Variation der Abklemmzeit jede Phase des Schocks bis zur Irreversibilität reproduzieren. Nach 4 Std Abklemmzeit der Aorta ist der Schock in der Regel nicht mehr aufzuheben.

Diese tierexperimentellen Ergebnisse können für die Gefäßchirurgie

---

* Vortragender: P. Rittmeyer-Hamburg
** P. Rittmeyer und K. Schilling

praktische Bedeutung erlangen. Wir hatten Gelegenheit, Blutgase, Standardbicarbonat und Elektrolythaushalt bei zwei Patienten mit akutem Aortenverschluß zu untersuchen. Ferner wurden diese Körperkonstanten bei zwölf Patienten verfolgt, bei denen zur Thrombendarteriektomie im Bereich der Aortenbifurkation und der Beckenarterien die Bauchaorta temporär abgeklemmt werden mußte. Drei Patienten mit Operationen an peripheren Gefäßverschlüssen konnten auf Grund ihrer Befunde in die Gruppe von sieben Vergleichspersonen aufgenommen werden, die sich anderen chirurgischen Eingriffen unter gleichen Narkosebedingungen unterziehen mußten, welche in bezug auf Dauer der Operation und Schwere des Operationstraumas den Gefäßoperationen entsprachen.

Gestatten Sie uns jetzt, die Befunde von zwei Pat. mit akutem Aortenverschluß vorzutragen. Bei dem ersten, einem 64jährigen Mann, war ein thrombotischer Spontanverschluß der Bauchaorta direkt unterhalb der Nierenarterienabgänge aufgetreten. 8 Std nach diesem Ereignis wurde eine Thrombendarteriektomie vorgenommen und die Zirkulation in den unteren Extremitäten wiederhergestellt (Tab. 1). Nach der Operation war der pH-Wert auf 7,244, das Standardbicarbonat auf 24,4 Vol.-% abgesunken. Der Kohlensäurepartialdruck von 20 mm Hg läßt den Kompensationsversuch durch Hyperventilation erkennen. Weiterhin sieht man eine Hyperkaliämie von 7,5 mäq und einen Anstieg des Serumnatriums auf 171 mäq. Der Hämatokritwert betrug 49% (Tab. 2). Bei einem entsprechenden Fall fand sich 12 Std nach der Operation ein Standardbicarbonatgehalt von 20,5 Vol.-%. Es bestand eine extreme Hyperkaliämie von 9,5 mäq, das Serumnatrium war auf 124 mäq abgesunken. Beide Kranken konnten trotz massiver antacidotischer Therapie und Versuchs zur Normalisierung des Elektrolythaushalts nicht gerettet werden.

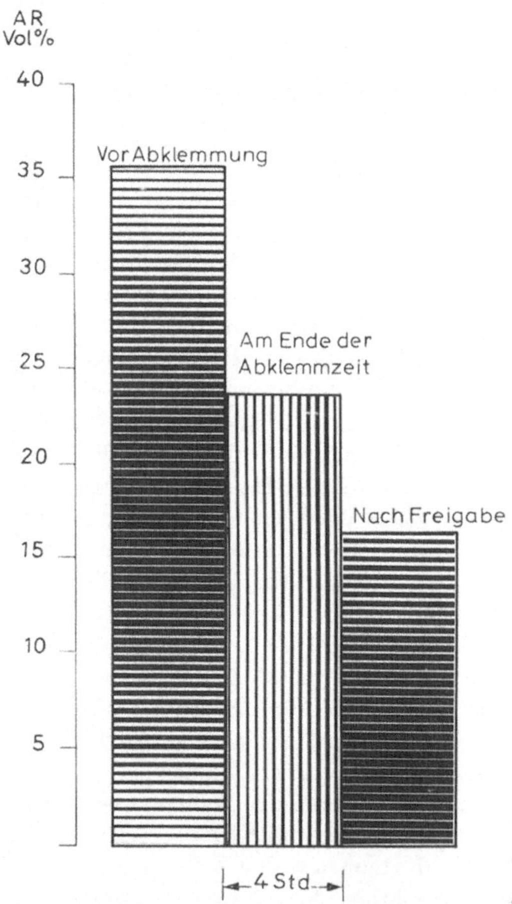

Abb. 1. Verhalten der Alkalireserve nach Abklemmung der Bauchaorta und anschließender Freigabe. Hund

Auf dem folgenden Diagramm (Abb. 2) ist auf der Ordinate der Standardbicarbonatgehalt in Volumenprozent aufgetragen, auf der Abszisse findet sich die Bedingung, unter der die Analyse entnommen wurde, nicht der exakte zeitliche Ablauf. Die obere Kurve zeigt den Abfall des Standardbicarbonats bei Vergleichspatienten unter Narkose- und Operationsbedingungen. Dieser ist darauf zurückzuführen, daß unter Narkosehyperventilation vermehrt Bicarbonat durch die Nieren ausgeschieden wird. Hinzu kommt oft noch eine Zufuhr von sauren Valenzen durch den ACD-Stabilisator des Konservenblutes und eine ungleiche Durchblutung des Organismus durch die Lagerung zur Operation. Auf der mittleren Kurve sehen Sie das Verhalten des Standardbicarbonats bei Gefäßpatienten, denen intraoperativ die Aorta abgeklemmt werden mußte. Die Mittelwerte von zwölf Patienten ergeben eine Erniedrigung des Standardbicarbonats von 49,8 Vol.-% $\pm$ 2,7 auf 42,5 Vol.-% $\pm$ 2,5. Im Gegensatz zu den Werten bei Normalpatienten ist die Differenz hier statistisch gesichert. Nach Freigabe der Aorta erfolgt der Abfall deutlich

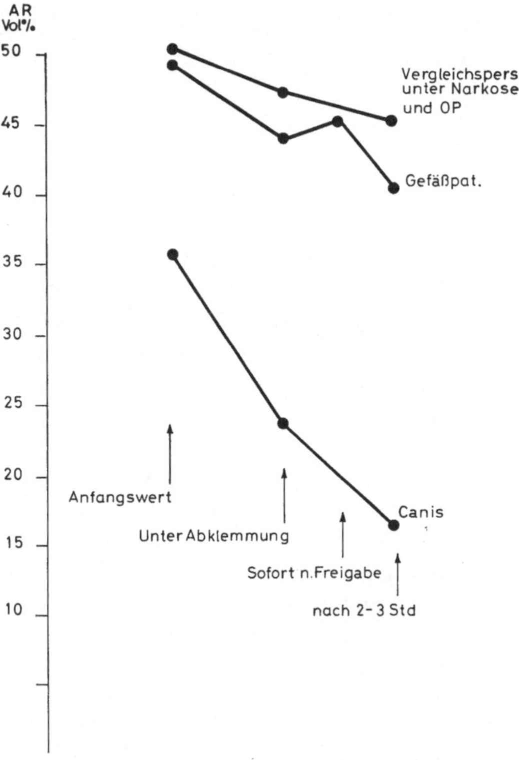

Abb. 2. Verhalten der Alkalireserve unter Narkosebedingungen, bei experimenteller Aortenabklemmung und bei Gefäßoperierten mit Bifurkationsverschluß

steiler als bei den Vergleichspatienten zum annähernd gleichen Zeitpunkt. Die Abklemmzeiten für die Aorta bei den Gefäßoperationen überschreiten selten eine Stunde.

Wie aus den tierexperimentellen Untersuchungen und den Befunden, die an den oben angeführten Patienten mit längerer Zirkulationsunterbrechung gesammelt wurden, deutlich wird, ist der Grad der entstehenden metabolischen Acidose abhängig von Dauer und Ort der Aortenabklemmung und der Kollateralzirkulation. Ein empfindlicher Maßstab für die Ausbildung eines Kollateralkreislaufs ist die venöse Sauerstoffsättigung in den unteren Extremitäten. Diese schwankte bei den von uns intraoperativ untersuchten Patienten unter der Aortenabklemmung zwischen 87 und unter 20%.

Tabelle 1. *Spontanverschluß der Bauchaorta*
8 Std nach Thrombendarteriektomie (B. M., 64 Jahre)

pH	7,244
Alkalireserve	24,5 Vol.-%
pCO_2	20 mm Hg
Na	171 mäq
K	7,5 mäq

Tabelle 2. *Verschluß der thorakalen Aorta (U. G., 12 Jahre)*

	Ausgangswert	nach 12 Std
AR	41 Vol.-%	20,5 Vol.-%
Na	131 mäq	124 mäq
K	4,3	9,6
Cl	105	109

Die bei unseren Gefäßpatienten mit einer intraoperativen Abklemmzeit der Aorta bis zu einer Stunde festgestellte Erniedrigung der Alkalireserve um durchschnittlich 18% wird einen hinsichtlich des Stoffwechsels und der Lungenfunktion Gesunden nicht wesentlich gefährden, kann aber bei metabolischen Veränderungen — z. B. beim Diabetiker oder bei respiratorischen Veränderungen — ausschlaggebend für eine Dekompensation sein.

Grundsätzlich ergeben sich aus diesen Beobachtungen die Folgerungen: Aortenverschlüsse, gleichgültig, ob es sich um Spontanverschlüsse oder intraoperative Abklemmung handelt, sollten nicht länger als 2 Std bestehen bleiben, da andernfalls Störungen im Säure-Basen- und Elektrolythaushalt auftreten, die zu irreversiblem Schock führen können. Patienten mit Stoffwechselerkrankungen oder gestörter Lungenfunktion sollten besonders überwacht werden. Im Bedarfsfall sollte eine antacidotische Therapie mit Natriumbicarbonat oder Trispuffer unter Kontrolle des Standardbicarbonatwertes und des Elektrolythaushaltes angewandt werden.

154. Zur Problematik der Arterientransplantat-Einheilung

Von

J. Kraft-Kinz und D. Kronberger-Schönecker-Graz/Österreich (a. G.)*

Mit 5 Abbildungen

Die Suche nach einem geeigneten Gefäßersatz hat schon vor vielen Jahrzehnten begonnen, abgeschlossen ist sie auch heute noch keineswegs. Die breiteste Anwendung fand in den letzten Jahren die Kunststoffprothese, deren Einheilung in tierexperimentellen Studien auf breitester Basis geprüft war (Wesolowsky, Sauvage, Jordan, de Bakey,

---

* Vortragender: D. Kronberger-Schönecker-Graz (Österreich)

HALPERT, KREMER, PETRY, HEBERER, CAIN, CARSTENSEN, VOLLMAR
u. a. m.). Demnach wird die als Leitschiene fungierende Kunststoffröhre

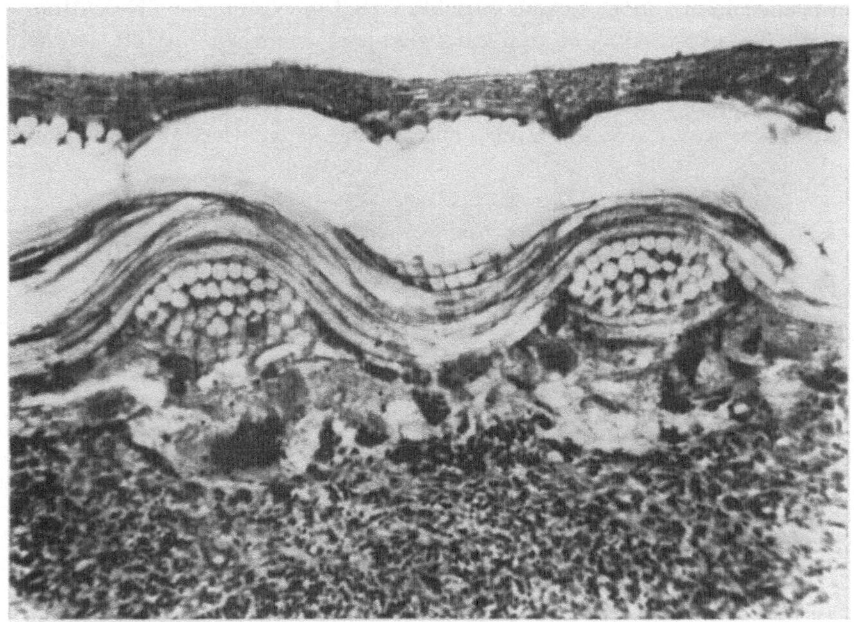

Abb. 1. Fremdkörperreiz der Dacronprothese

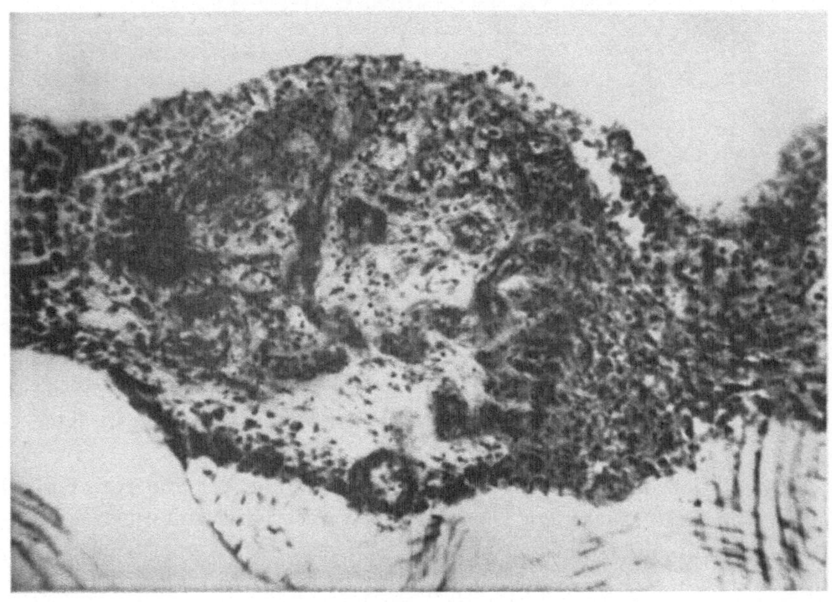

Abb. 2. Granulombildungen in der inneren Kapsel

von zwei Seiten her aufgenommen, nämlich vom Blutstrom einerseits und vom umgebenden Gewebe andererseits. Ohne einen Fremdkörperreiz auszulösen, bildet sich als Abschluß der Einheilung eine „Neointima" und „Neoadventitia", so daß man geradezu von einer „Arteriogenese" sprechen kann (HEBERER).

Die folgende ausgedehnte Verwendung der Kunststoffprothese beim Menschen war durch eindrucksvolle Erfolge gerechtfertigt. Vereinzelte

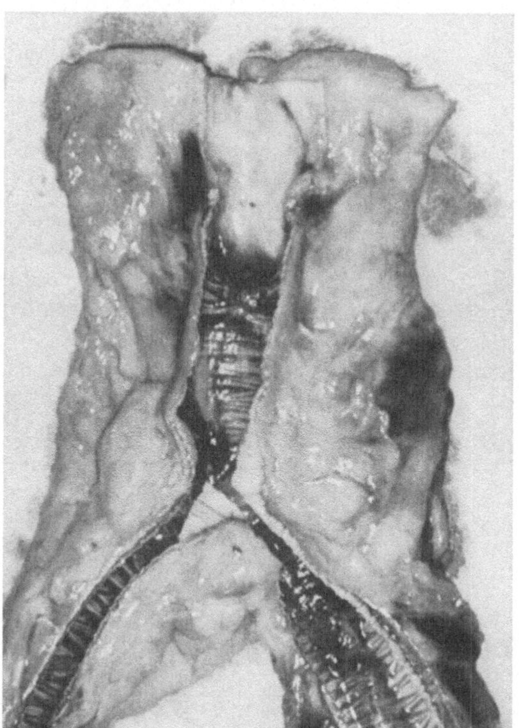

Abb. 3. Dacronprothese nach $2^3/_4$ Jahren klagloser Funktion. Mangelhafte Einheilung

Beobachtungen (EASTCOTT, LINDER, WESOLOWSKI) wonach die Einheilung beim Menschen wesentlich anders abläuft als im Tierexperiment, fanden nur wenig Beachtung. Sie gaben jedoch den Anstoß zu eingehenden histologischen Untersuchungen an Prothesen, die längere Zeit im menschlichen Organismus funktioniert hatten (WESOLOWSKY, KRAFT-KINZ, KREMER, POCHE, SCHMITZ u. a.).

Dabei konnten wir zeigen, daß die Bildung der inneren Kapsel äußerst mangelhaft erfolgt. Gewebte Dacronprothesen mit einer Wasserporosität von 6 000 cm³/cm²/min bei/120 mm Hg Wasserdruck waren nach fünfmonatigem Funktionieren im menschlichen Organismus zur histologischen Untersuchung gelangt (Abb. 1). Dabei zeigte sich ein starker

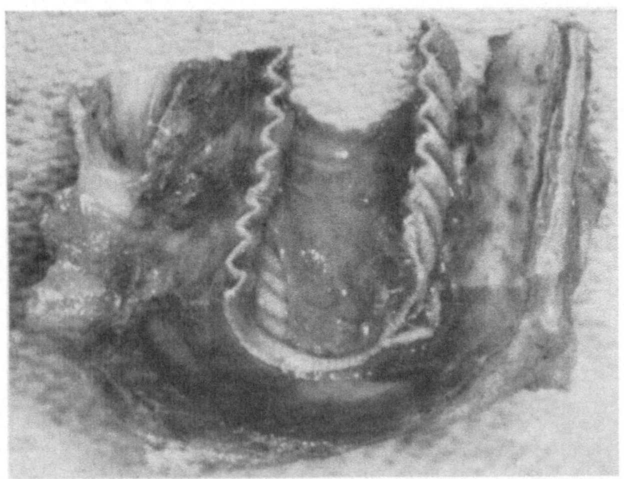

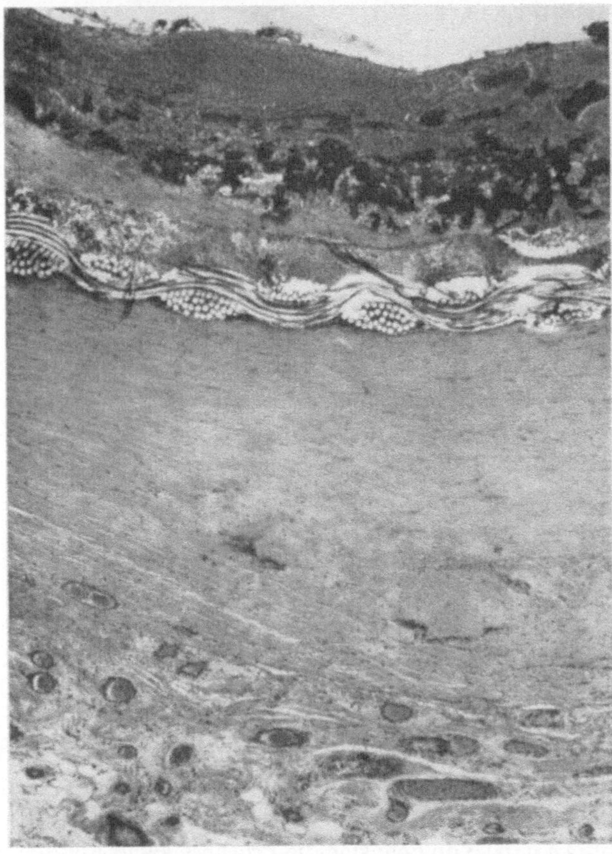

Abb. 4a u. b. a Fehlende Durchwachsung der Prothese in der Peripherie, b Innere Kapsel aus
wandständigen Thromben, bindegewebigen Organisationsansätzen und hyalinen Bezirken bestehend.
Äußere Kapsel aus faserreichem Bindegewebe aufgebaut. Fehlende Durchwachsung der Prothese

Fremdkörperreiz des Kunststoffgewebes und eine vorwiegend aus Fibrin aufgebaute innere Kapsel. Örtlich war dieselbe mit Fibrinablagerungen von wechselnder Stärke und Konfiguration überzogen. An anderen Stellen wiederum hatten sich Knötchen, capillarreiche Bindegewebsknoten gebildet, die zu Unebenheiten der inneren Auskleidung Anlaß gaben (Abb. 2).

Kürzlich konnten wir eine Dacronprothese untersuchen, die knapp 3 Jahre klaglos funktioniert hatte. Der Patient konnte mit seinem sub-

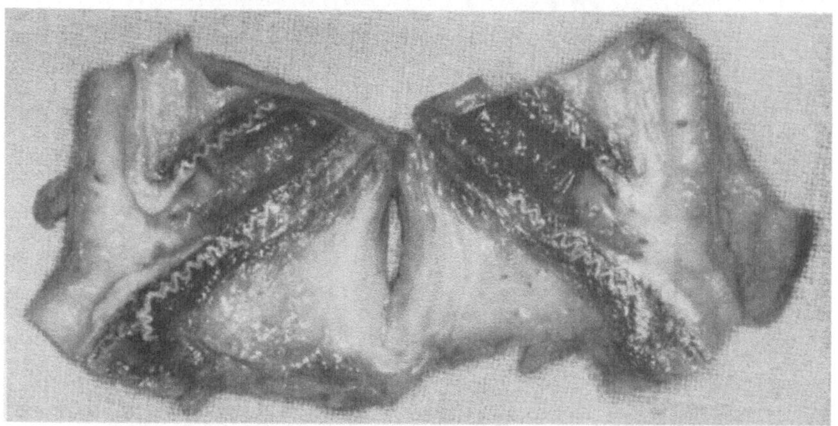

Abb. 5. Distale Anastomose zwischen A. poplitea und Transplantat. Intima lediglich von der Wirtsarterie einwachsend

renalen Aortenverschluß vor der Operation zehn Schritte gehen und steigerte seine Wegstrecke postoperativ auf 4 bis 5 km. Er wanderte stundenlang, bestieg Berge, obwohl er bei der Operation schon 67 Jahre alt war. Bei vollem Wohlbefinden trat ein embolischer Verschluß des linken Prothesenschenkels ein, und den Folgen dieser Komplikation war der nunmehr 70jährige Mann nicht mehr gewachsen.

Die Prothese war subrenal End-zu-Seit mit der Aorta verbunden und zeigte nach $2^3/_4$ Jahren im Bauchraum keine äußere Kapsel, lediglich das Peritoneum lag darüber, so wie am Operationstag (Abb. 3). Die innere Kapsel bestand aus einer Fibrinschicht, es war kaum zum Ausgleich der Transplantatunebenheiten gekommen, eine Intima hatte sich an keiner Stelle gebildet. An der Anastomosenstelle war ein kegelförmiger Thrombus entstanden, der nach seinem Abfahren den linken Prothesenschenkel an der Bifurkation verlegt hatte. Distal der Lacuna lymphatica war das Bild der Innenfläche dasselbe wie im Abdomen, örtlich waren wandständige Thromben nachzuweisen. Um das Transplantat jedoch hatte sich ein mächtiger Granulations- bzw. Bindegewebscylinder gebildet (Abb. 4a u. b), von dem sich die Prothese leicht ablösen ließ, so daß von Durchwachsung keine Rede sein konnte. Echte Intima hatte sich

lediglich an der distalen Anastomose von der linken A. poplitea etwa
$1^1/_2$ cm auf den Prothesenschenkel vorgeschoben (Abb. 5).

Ein Hinweis mehr, den Gebrauch von Kunststoffprothesen überall
dort, wo man mit einer langen Verweildauer eines Gefäßersatzes im
menschlichen Organismus zu rechnen hat (Isthmusstenose, Gefäßver-
letzungen), nach Möglichkeit zu vermeiden. Bei älteren Patienten, die
an obliterierenden Gefäßerkrankungen leiden und denen der Verlust von
Extremitäten droht, wird man die fragwürdige Einheilung der Kunststoffprothese in Kauf nehmen müssen, ebenso wie bei Defektüberbrük-
kung nach Resektion von Aortenaneurysmen, solange kein Gefäßersatz
mit autologer Verträglichkeit zur Verfügung steht.

Literatur

EASTCOTT, H. G., and R. R. WILSON: Lancet 9, 7016, 352 (1958)
HALPERT, B. M., E. DE BAKEY, G. L. JORDAN, and W. S. HENLY: Surg. Gynec.
Obstet. 11, 659 (1960).
HEBERER, G.: Thoraxchirurgie 9, 329 (1961).
JORDAN, G. L., M. E. DE BAKEY, and B. HALPERT: Proc. Soc. exp. Biol. (N.Y.) 99,
484 (1958).
KRAFT-KINZ, J.: Langenbecks Arch. klin. Chir. 303, 123 (1963).
KREMER, K.: Chirurgie der Arterien. Stuttgart: Thieme 1959.
— Langenbecks Arch. klin. Chir. 304, 960 (1963).
PETRY, G.: Thoraxchirurgie 9, 352 (1961).
—, u. G. HEBERER: Langenbecks Arch. klin. Chir. 286, 249 (1957).
POCHE, R.: Langenbecks Arch. klin. Chir. 304, 972 (1963).
SAUVAGE, L. R., and S. A. WESOLOWSKY: Surgery 38, 1090 (1955).
SCHMITZ, W., u. J. VOLLMAR: Langenbecks Arch. klin. Chir. 304, 963 (1963).
VOLLMAR, J., G. OTT, G. HIERONYMI und D. SINAPIUS: Langenbecks Arch. klin. Chir.
297, 584 (1961).
WESOLOWSKY, S. A.: Evaluation of tissue and prothetic vascular graft. Springfield,
Ill. (USA): Ch. C. Thomas 1961.
—, Ch. C. FRIES, R. T. DOMINGO, W. J. LIEBIG, and PH. N. SAWYER: Surgery 53, 19
(1963).

Verhandlungsleiter: Der Beitrag war wichtig. Auch negative Ergebnisse führen
zum Fortschritt.

Wir fahren weiter. Ich bitte Herrn BROSS aus Breslau, unser neues korrespon-
dierendes Mitglied der Deutschen Gesellschaft für Chirurgie.

155. Spätergebnisse der Aortentransplantation

Von

W. BROSS-Breslau

Mit 4 Abbildungen

Die Ergänzung eines Defektes im arteriellen Gefäßsystem durch ein
Transplantat gehört heute zu den wichtigsten Eingriffen in der Gefäßchirurgie.

Die operative Entfernung bestimmter Aortenabschnitte mit gleichzeitiger Implantation einer Prothese ist unter anderem bei arteriosklerotischen Schädigungen der Aorta und beim Leriche-Syndrom u. a. angezeigt. Aneurysmen kommen vorwiegend in der Bauchaorta vor.

Im Weltschrifttum wird schon seit langem über den Wert bzw. die Brauchbarkeit der verschiedenen Implantate diskutiert. Zunächst wurde nur die von Gross (1948) eingeführte homoioplastische Aortentransplantation verwendet. Ein solches Transplantat wurde kurz nach dem plötzlich eingetretenen Tode der frischen Leiche entnommen, in einer konservierenden Lösung aufbewahrt und dann zur plastischen Deckung eines Defektes verwendet. Wie schon zahlreiche Untersuchungen bewiesen haben, entstehen in der Umgegend des Transplantates entzündliche Prozesse, die auf immunobiologische Reaktionen zurückzuführen sind. Nach der Überpflanzung geht in der Regel das Endothel im Transplantat zugrunde, so daß die Intima durch eine organisierte, dünne wandständige thrombotische Auflage ersetzt wird. Neben den Veränderungen in der Intima werden auch in allen anderen Teilen der überpflanzten Aorta degenerative Vorgänge festgestellt. Infolgedessen verringert sich die Zahl der elastischen Fasern im Homoiotransplantat. Die weitgehende Atrophie der elastischen Elemente verursacht, daß der Blutstrom direkt mit der Media in Berührung kommt.

Nach einer gewissen Zeit sind die degenerativen Wandveränderungen derart fortgeschritten, daß es zu atheromatösen bzw. calcifizierenden Umwandlungen in der Media und zu großen Defekten in der Intima und dadurch zur Thrombenbildung kommt. Trotz der beschriebenen histologischen Umbauvorgänge funktionieren die Homoiotransplantate in einigen Fällen als Blutleiter ausgezeichnet und noch vor 10 Jahren wurden sie als das ideale Material für eine Gefäßprothese angesprochen.

Schwierigkeiten in der rechtzeitigen sowie praktischen Beschaffung vom Homoiotransplantaten brachten es mit sich, daß in der letzten Zeit vorwiegend Kunststofftransplantate auf breiter Basis angewendet wurden. Es wurden verschiedene Kunststoffe, unter anderem Ivalon, Nylon, Dacron und Teflon verwendet. Kunststofftransplantate aus Dacron wurden bis jetzt am meisten verwendet.

In letzter Zeit hat sich das von Wesolowski (USA) aus einem besonderen Dacrongewebe hergestellte Weavenit sehr bewährt. Die Weavenittransplantate sind elastisch, entsprechend porös; die Blutung ist nach der Implantation von Weavenittransplantaten sehr gering. Die Gewebsreaktion nach der Implantation ist im Verhältnis zu anderen Transplantaten nicht so stark angedeutet, und sie heilen sehr gut ein.

Aus unseren weiteren Untersuchungen geht hervor, daß Kunststoffprothesen für den Ersatz im Gefäßsystem der Extremitäten weniger geeignet sind. In diesen Fällen ist die autoplastische Venentransplantation zum Arterienersatz nach eigenen Erfahrungen mehr geeignet. In der Verwendung von Weavenittransplantaten ist die Tendenz einer Rückkehr von künstlichen zu natürlichen, körpereigenen Geweben erkennbar. Es ist hervorzuheben, daß die Struktur der Gefäßwand so vollkommen ist, daß sie durch Kunstfaser nicht in diesem Grade reproduzierbar ist, dagegen gehören zu den Vorteilen die einfache Herstellung der künstlichen Transplantate und die Möglichkeit, einen Prothesenvorrat bereitzuhalten.

In meiner Klinik wurden alle heute zur Verfügung stehenden synthetischen Prothesen untersucht und an einem großen Krankengut angewendet, das über 200 Kranke mit verschiedenen Gefäßaffektionen beträgt. Unter diesen befanden sich sechs Kranke, und zwar fünf mit einem Aneurysma der abdominalen Aorta und eine Kranke mit einer kongenitalen Verengerung der thorakalen Aorta.

In einem Fall konnte ich die guten Eigenschaften des homoioplastischen Gefäßtransplantates feststellen, die Beobachtungszeit beträgt 8 Jahre, das funktionelle Ergebnis ist ausgezeichnet. In vier weiteren Fällen von Aneurysma der abdominalen Aorta wurden zwei Dacronprothesen und zwei Weavenitprothesen, in einem Fall von Verengerung der thorakalen Aorta eine Weavenitprothese nach WESOLOWSKI implantiert. Von den sechs Kranken mit Aortenprothesen werden fünf Fälle angeführt.

Der sechste Kranke erlag 6 Wochen nach der Resektion des Aneurysmas der abdominalen Aorta einem Herzinfarkt.

Fall 1. Die Kranke M. W., 27 Jahre alt, wurde 1956 in die II. Chirurgische Klinik der Medizinischen Akademie in Wroclaw aufgenommen. Die Kranke berichtete, daß sie Anfang 1955 bei sich einen durch die Bauchdecken fühlbaren, faustgroßen Tumor entdeckte, der sich im Laufe der Zeit stark vergrößerte. 1956 wurde bei der Pat. durch den Hausarzt der Verdacht eines Aneurysmas der abdominalen Aorta gestellt. Die Pat. war schwanger und aus Furcht vor einer plötzlichen Ruptur des Aneurysmas wurde sie im Januar 1956 durch einen Kaiserschnitt entbunden. Die Kranke wurde aufgeklärt, daß es zur tödlichen Ruptur des Aneurysmas kommen kann und deshalb entschloß sie sich schnell für die chirurgische Behandlung. Die Diagnose: Aneurysma aortae abdominalis wurde durch Aortographie in meiner Klinik bestätigt. Am 10. Oktober 1956 habe ich das Aneurysma bei der Kranken operativ entfernt und den Defekt durch ein Homoiotransplantat, das einer frischen Leiche entnommen wurde und in einer Temperatur von $+ 2°$ C in Ringerlösung mit Antibiotica und Heparinzusatz aufgehoben war, ersetzt. Das Transplantat wurde mit einem Polyvinylsponge verstärkt. Der postoperative Verlauf war komplikationslos. Die Pat. kam dreimal zur Kontrolle. Die letzte Kontrolle nach über 8 Jahren ergab ein gutes Resultat. Wir konnten keine pathologischen Veränderungen im Transplantat feststellen.

Fall 2. Die Kranke W. O., 66 Jahre alt, ist am 28. Februar 1960 in die Klinik mit der Diagnose: Aneurysma aortae abdominalis eingeliefert worden. Die Kranke klagte über heftige Schmerzen beim Gehen in beiden Extremitäten (Dysbasia angiosklerotica). Sie mußte öfters stehenbleiben. Die Aortographie ergab folgendes:

Die Aorta abdominalis war unterhalb der Nierengefäße handflächengroß aneurys-
menartig erweitert.

Am 17. März 1960 habe ich die Resektion des Aneurysmas vorgenommen und
zur Überbrückung des Defektes eine Dacronprothese verwendet. Nach der Operation stellte sich eine Niereninsuffizienz mit Oligurie und hohen RN-Stickstoffwerten
(370 mg-%) ein, die mit hochungesättigten Fettsäuren (Lipostabil) i.v. und
Lipogeron (per os) mit Erfolg behandelt wurde. Die Pat. wurde nach 6 Wochen in
einem guten Zustand aus der Klinik entlassen. Die Kranke wurde mehrere Monate
mit Lipogeron (sechs Kapseln täglich) behandelt. Zwecks Verbesserung peripherer

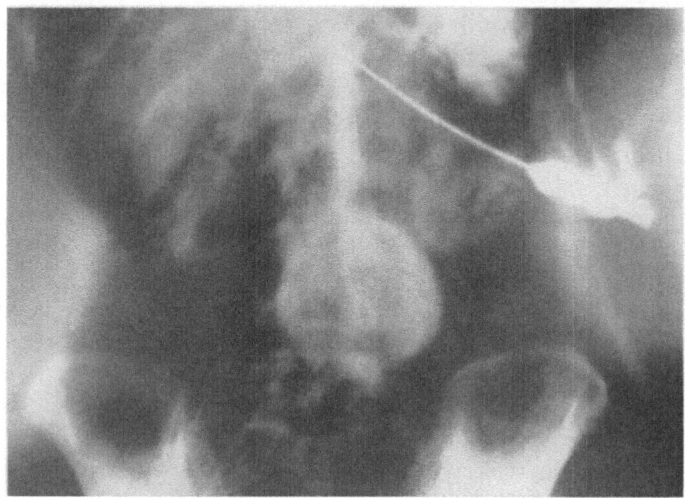

Abb. 1

Durchblutungsstörungen wurden der Pat. auch Complamininjektionen (dreimal
täglich eine Ampulle) verabreicht. Die Kontrolluntersuchung 3 Jahre nach der
Operation zeigte ein gutes Verhalten des Transplantates. Puls der A. dorsalis pedis
beiderseits gut fühlbar. Nach 6 Jahren konnten wir bei der Pat. ein gutes Spät-
ergebnis feststellen.

Fall 3. Der Patient G. J., 76 Jahre alt, ist am 21. November 1962 in die II.
Chirurgische Klinik der Medizinischen Akademie in Wroclaw mit dem Verdacht auf
ein Aneurysma der Aorta abdominalis aufgenommen worden. Der Kranke berichtete,
daß er seit 10 Jahren wegen Hypertonie in Behandlung ist und vor 2 Jahren im
Mittelbauch einen langsam wachsenden, pulsierenden Tumor entdeckte. Er klagte
über Schmerzen in den unteren Extremitäten und mußte nach 50 m Gehen stehen
bleiben. Die Aortographie ergab das typische Bild eines Aneurysmas der Bauchaorta.

Nach entsprechender Vorbehandlung wurde die Resektion eines faustgroßen
Aneurysmas, das sich unterhalb der Nierengefäße bis zu den Aa. iliacae communes
einschließlich ausdehnte, ausgeführt und eine Weavenitprothese nach WESOLOWSKI
implantiert. Der postoperative Verlauf war komplikationslos. Auch dieser Pat.
wurde monatelang mit Lipogeron (sechs Kapseln täglich) behandelt. Die großen
Schmerzen in den unteren Extremitäten (Dysbasia angiosklerotica) verschwanden
nach Verabreichung von Complamininjektionen (dreimal täglich eine Ampulle) völlig.

Während der Kontrolluntersuchung nach 2,5 Jahren konnte ein gutes Resultat
festgestellt werden. Der Puls an den Aa. femorales, dorsales pedis sowie an den Aa.
tibiales posteriores gut fühlbar.

Fall 4. Die Pat. K. B., 16 Jahre alt, ist am 22. August 1960 mit dem Verdacht auf Aortenisthmusstenose in die Klinik aufgenommen worden. Die Aortographie zeigte eine Aortenstenose (Abb.1). Während der Operation stellten wir eine kon-

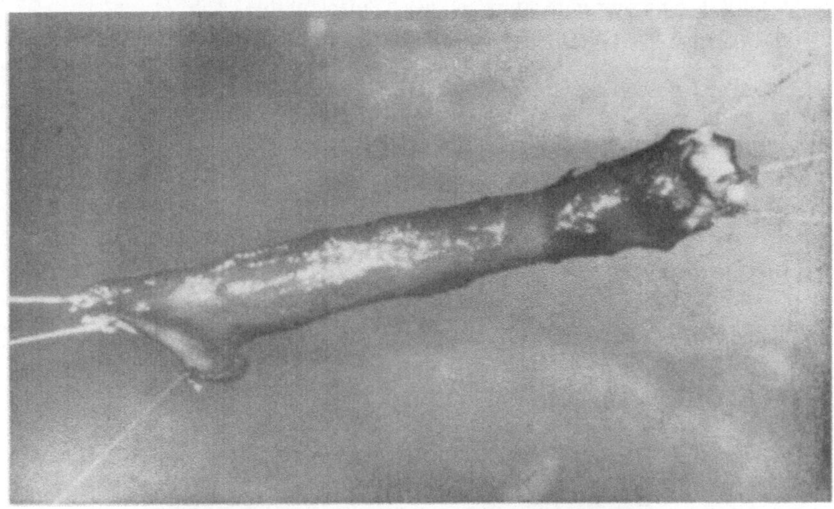

Abb. 2

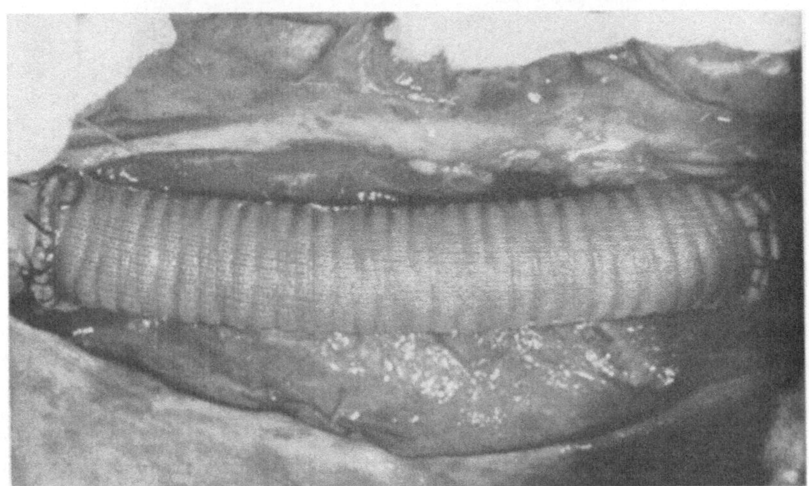

Abb. 3

genitale Verengerung der thorakalen Aorta unterhalb des Aortenisthmus fest, die aber einer kongenitalen Isthmusstenose nicht entsprach. Nach der Resektion der 12 cm langen Verengerung (Abb. 2) wurde der Defekt durch eine entsprechend lange Prothese ersetzt (Abb. 3). Das Transplantat heilte komplikationslos ein. Die Kontrolluntersuchung 3 und 5 Jahre nach der Operation ergab ein ausgezeichnetes Resultat. Die junge Pat. war wieder voll leistungsfähig. Die Angiokardiographie

(6 Monate nach der Operation): Transplantat gut eingeheilt. Der periphere Blutdruck der oberen Extremitäten fiel rechts von 170/100 mm Hg und links von 160/100 Hg auf 130/90 mm Hg in beiden Armen. Die nach 5 Jahren ausgeführte Aortographie erwies eine sehr gute Funktion des Transplantates (Abb. 4).

Fall 5. Der Kranke S. G., 63 Jahre alt, wurde am 17. März 1963 in die Klinik mit der Diagnose: Aneurysma aortae abdominalis aufgenommen. Seit 13 Jahren klagt der Pat. über Leibschmerzen, besonders nach Kaffee- oder Alkoholgenuß. Im Mittelbauch rechts vom Nabel war ein pulsierender Tumor palpabel. Die Urographie

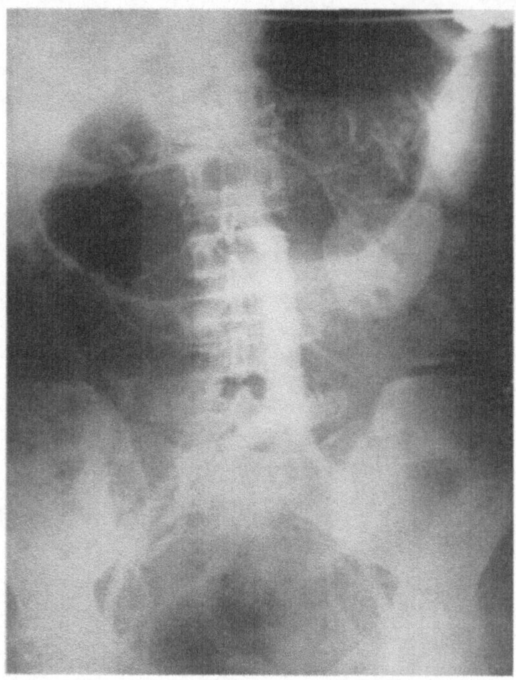

Abb. 4

stellte einen retroperitonealen Tumor mit Verlagerung der Harnleiter in Höhe von L_3 bis L_5 fest. Röntgenübersichtsaufnahme des Thorax: Normale Lungenschatten. Der linke Herzventrikel vergrößert; aortale Herzsilhouette. Durch Aortographie wurde die Diagnose eines Aneurysmas der abdominalen Aorta bestätigt.

Am 14. Mai 1963 wurde die Resektion des faustgroßen Aneurysmas mit Implantation einer Weavenitprothese nach WESOLOWSKI ausgeführt. Auch bei diesem Kranken wurde nach der Operation eine Oligurie beobachtet, die mit hochungesättigten Fettsäuren erfolgreich behandelt wurde. Die Kontrolluntersuchung nach 2 Jahren ergab ein gutes Resultat. Transplantat funktioniert ausgezeichnet.

Von den 200 Kranken mit verschiedenen Gefäßaffektionen haben wir in einer Serie von 62 Patienten Fettstoffwechselentgleisungen (Hyperlipämie und Hypercholesterinämie) festgestellt. Diese Kranken, besonders die mit Aortenaneurysmen, wurden zusätzlich nach dem Eingriff mit hochungesättigten Fettsäuren (Lipostabil, Lipogeron) behandelt.

Unsere Untersuchungen haben erwiesen, daß hochungesättigte Fettsäuren in phospholipider Bindung eine sehr gute Wirkung haben, und zwar:

1. Die Urinmenge erhöht sich bei 70% der behandelten Patienten.

2. Der absolute Cholesterinspiegel im Blut fällt um 24,2% der Ausgangswerte. Der Wert aller Serumlipide liegt tiefer als vor der Behandlung.

3. Der Kalium- und der nichtorganische Phosphor-Serumspiegel erhöht sich, während der Calciumspiegel im Serum bedeutend sinkt.

4. Während sich der Eiweißstoffwechsel und die absolute Menge des Bluteiweißes erhöhen, sinkt besonders der Blut-Harnstoff, dagegen sind der Kalium- und Phosphorspiegel im Serum erhöht.

Aus diesen Gründen sind wir der Meinung, daß die zusätzliche Behandlung mit hochungesättigten Fettsäuren nach operativen Eingriffen an arteriosklerotisch veränderten Gefäßen einen günstigen Einfluß auf das biochemische Syndrom der Arteriosklerose ausübt.

Bei der Mehrzahl der Patienten (70%) wurde nach Phospholipiden (Lipostabil, Lipogeron) eine Steigerung der Diurese, die besonders nach Resektionen von Aneurysmen der Bauchaorta stark herabgesetzt war, beobachtet; außerdem konnten wir eine Vermehrung des Kaliumspiegels wie auch des anorganischen Phosphors im Serum feststellen. Die Verabreichung von hochungesättigten Fettsäuren im postoperativen und chronischen Verlauf nach der Operation an arteriosklerotisch veränderten Gefäßen hat infolge eines Abfalles des Gesamtcholesterinspiegels sowie auch der Gesamtlipidwerte im Serum im Vergleich zu den Ausgangswerten einen großen prophylaktischen Wert, um weiteren sklerotischen Gefäßveränderungen vorzubeugen. Außerdem wurden den Patienten, die über Schmerzen auch nach der Implantation der Prothesen klagten (Dysbasia angiosklerotica), besonders in den unteren Extremitäten, zwecks Verbesserung der peripheren Durchblutungsstörungen, gefäßerweiternde Pharmaka verabreicht, unter denen sich das Complamin (in Injektionen) am besten bewährt hat.

Zusammenfassung

Es wird über die Spätergebnisse von fünf Fällen nach Implantation von homoio- und alloplastischen Gefäßprothesen Weavenit (WESOLOWSKI), die nach Resektion von vier Aortenaneurysmen und eine kongenitale Verengerung der Aorta thoracalis ausgeführt wurde, berichtet. Die Beobachtungszeit beträgt 8, 5, 3 und 2 Jahre.

Literatur

BROSS, W.: Pol. Przegl. chir. XXX, 12, 1167 (1959).
— Pol. Tyg. lek. XVII, 16 (1962).
MARTIN, P.: Indications and techniques in arterial surgery. Edinburgh and London: F. B. Cockett 1963.

156. Wiederherstellungschirurgie bei Verschlüssen im Aorta-Iliacabereich

Von

R. J. A. M. VAN **DONGEN**-Sittard/Niederlande

Mit 5 Abbildungen

Bei der Behandlung der Verschlüsse im Aorta-Iliacabereich kommen viele Operationsmethoden in Frage. Feste Regeln können nicht aufgestellt werden; es können nur Richtlinien gegeben werden. Bei jedem Patienten muß immer wieder auf Grund der klinischen Befunde, der Daten des Aortogramms, der Beobachtungen bei der Operation und der Erfahrungen des Operateurs erwogen werden, welche Methode den Vorzug genießt.

A. Einseitiger Verschluß der Arteria iliaca communis

Bei dem häufig auftretenden einseitigen Verschluß der Arteria iliaca communis kommen in der Hauptsache vier Rekonstruktionsmethoden in Betracht.

1. Die einfachste Art ist die Endarterektomie in Kombination mit einer Gefäßwand- oder Erweiterungsplastik. Es ist empfehlenswert, auch bei einer weitlumigen Arteria iliaca communis einen „patch" in die Gefäßöffnung einzunähen, da sonst die evertierende Naht und die Fibrinablagerung an der Innenseite des desobliterierten Gefäßes eine Stenose verursachen könnten.

2. Die verschlossene Arterie kann reseziert und durch eine Gefäßprothese ersetzt werden. Um eine Stenosierung der Anastomosen zu vermeiden, können am besten keilförmige Anastomosen hergestellt werden.

3. Wenn die Aortenbifurkation calcifiziert ist, was sehr oft vorkommt, bereiten die zwei genannten Methoden Schwierigkeiten. In diesem Fall hat sich die sog. Ausschaltungsplastik bewährt. Dabei wird das obere Ende der Prothese End-zu-Seit mit der distalen Aorta anastomosiert. Eine Anastomose mit der calcifizierten Aortengabelung wird also vermieden. Die distale Verbindung zwischen Prothese und Arteria iliaca communis-Bifurkation kann End-zu-End gemacht werden.

4. Falls die ganze Arteria iliaca communis calcifiziert ist, genießt eine By-pass-Operation den Vorzug. Die Prothese wird End-zu-Seit mit der distalen Aorta und End-zu-Seit mit der Arteria iliaca externa anastomosiert. Um Stenosen zu vermeiden, werden die Anastomosen auch wieder nach dem keilförmigen Prinzip hergestellt.

In unserem Material (152 Fälle) wurde die Ausschaltungsplastik am meisten verwendet (68mal). Die Operation ist, technisch gesehen, verhältnismäßig einfach, da die calcifizierte Aortenbifurkation umgangen wird.

B. Aortenbifurkationsthrombose

Bei doppelseitigen Erkrankungen der Arteria iliaca communis braucht man nicht gleich die ganze Bifurkation zu resezieren und zu ersetzen. Man kommt mit weniger eingreifenden Operationen aus.

Doppelseitige Stenosen der Arteriae iliacae communes können meistens mit Endarterektomie und Gefäßwandplastik behandelt werden. Die Ergebnisse sind sehr günstig. Rethrombosierung gibt es kaum. Man muß nur darauf achten, daß bei Stenosen im Anfang der Arteria iliaca communis der „patch" bis auf die Vorderwand der Aorta fortgesetzt wird, damit der Zugang zur behandelten Arterie möglichst weit wird. Andererseits muß man bei Stenosen der unteren Teile der Arteria iliaca communis dafür sorgen, daß die Gefäßwandplastik ein Stück auf die Wand der Arteria iliaca externa fortgesetzt wird, denn in Höhe des Hypogastricaabgangs, und gleich dahinter, zeigen sich manchmal Verengungen.

Für die Gefäßwandplastik der Arteria iliaca communis verwenden wir meistens Kunststoffgewebe. Nur wenn diese Arterien kleinlumig sind, werden venöse Streifen eingenäht. Bei kleinlumigen Arterien braucht man keine aneurysmatische Erweiterung dieser Venenstreifen zu befürchten.

Bei Stenosen der linken Arteria iliaca communis, die sich bis in die Arteria iliaca externa fortsetzen, kann eine Endarterektomie mit Gefäßwandplastik hinter dem Mesosigmoid schwierig sein, vor allem bei dicken Patienten. In solchen Fällen kombinieren wir oft eine Desobstruktion an der rechten Seite mit einer By-pass-Plastik an der linken Seite.

Falls nicht nur die Arteriae iliacae communes aber auch die distale Aorta erkrankt und verengt ist, kann man mit einem Y-förmigen „patch" gute Ergebnisse erlangen (Abb. 1). Die ganze Aortenbifurkation wird dadurch erweitert und wieder leistungsfähig.

Wenn die Verengungen im Aorta-Iliacabereich ausgedehnt sind oder wenn mehrere Stenosen oder zirkuläre Calcifikationen vorhanden sind, ist eine Desobliteration mit Gefäßwandplastik zeitraubend und schwierig. In solchen Fällen ist es besser — bei kleinlumigen Arterien — eine Bifurkations-By-pass-Plastik durchzuführen, oder — bei weitlumigen Arterien — die ganze Bifurkation zu resezieren und durch eine Prothese zu ersetzen. Bei der letztgenannten Methode muß manchmal ein Prothesenschenkel End-zu-Seit mit der Arteria iliaca externa anastomosiert werden (Abb. 2), da oft eine Extraverengung im Anfang der Arteria iliaca externa vorhanden ist. Auch hier gewährleistet eine keilförmige Anastomose eine weite Verbindung.

Bei totalen Verschlüssen der ganzen Aortenbifurkation ist Resektion und Ersatz durch Prothese die Methode der Wahl. Bei weiten Arteriae

iliacae communes und externae können die distalen Anastomosen End-
zu-End gemacht werden.

Bei sehr ausgedehnten Verschlüssen und Stenosen der aorto-iliacalen
Gefäße ist oft eine totale Überbrückungsplastik mit einer Aortenbifur-

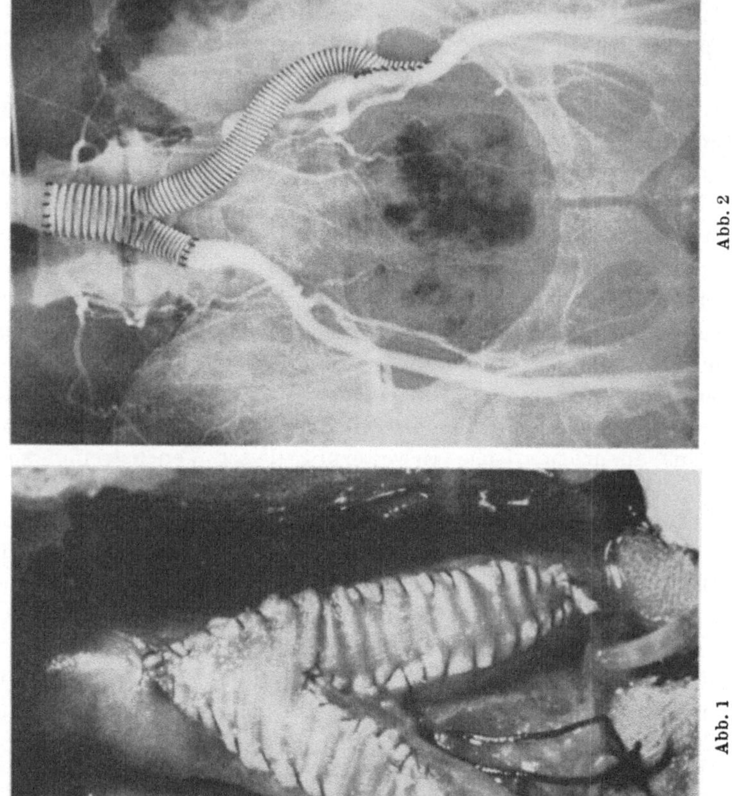

kationsprothese angezeigt (Abb. 3). Die Vorteile gegenüber der Resek-
tions- und Ersatzoperationen sind aber gering.

Aus untenstehender Tabelle ist ersichtlich, daß wir bei doppelseitigen
Stenosen meistens eine Endarterektomie und Gefäßwandplastik durchführen, während bei Totalverschlüssen der Aortenbifurkation die Aortengabelung meistens reseziert und ersetzt wird.

C. Ausdehnung der Iliaca-Thrombose in distaler Richtung

Bei einseitigen Erkrankungen der Arteria iliaca communis, die sich distalwärts bis in die Arteria iliaca externa und eventuell bis in die Arteria femoralis communis ausgedehnt haben, kann man mit End-

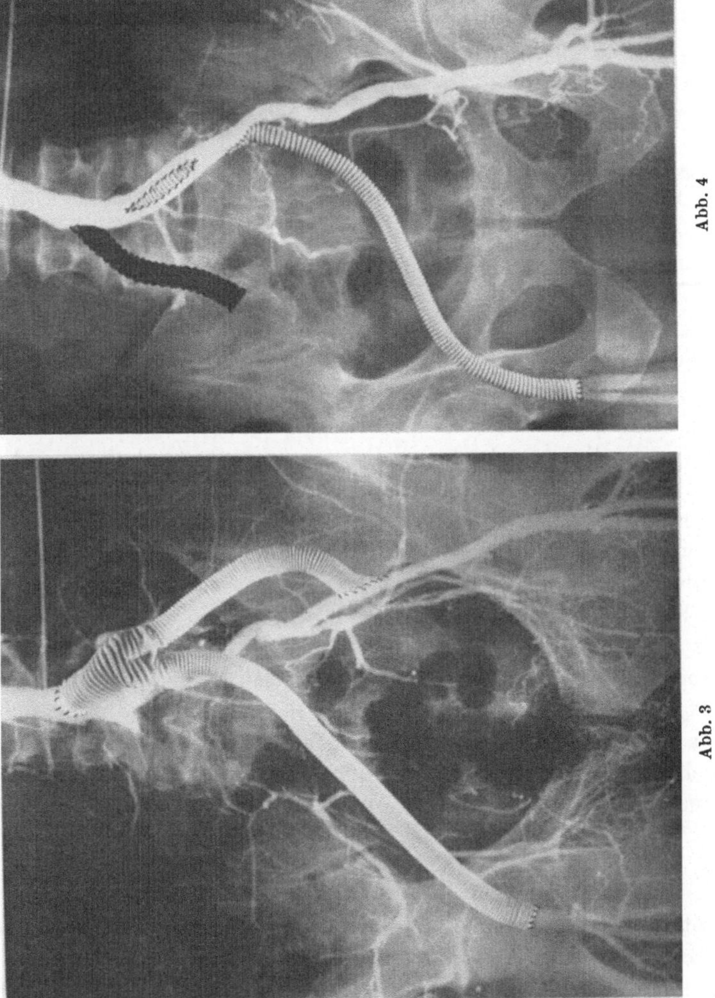

Abb. 4

Abb. 3

arteriektomie und Gefäßwandplastik gute Ergebnisse erzielen. Das Einnähen des Streifens kostet aber viel Zeit.

Manchmal ist der Verschluß so ausgedehnt, daß eine Kunststoffröhre eingepflanzt wird. Diese wird End-zu-Seit mit der distalen Aorta und End-zu-End mit der Arteria femoralis communis anastomosiert. Zuvor

wird die verschlossene Arterie hinter dem Leistenband entfernt, damit
die Prothese genügend Platz hat.

Tabelle. *Angewandte Operationsmethoden bei Stenosen und Verschlüssen der Aortenbifurkation*

	Stenose	Verschluß
Endarteriektomie und direkte Gefäßnaht an beiden Seiten	7	6
Desobstruktion mit Gefäßwandplastik an beiden Seiten (eventuell Y-förmiger „patch")	80	12
Desobstruktion und Gefäßwandplastik an der rechten Seite, By-pass-Plastik an der linken Seite	12	11
By-pass-Plastik mit Bifurkationsprothese	16	25
Resektion und Ersatz durch Bifurkationsprothese	13	98
	128	152
Total	280	

Allerdings ist gegen eine Prothese hinter dem Leistenband viel einzu-
wenden. Es verdient den Vorzug, den unteren Teil der Arteria iliaca
externa und die Arteria femoralis communis zu erhalten und diese
Strecke mit Endarterektomie und Gefäßwandplastik zu behandeln.
Meistens nähen wir hier einen venösen Streifen ein.

Bisweilen ist die Aortengabelung schwierig zu erreichen. Dann muß
ein anderer proximaler Anschluß für die Prothese gewählt werden. Als
Beispiel ein Patient, der vor 8 Jahren wegen eines Verschlusses der
Arteria iliaca communis mit einer Nylonröhre behandelt wurde. Diese
thrombosierte, und der Verschluß dehnte sich distalwärts aus (Abb. 4).
Die Arteria femoralis communis-Bifurkation blieb aber durchgängig. Da
bei der Reoperation das Gebiet der Nylonprothese vollkommen unzu-
gänglich war, wurde eine gekreuzte By-pass-Plastik durchgeführt, nachdem zuerst eine Stenose in der linken Arteria iliaca communis behoben
war.

D. Ascendierende Aortenbifurkationsthrombose

Größer werden die operativ-technischen Schwierigkeiten, wenn die
Thrombose der Aortenbifurkation sich in proximaler Richtung ausgedehnt hat. Drei Gruppen dieser ascendierenden Aortenbifurkations-
thrombose können unterschieden werden.

a) Verschluß der Aortenbifurkation und Verengung des infrarenalen
Teiles der Aorta. Manchmal geht von diesem verengten Aortenabschnitt
noch eine aberrante Nierenarterie ab (Abb. 5a), die unbedingt geschont
werden muß, da diese meistens englumigen aberranten Gefäße nicht rekonstruiert werden können. In diesen Fällen behandeln wir den infra-

renalen Teil der Aorta mit Endarteriektomie und Erweiterungsplastik; die aorto-iliacalen Gefäße werden reseziert und durch eine Kunststoffbifurkationsprothese ersetzt (Abb. 5b).

b) Totaler Verschluß der aorto-iliacalen Gefäße bis zum Abgang der Nierenarterien; beide Nierenarterien sind noch gut durchgängig. Bei diesen Patienten wird eine 2 cm lange Aortenmanschette gerade unterhalb der Nierenarterien desobstruiert. An diese Manschette wird die

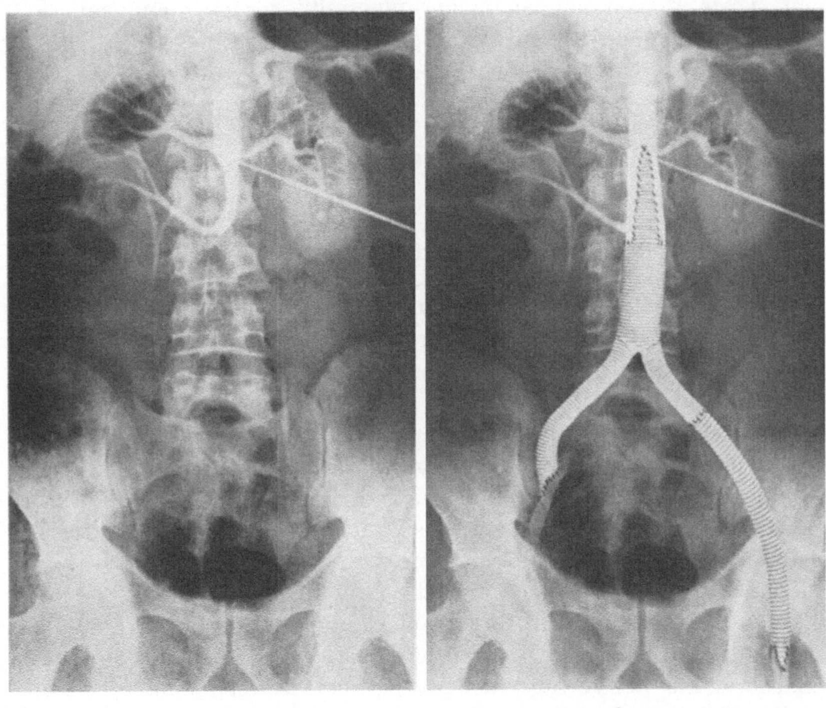

a
b

Abb. 5

Aortenbifurkationsprothese angenäht. Bei solchen Operationen ist es notwendig, die Aorta oberhalb der Nierenarterien und die Nierenarterien selbst abzuklemmen, wonach die Aorta durchtrennt und desobstruiert wird. Dann wird die Klemme auf der desobstruierten Manschette angelegt, und die proximale Anastomose kann hergestellt werden.

c) Totaler Verschluß der aorto-iliacalen Arterien mit Stenose einer oder beider Nierenarterien. In diesen Fällen müssen nicht nur die Aorta und Arteriae iliacae reseziert und ersetzt werden, sondern auch die Nieren müssen revascularisiert werden. Für die Rekonstruktion der Nierenarterien verwenden wir meistens Segmente der Milzarterie. Diese autologen Arterientransplantate sind viel zuverlässiger als Kunststoffprothesen.

Die Wiederherstellungsmethoden wurden 1961 auf diesem Kongreß von mir besprochen.

Zusammenfassung

Auf Grund unserer Erfahrungen, die bei mehr als 600 im Aorta-Iliacabereich durchgeführten Operationen gesammelt wurden, können wir sagen, daß immer wieder bei jedem Fall erwogen werden muß, welche Wiederherstellungsmethode die beste ist. Standardoperationen gibt es nicht. Feste Regeln können nicht aufgestellt werden, denn kein Fall gleicht dem anderen. Die einzige Regel ist die Variation.

157. Voraussetzungen für organerhaltende Eingriffe bei Nierenarterienstenosen

Von

L. Brunner (a. G.) und J. Koncz-Göttingen*

Die Voraussetzungen für organerhaltende Eingriffe bei Nierenarterienstenosen sind einerseits die exakte Seitendiagnostik und andererseits die Beurteilung der Funktion der befallenen Niere und der sog. gesunden Niere.

Ein Problem ergibt sich aus dem nicht seltenen Umstand, daß die den Hochdruck unterhaltende Niere durch die gedrosselte arterielle Blutzufuhr vor Hochdruckveränderungen geschützt ist, während in der kontralateralen Niere eine funktionell nicht sicher erfaßbare Arteriolosklerose entsteht, die nach Beseitigung der Nierenarterienstenose auf der anderen Seite weiterhin einen Hochdruck unterhalten kann.

Die hohe translumbale Aortographie gibt für uns in der Seitendiagnostik den Ausschlag. Die transfemorale Methode nach Seldinger wenden wir nur bei Versagen der Aortographie an, und wenn eine selektive Darstellung einer Nierenarterie erfolgen soll.

Das Ergebnis der getrennten Nierenfunktionsuntersuchung entscheidet, ob ein parenchymerhaltender, angioplastischer Eingriff angezeigt ist.

Als *Suchtest* zur Auswahl der Patienten für die Angiographie und die getrennte Nierenfunktionsprüfung gilt uns das Früh- und Spät-i.v.-Pyelogramm. (Auf der stenotischen Seite stellt sich die Niere wegen der verminderten Durchblutung verzögert und kontrastschwächer dar. Die Spätaufnahmen können auf der kranken Seite eine vergleichsweise kontrastdichtere Niere zeigen. Größenunterschiede der Längsdurchmesser der Nierenorganschatten von mehr als 1,5 cm deuten auf Seitenunterschiede der Nierendurchblutung.)

---

* Vortragender: L. Brunner-Göttingen

Während die Angiographien von uns vorgenommen werden, erfolgen die getrennten Nierenfunktionsuntersuchungen in der Medizinischen Univ.-Klinik Göttingen, und zwar in folgender Weise:

Nach Einführung von Kathetern in beide Ureteren wird eine Harnstoffdiurese durch Infusion von 70 g Harnstoff erzeugt. PAH und Inulin werden mittels einer automatischen Infusionspumpe mit konstanter Geschwindigkeit verabfolgt. In üblicher Weise wird dann die Clearance dieser Stoffe in jeweils sechs bis acht Meßperioden von 10 bis 15 min Dauer bestimmt. In dem getrennt aufgefangenen Urin werden außerdem die Elektrolyte Na, K, Cl sowie Kreatinin ermittelt. Für die Auswertung und Beurteilung der seitengetrennten Nierenfunktionsuntersuchungen haben wir eine Kombination von Kriterien berücksichtigt, die von HOWARD, RAPOPORT und STAMEY angegeben worden sind. Als positiver Ausfall ist eine Verminderung des Harnflusses um 50% und der Na-Ausscheidung um 15% auf der stenosierten Seite anzusehen. Dabei sind die Clearancewerte von PAH, Inulin und Kreatinin auf der stenosierten Seite vermindert, während die Konzentration der Clearancesubstanzen auf der befallenen Seite erhöht ist.

Die Ergebnisse präoperativer getrennter Nierenfunktionsuntersuchungen von zehn Pat. werden demonstriert. Die geforderten Funktionsveränderungen auf der stenosierten Seite sind größtenteils vorhanden. Eine Ausnahme bildet eine Pat., bei welcher die Clearancewerte der stenosierten Seite über denen der gesunden Seite liegen. Das kann darauf hindeuten, daß die sog. gesunde Niere bereits arteriolosklerotisch geschädigt ist und postoperativ Ursache einer weiterbestehenden Hypertonie werden kann. Eine weitere Ausnahme findet sich bei einem Pat., der im i.v.-Pyelogramm links eine stumme Niere hatte, die nur 1% der sog. gesunden Niere ausschied; unter Hypertensininfusion entwickelte sich aber linksseitig — also auf der kranken Seite — eine normale Ausscheidungsreaktion nach PEART (gesunde Niere scheidet unter Hypertensininfusion: 0,40 γ/min/kg, vermindert Urin und Na aus; die durch Nierenarterienstenose schlechter durchblutete Niere zeigt keine Verminderung der Urin- und Na-Ausscheidung), während sich die sog. gesunde rechte Niere funktionell schwer geschädigt verhielt. Die linke minderdurchblutete, stumme Niere wurde operativ trotzdem entfernt. Der Hochdruck blieb bestehen, unterhalten von der arteriolosklerotisch veränderten rechten Niere.

An zwei Beispielen postoperativer getrennter Nierenfunktionsuntersuchungen bei Pat. mit linksseitiger Nierenarterienstenose wird das Problem der Beurteilung des Ausmaßes des Nierenparenchymschadens auf der sog. gesunden Seite hervorgehoben. Es zeigte sich in beiden Fällen, daß die präoperativ minderdurchblutete Niere nach dem angioplastischen Eingriff eine erheblich bessere Funktion hatte als die rechte normaldurchblutete Niere. Harnfluß, Urin-, Na-Konzentration und die Clearancewerte der linken Niere übertrafen die entsprechenden Funktionen der rechten Niere. In beiden Fällen waren die präoperativ getrennten Nierenfunktionsprüfungen typisch verändert im Sinne einer linksseitigen Nierenarterienstenose. Die vergleichsweise funktionsgeminderte, präoperativ als gesund angesprochene Niere ist in beiden Fällen postoperativ als potentielle Hochdruckniere anzusehen. Allerdings wurde bei diesen Pat. der Blutdruck durch den angioplastischen Eingriff gesenkt.

In unserer Klinik wurden insgesamt 14 angioplastische Eingriffe an 13 Patienten in Form sechs aortorenaler By-pass-Operationen, fünf Vena saphena-Flickenplastiken, eines Vena saphena-Transplantates, eine End-zu-End-Anastomosierung nach Stenoseresektion und einer Resektion eines echten Nierenarterienaneurysmas vorgenommen. Bei einem Patienten wurde jeweils ein aortorenaler By-pass und Vena saphena-Patch angelegt, da zwei stenotische linke Nierenarterien vorhanden waren.

Als Ursache der Nierenarterienstenosen überwiegen die fibromuskuläre Hyperplasie (sechs Fälle) und die Arteriosklerose (vier Fälle). Einmal fand sich ein echtes Aneurysma (keine poststenotische Dilatation) der Nierenarterie, und einmal wurde die Stenose durch eine fragliche arterielle Embolie erzeugt. In einem Falle blieb die Ursache der Stenose ungeklärt.

Aus den intraoperativen Druckmessungsergebnissen bei zehn angioplastischen Eingriffen ist zu ersehen, daß in allen Fällen der Gradient Aorta via poststenotische Nierenarterie verkleinert werden konnte. In sieben Fällen waren nach der Operation die Drucke in der Aorta und der Nierenarterie annähernd gleichgeworden.

Die Beeinflussung der Hypertonie nach 13 angioplastischen Eingriffen gelang in neun Fällen, bei denen sich 4 Wochen bis zu 4 Jahre postoperativ annähernd normale Blutdrucke fanden. Einmal blieb der Blutdruck erhöht wegen einer präoperativ bioptisch gesicherten leichten chronischen Nephritis, die sich postoperativ verschlimmerte. Bei einem anderen Fall thrombosierte — aortographisch nachgewiesen — das Vena saphena-Transplantat. Erst die Nephrektomie brachte hier den Blutdruckabfall. Zweimal verhinderten vermutlich arteriolosklerotisch geschädigte kontralaterale Nieren einen Blutdruckabfall.

Abschließend wird hervorgehoben, daß bei Nierenarterienstenosen die Seiten- und Funktionsdiagnostik die Indikation für organerhaltende Eingriffe bestimmen, aber nicht in der Lage sind, etwas über die postoperative Beeinflussungsmöglichkeit der Hypertonie auszusagen, da sie das Ausmaß der Schädigung der sog. gesunden Niere noch nicht sicher erfassen. Der doppelseitigen percutanen Nierenbiopsie wird diesbezüglich noch Bedeutung zukommen.

Verhandlungsleiter: Ich muß eine Programmänderung bekanntgeben. Herr CARSTENSEN hat im letzten Augenblick einen Film fertiggestellt, und zwar wird er einen Film über die Rekonstruktion der Arteria femoralis superficialis vorführen.

158. Indikation und Technik zur Wiederherstellung des femoropoplitealen Abschnittes bei chronischen Arterienverschlüssen

Von

G. Carstensen-Mülheim (Ruhr)

Mit Film

Die Häufigkeit der chronischen Arterienverschlüsse im femoropoplitealen Abschnitt steht in einem Mißverhältnis zu den chirurgischen Möglichkeiten ihrer Beseitigung. Die By-pass-Verfahren haben nicht gehalten, was sie zu versprechen schienen. Die lumbale Sympathektomie ist nur bei Obliterationen jenseits der Arteria poplitea angezeigt. Für den aorto-ilico-femoralen Bereich haben wir sie vollkommen verlassen, schicken sie auch keinem rekonstruktiven Eingriff voraus. Als Fortschritt sehen wir die totale Thrombendarteriektomie mit Hilfe der Klein-patch-Technik an.

Die Indikation ist mit dem Nachweis des Verschlusses gegeben, sofern der Allgemeinzustand sie zuläßt. Die operative Belastung ist überraschend gering. Dem Verschluß gleichwertig für die Anzeigestellung ist die Verkürzung der Gehstrecke. Als überholt muß der Standpunkt gelten, der Gefäßchirurgie das Stadium III und IV der Einteilung von Fontaine zuzuweisen. Zurückhaltung ist bei Stenosen geboten.

Voraussetzung sind ein genügendes zentrales Blutangebot und eine ausreichende Kapazität der Ausflußbahn. Das untere Drittel der Arteria poplitea und die drei Unterschenkelarterien sollen frei von pathologischen Veränderungen sein. Ist eine der drei Arterien schon am Abgang verschlossen, lohnt sich im allgemeinen auf längere Sicht der Eingriff nicht. In diesem Falle sollte er nur dann vorgenommen werden, wenn es um die Erhaltung der Gliedmaße geht.

Patienten mit einer Arteriosclerosis obliterans leiden häufig gleichzeitig an einer Phlebosklerose oder Varicosis. Hierauf sollte geachtet werden, will man Enttäuschungen vermeiden. Bei einer Varicosis wird in der ersten Sitzung die Vena saphena magna entfernt, eine Woche später wird die Arteria femoralis superficialis desobliteriert.

Unsere Erfahrungen gründen sich auf 100 femoropopliteale Arterienrekonstruktionen. Die Mortalität beträgt 0, eine Gliedmaßenamputation ist nicht zu verzeichnen. Die Frühergebnisse besagen, daß die Blutstrombahn in über 90% wiederhergestellt wurde. Über Spätergebnisse hat es erst dann einen Sinn zu reden, wenn zumindest die 2-Jahresgrenze erreicht ist.

Normalerweise ist es nicht erforderlich, die Operationen unter antibiotischem Schutz vorzunehmen. Eine postoperative Anticoagulantienbehandlung führen wir nicht durch, weil sie sich als nicht erforderlich herausgestellt hat.

Grundgedanke der totalen Thrombendarteriektomie ist die Überzeugung, daß die körpereigene Arterie die beste Gefäßprothese ist.

Das technische Vorgehen mögen Sie nun aus dem folgenden, meinem verehrten Lehrer Herrn Professor Wachsmuth zum 65. Geburtstag gewidmeten Film ersehen.

Rekonstruktion der Arteria femoralis
Film

Fast zwei Drittel aller chronischen Arterienverschlüsse entfallen auf die Arteria femoralis superficialis. Die Wiederherstellung dieser Blutstrombahn wird bei einem 57jährigen Patienten gezeigt. Er verfügt nur noch über eine Gehstrecke von 50 m, obwohl nach dem Angiogramm ein ausreichender Umgehungskreislauf bestehen müßte. Die Obliteration erstreckt sich bis in die Arteria poplitea. Eine lumbale Sympathektomie war erfolglos.

Leitpunkte der Schnittführung sind der Leistenpuls und der Condylus tibialis femoris. Eine übersichtliche Freilegung läßt Komplikationen vermeiden. Die Blutstillung erfolgt mit Unterbindungen, nicht durch Elektrocoagulation. Die Arteria femoralis communis und die Abgänge der Arteria profunda femoris und der Arteria femoralis superficialis werden freigelegt. Alle abgehenden kleinen Arterienäste werden sorgfältig geschont und mit einem Catgutfaden angeschlungen. Der Adduktorenkanal wird gespalten. Die Sehne des M. adductor magnus wird weit caudal durchtrennt.

Die Arteria femoralis superficialis wird einige cm oberhalb des unteren Endes des Gefäßverschlusses mobilisiert und am Ort der Wahl mit einem knapp 1 cm langen Längsschnitt eröffnet. Die Incision wird nur über einem kompletten Verschluß vorgenommen. Dieses Vorgehen bietet große Sicherheit, weil sich ein kompletter Verschluß besser ausschälen läßt als eine Stenose mit einem Restlumen und die Operation im Falle einer sich jetzt ergebenden technischen Undurchführbarkeit noch ohne Schaden abgebrochen werden kann. Mit einem Dissektor wird der Verschlußcylinder in der richtigen Schicht ausgehülst, aus der Incision herausgehoben und mit einer Schere durchtrennt.

Es ist für den Erfolg entscheidend, daß nach distal alle Intimapolster auch jenseits des Verschlusses ausgeräumt werden. Hierfür wird ein

Ringstripper benutzt, der bis in das untere Segment der Arteria poplitea vorgeschoben wird.

Die völlige Auslösung des Intimaschlauches macht sich dadurch bemerkbar, daß der Stripper plötzlich freies Spiel hat. Ein kräftiger Blutrückfluß zeigt an, daß die Blutstrombahn offen ist. Der Verschlußcylinder wird inspiziert. Die Intimaleiste erstreckt sich bis kurz vor Aufzweigung der Unterschenkelarterien.

, Wegen der erheblichen Intimaverdickungen in der Arteria femoralis communis ist nicht zu erwarten, daß der Verschlußcylinder bei der Strippung nach proximal am Abgang der Arteria profunda femoris abreißt. Aus diesem Grunde wird die Arteria femoralis communis am Übergang zur Arteria femoralis superficialis sparsam incidiert. Der Stripper wird von der unteren Gefäßincision nach proximal geführt. Nach völliger Auslösung des Verschlußcylinders erscheint der Kopf des Strippers in der proximalen Gefäßincision. Der Intimaschlauch wird am Abgang der Arteria femoralis superficialis durchtrennt. Der Verschlußcylinder wird nach distal entfernt. Die totale Thrombendarteriektomie der Arteria femoralis superficialis und der Arteria poplitea ist beendet. Eine Gefäßstrecke von 46 cm ist ausgeräumt. Intimaleisten, die den Abgang der Arteria profunda femoris einengen, werden beseitigt.

Streifen aus der Vena saphena magna dienen zum Verschluß und zugleich zur plastischen Erweiterung der beiden Arterienincisionen. Diese Flicken werden unter Spannung eingenäht. Zwei Operationsgruppen arbeiten gleichzeitig. Nach Wiederherstellung der Blutstrombahn pflanzen sich kräftige Pulsationen in die Arteria poplitea fort.

Einlegen einer Saugdrainage für 48 Std. Atraumatische Fasciennaht, keine Subcutannaht. Exakte Adaptation der Haut mit atraumatischer Rückstichnaht.

Verhandlungsleiter: Ich glaube, wir dürfen Herrn Carstensen sehr dankbar sein, daß er uns diesen Film gezeigt hat und daß wir teilnehmen durften an diesem wertvollen Geburtstagsgeschenk für seinen Lehrer, Herrn Wachsmuth.

159. Zur Indikationsstellung der wiederherstellenden Gefäßchirurgie bei den chronischen Arterienverschlüssen der unteren Extremität

Von

B. Vogt-Zürich/Schweiz (a. G.)

Die Indikationsstellung zu einer gefäßrekonstruktiven Operation bietet grundsätzlich zwei verschiedene Problemkreise. Der erste wirft die Frage der Operationsindikation bei einem bestehenden Verschlußtypus unter Berücksichtigung des Alters und der Beschwerden des Patienten auf; im Mittelpunkt des zweiten steht die spezifisch chirurgische Frage, welche Operation bei einem bestimmten Verschlußtypus ausgeführt werden soll.

Wenn wir uns an Hand der Vorgeschichte und der klinischen und angiographischen Untersuchung über den Allgemeinzustand und die Beschwerden des Patienten einerseits und über den Lokalbefund andererseits orientiert haben und dieser sich als technisch operabel erwiesen hat, stellt sich die Kardinalfrage: Lohnt sich der Eingriff unter Berücksichtigung des Operationsrisikos und des Spätresultats gemessen an den Beschwerden und Ansprüchen des Patienten in einem bestimmten Alter. Dabei muß festgehalten werden, daß die rekonstruktiven, insbesondere transperitoneal ausgeführten Operationen bei Arterienverschlüssen im Aorta-Iliacabereich große Eingriffe sind, die einen guten Allgemeinzustand des Patienten voraussetzen, wogegen die rekonstruktiven Operationen im femoropoplitealen Abschnitt, wenn auch nicht kurzdauernde, so doch im allgemeinen kleinere, kaum schockierende Eingriffe darstellen. Im weiteren muß berücksichtigt werden, daß besonders die Spätresultate, ungeachtet der angewandten Operationsmethode im Aorta-Iliacabereich günstiger sind als im femoropoplitealen Abschnitt. Demzufolge operieren wir Aorta-Iliacaverschlüsse schon bei relativ geringen subjektiven Beschwerden, vorausgesetzt, daß der Allgemeinzustand des Patienten gut ist. Femoropoplitealverschlüsse hingegen operieren wir erst, wenn die Patienten infolge ihrer Beschwerden in ihrer normalen Lebensgestaltung wesentlich beeinträchtigt sind; wir sind dafür in diesen Fällen in bezug auf Alter und Allgemeinzustand weniger zurückhaltend. Nur bei kurzen Segmentverschlüssen stellen wir die Indikation weiter.

Wenn entschieden ist, ob eine rekonstruktive Operation vorgenommen werden soll, stellt sich die zweite Frage, nämlich in welcher Art der rekonstruktive Eingriff bei einer bestimmten Verschlußform in einem bestimmten Gefäßabschnitt ausgeführt werden soll. Nach wie vor sind die Auffassungen darüber uneinheitlich, und ob dem Graften, Strippen oder Patchen der Vorzug gegeben wird, entspricht zum großen Teil den persönlichen Erfahrungen und Auffassungen der einzelnen Gefäßchirurgen.

Wir betrachten im Aorta-Iliacabereich die transperitoneal angelegte Bifurkationsprothese als die beste Methode, ausgenommen bei isolierten Bifurkationsverschlüssen und kurzen einseitigen Segmentverschlüssen; letztere werden auf retroperitonealem Wege endarteriektomiert. Im femoropoplitealen Abschnitt bevorzugen wir an der A. femoralis superficialis die Endarteriektomie, wenn es technisch möglich ist in Form des Ringstrippings, meistens jedoch in Form der ausgedehnten offenen Endarteriektomie unter Einsetzen eines Patch-Graftes. Als Patch verwenden wir Dacron und behalten damit die V. saphena magna in Reserve für einen eventuell später notwendig werdenden Eingriff. Nur bei kurzen Segmentverschlüssen nehmen wir als Patch die V. saphena, entnommen über dem medialen Innenknöchel. Bei Verschlüssen im Bereich der A. poplitea allein bevorzugen wir den V. saphena-Bypass, vorausgesetzt, daß eine Vene von mindestens 5 mm Durchmesser zur Verfügung steht. Es soll hier darauf hingewiesen werden, daß bei proximalen Popliteaverschlüssen die Outflowverhältnisse im Röntgenbild häufig nicht eindeutig beurteilt werden können, auch wenn das Bild in der entsprechenden Phase geschossen wurde. In diesen Fällen muß deshalb die operative Exploration der distalen A. poplitea gefordert werden, bevor eine Rekonstruktion als technisch nicht durchführbar abgelehnt wird.

Eine Operation im Femoropoplitealbereich soll erst vorgenommen werden, wenn die Durchströmungsverhältnisse im Aorta-Iliacabereich saniert sind, d. h. ein freier Inflow geschaffen ist; sonst führt jede periphere Gefäßplastik zum Mißerfolg. Beim gleichzeitigen Aorta-Iliaca- und Femoropoplitealverschluß beschränken wir uns in den Fällen von doppelseitigen ausgedehnten obliterativen Veränderungen im Beckenbereich in einem ersten Eingriff auf eine aorta-iliacale Rekonstruktion allein. Diese genügt bei einem guten Profunda-Kollateralkreislauf häufig, um vollkommene Beschwerdefreiheit zu erzielen. Beim einseitigen umschriebenen Befall hingegen, wo die Sanierung der Beckenverhältnisse ein kleiner Eingriff ist, pflegen wir beim kombinierten Becken- und Oberschenkelverschluß gleichzeitig auch die periphere Rekonstruktion vorzunehmen, insbesondere, wenn ein analoger peripherer Verschluß auf der Gegenseite bei freiem Inflow bereits wesentliche Beschwerden verursacht.

Daß für das Resultat einer femoropoplitealen Gefäßplastik nicht nur die Inflow-, sondern gleicherweise auch die Outflowverhältnisse wichtig sind, ist hinlänglich bekannt. Die Prognose bei einer peripheren Gefäßplastik mit schlechtem Outflow ist wesentlich ungünstiger, so daß wir bei der Indikationsstellung in diesen Fällen besonders zurückhaltend sind.

Wenn jedoch Ruheschmerzen oder gar eine beginnende Gangrän vorliegen, ist die Operationsindikation auch in diesen Fällen eine absolute, und oft führt der bessere Inflow in ein Unterschenkel-Kollateralsystem zu Beschwerdefreiheit.

Abschließend sei festgehalten, daß das wichtigste bei der Indikationsstellung sowohl im Hinblick auf die operativen Spätresultate wie auf die subjektive Zufriedenheit der Patienten eine sorgfältige Patientenauslese darstellt. Was für eine Operationsmethode bei einem bestimmten Verschlußtypus vorgenommen wird, ist letzten Endes weniger wichtig, als wie die einmal ins Auge gefaßte Operation ausgeführt wird.

160. Erfahrungen in der plastischen Chirurgie der Arterien

Von

J. Vollmar, F. Linder und **W. Schmitz**-Heidelberg *

Mit 4 Abbildungen

Der Schwerpunkt der Wiederherstellungschirurgie der Arterien liegt heute in der Behandlung der *arteriellen Verschlußkrankheiten* (Tab. 1). Sie machen in unserem eigenen Krankengut drei Viertel aller rekonstruktiven Gefäßeingriffe aus; auf dem zweiten Platz folgen die *arteriellen Embolien.* Die Aneurysmen, A.V.-Fisteln und Arterienverletzungen treten demgegenüber zahlenmäßig weit zurück. Ich möchte mich bei der Kürze der Zeit auf einige aktuelle Probleme der chirurgischen Korrektur bei arteriellen Verschlußkrankheiten beschränken.

Zunächst zu den *chronischen Verschlüssen im aorto-iliacalen Abschnitt.* Hier sieht sich der Chirurg immer wieder vor die Frage gestellt: Korrektur durch alloplastischen *By-pass* oder *Ausschälplastik*?

Tabelle 1. *Gefäßchirurgische Eingriffe im Jahre 1964*
(Chirurgische Univ.-Klinik Heidelberg)

Total	Arterien-verschluß-krankheiten	Arterienembolie	Aneurysmen	Arterio-venöse Fisteln	Arterien-verletzungen
216	160	30	13	8	3
100%	74%	14%	6%	4%	2%

Die *Thrombendarteriektomie* stellt ohne Frage das biologisch wertvollere Rekonstruktionsprinzip dar. Der Kranke behält hierbei seine Eigenarterie, die Intimaregeneration vollzieht sich schneller und vollständiger als bei der Alloplastik. Wir bevorzugen die *Ausschälplastik* erstens bei allen *unilateralen Beckenarterienverschlüssen*, gleichgültig ob sie kurz- oder langstreckig sind, zweitens bei *kurzstreckigen Verschlüssen im Bereich der Aortengabel* (Abb. 1). Wir desobliterieren grundsätzlich *von Gabel zu Gabel*, und zwar halbgeschlossen durch *intramurales Ringstripping*.

Dieses Vorgehen ist auch im Falle eines kurzstreckigen Verschlusses notwendig, da erfahrungsgemäß die Rezidivverschlüsse bevorzugt von den zurückgelassenen Intimamanschetten ihren Ausgang nehmen. Wie in der Geschwulstchirurgie gibt es auch hier eine *Radikalität des Eingriffes*, sie heißt: langstreckige Ausschälung bis zur nächst höheren und tieferen Gefäßbifurkation.

---

* Vortragender: J. Vollmar-Heidelberg

Isolierte Iliaca-Externaverschlüsse lassen sich in über der Hälfte der Fälle von einer einzigen Arteriotomie in der A. femoralis communis aus *retrograd-geschlossen* ausschälen: der Intimacylinder reißt bei Hochführung des Ringstrippers an der Iliacagabel ab. Dieser Eingriff belastet den Kranken kaum, er ist daher auch bei über 70jährigen als Alternativeingriff zur Amputation ohne weiteres praktikabel. Die Operationszeit beträgt weniger als $^1/_2$ Std.

Die *Gesamtausschälung der iliacalen Strombahn* (Abb. 2) setzt im Gegensatz hierzu zwei *Arteriotomien* voraus, eine an der Aorta und eine

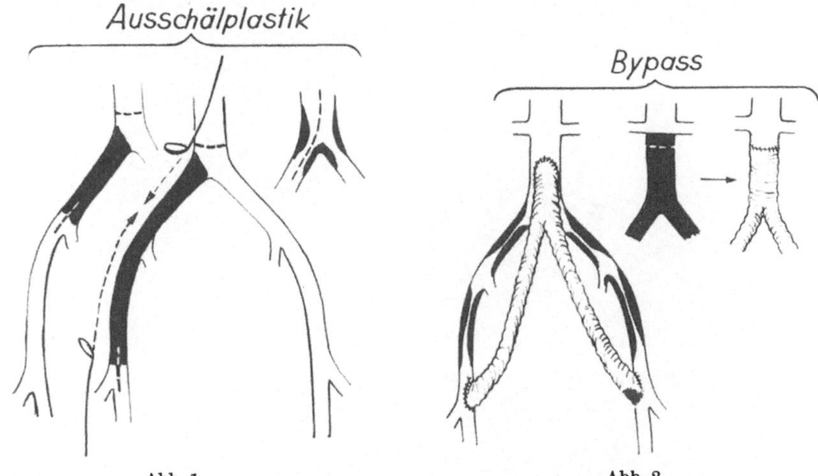

Abb. 1   Abb. 2

Abb. 1. Indikationen für die *Ausschälplastik:* unilaterale, kurze oder langstreckige Verschlüsse der iliacalen Strombahn; segmentäre Verschlußprozesse im Bereich der Aortengabel

Abb. 2. Indikationen für den *alloplastischen By-pass:* bilaterale Stenosen oder Verschlüsse der Beckenarterien; Totalverschluß der terminalen Aorta

zweite an der Femoralisgabel. Eine zusätzliche Arteriotomie der Iliacagabel ist fast nie erforderlich: die Iliaca externa wird retrograd ausgeschält, die Iliaca communis in orthograder Richtung. Beide Ringe treffen sich an der Iliacagabel und isolieren bei Rotation um ihre Längsachse den Intimaschlauch, der hier in die Iliaca interna abgeht. Durch weiteres Einführen des distalen Strippers reißt nun die Intimamanschette aus der Iliaca interna aus. Hier eine Iliacastenose links mit langstreckiger Engstellung der gesamten iliacalen Strombahn. Der stenosierende Intimacylinder ließ sich an einem Stück von einer aortalen und femoralen Gefäßöffnung aus entfernen. Im postoperativen Angiogramm ist die charakteristische Weitstellung der ausgeschälten Beckenarterie deutlich zu erkennen. Kurzstreckige Bifurkationsstenosen wie hier (Abb. 3a u. b) eignen sich ebenfalls für eine Ausschälplastik. Diese wurde hier bis zur rechten Iliacagabel ausgedehnt, und zwar ohne zusätzliche Arteriotomie.

Der *alloplastische By-pass* hat für die Korrektur aorto-iliacaler Verschlüsse durch den Vormarsch der Ausschälplastik an Aktualität verloren. Sein wesentlicher Vorzug ist ein operationstechnischer: kurze

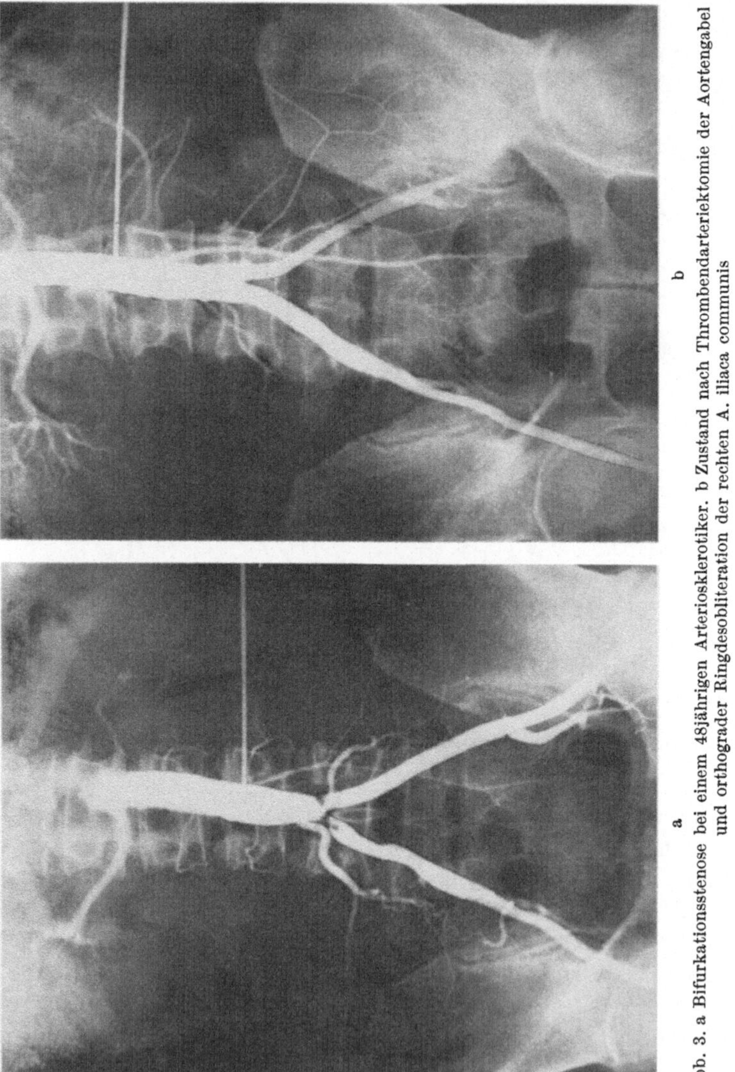

Abb. 3. a Bifurkationsstenose bei einem 48jährigen Arteriosklerotiker. b Zustand nach Thrombendarteriektomie der Aortengabel und orthograder Ringdesobliteration der rechten A. iliaca communis

Operationszeit, relativ leichte technische Ausführbarkeit. Zu bedenken bleibt, daß der Operationsstress bei allen arteriellen Verschlußkranken in Abhängigkeit von der Dauer des Eingriffes steht. Kurze Operationszeit schützt hier in entscheidender Weise vor intra- und postoperativen

Komplikationen. Hieraus ergibt sich die *Indikation* für den By-pass: erstens langstreckige bilaterale Beckenarterienverschlüsse, zweitens Totalverschluß der Aortengabel. In diesen Fällen würde die Ausschälplastik einen zu lang dauernden und belastenden Eingriff darstellen. Der Grundsatz der Radikalität gilt auch für das By-pass-Prinzip: Der gesamte aortoiliacale Abschnitt sollte bis zur Leistenbeuge vollständig umgangen werden, d. h. Einpflanzung der distalen Prothesenschenkel in beide Femorales communes. Der kurze Bifurkations-By-pass wie hier bis zur Iliacagabel schließt immer die Ferngefahr einer späteren Stenose in der iliacalen Ausflußbahn ein. Besitzt die Aorta ein gehöriges Restlumen, so bevorzugen wir einen zentralen End-zu-Seit-Anschluß. Hier eine bilaterale Beckenarterienstenose, die durch eine Bifurkationsprothese bis zur Femoralisgabel auf beiden Seiten umgangen wurde. Ist die terminale Aorta vollständig verschlossen, so erfolgt der Anschluß der Prothese End-zu-End. Hier ein hoher Aortenverschluß, der bis an die Abgangsstelle der Nierenarterien heranreicht. Die postoperative Kontrolle zeigt einen zusätzlichen Femoralissuperficialis-Verschluß, der in zweiter Sitzung 2 Wochen später korrigiert wurde.

Eine kurze Bemerkung zu den *Kombinationsverschlüssen*. Gleichzeitige Stenosen der Visceralarterien, wie hier der linken Nierenarterie (Abb. 4), sollten unbedingt in der selben Sitzung mitkorrigiert werden.

Liegen gleichzeitige Verschlüsse der *femoropoplitealen Ausflußbahn* vor, so schälen wir diese in der gleichen Sitzung oder 8 bis 14 Tage später aus. Der alleinige Profundaanschluß erweist sich bei Kombinationsverschlüssen, die die A. poplitea

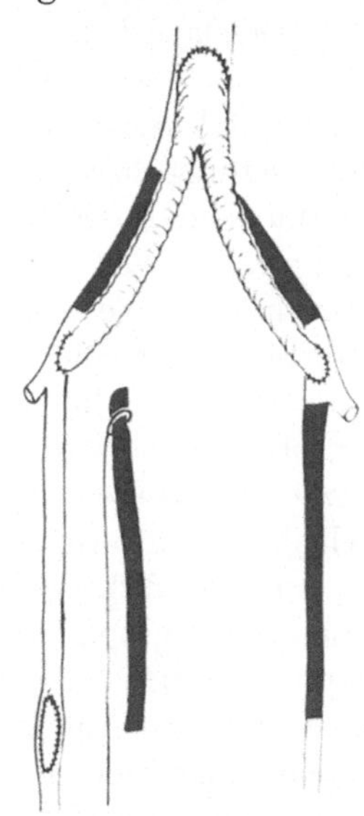

Abb. 4. Operatives Vorgehen bei kombinierten Verschlüssen im Becken- und Oberschenkelabschnitt (sog. „Viererverschluß"). Umgehung des Beckenabschnittes durch eine aortofemorale Bifurkationsprothese. In gleicher oder späterer Sitzung (Zeitintervall 4 bis 14 Tage) retrograde, halbgeschlossene Ausschälung der Oberschenkelarterie von der Poplitea aus (ohne nochmalige Eröffnung der Leistenbeuge). Hierfür ist es notwendig, bei der ersten Sitzung den Intimacylinder der Femoralis superficialis zirkulär zu isolieren

einbeziehen, meist als unbefriedigend. Bei Kranken in schlechtem Allgemeinzustand operieren wir nach Möglichkeit *zweizeitig:* Erste Sitzung aortofemoraler Bifurkations-By-pass mit Isolierung des Intimacylinders am Superficialisabgang; zweite Sitzung: retrograde Ausschälung der femoropoplitealen Strombahn. Eine nochmalige Eröffnung des Leistenschnittes ist bei diesem Vorgehen nicht erforderlich. Vor langen By-pass-Prothesen bis herab zur Poplitea ist dringend zu warnen; sie obliterieren fast regelmäßig innerhalb der ersten 3 Jahre.

Die *Behandlungsergebnisse* (Tab. 2) liegen für Ausschälung und By-pass bei Verschlüssen des aortoiliacalen Abschnittes gleich günstig: Von unseren 240 operierten Patienten zeigten 95% offene Gefäße bzw. Transplantate. Die Operationssterblichkeit betrug 7,5%.

Das eigentliche „heiße Eisen" der arteriellen Wiederherstellungschirurgie stellen die *Verschlüsse im femoropoplitealen Abschnitt* dar. Wir selbst sind seit 3 Jahren zur autoplastischen Rekonstruktion, d. h. zur Ausschälung bzw. zur Venentransplantation zurückgekehrt. Die halbgeschlossene Ausschälplastik sehen wir heute als die *Methode der Wahl* an, und zwar sowohl für kurzstreckig segmentäre als auch für langstreckige Verschlüsse. Die drei wichtigsten Regeln sind hierbei: auch bei kurzstreckigen Verschlüssen radikale Entfernung des gesamten Intimacylinders rückläufig bis zum Profundaabgang; zweitens Vermeidung jeder langstreckigen Isolierung oder Eröffnung der Arterie; drittens keine oder nur kurze Streifentransplantate von höchstens 6 cm Länge. In der Kniegelenksbeuge autoplastischer Venen-Patch, sonst feingestricktes Dacron.

Auch so diskrete Stenosen wie hier in der Oberschenkelarterie mit einer arteriographisch weitgehend normal erscheinenden Ein- und Ausflußbahn dürfen den Chirurgen nicht in Versuchung führen, sich mit einer örtlichen Ausschälung zufrieden zu geben. In Wirklichkeit lag bei diesem 57jährigen Herrn eine schwere Atheromatose seiner Oberschenkelarterie vor, die eine vollständige Ausschälung bis zur Femoralisgabel notwendig machte.

Die *Vorteile* der halbgeschlossenen Ringdesobliteration sehen wir in folgenden Gegebenheiten:

1. Der zurückbleibende Gefäßcylinder bleibt praktisch in ganzer Länge im Gewebsverband, d. h. er wird seines Gefäßanschlusses nicht beraubt. Hierdurch ist eine schnelle und vollständige Intimaregeneration gewährleistet, die meist nach 6 bis 12 Monaten abgeschlossen ist.

2. Die ausgeschälte Strombahn bleibt infolge des Elastica-interna-Verlusts weitgestellt.

3. Rezidivverschlüsse nach Ausschälplastik stellen sich langsam ein. Es bleibt Zeit für die Ausbildung eines Kollateralkreislaufes. Dementsprechend ist die Amputationsrate hierbei außerordentlich gering im Gegensatz zu den meist plötzlich und brutal einsetzenden Verschlüssen von By-pass-Prothesen.

4. Die Ausschälplastik nimmt im Falle des Mißerfolges einer späteren Transplantatrekonstruktion nichts vorweg.

Die 1- bis 2-Jahresergebnisse der Ausschälplastik übertreffen eklatant jene des alloplastischen By-pass (vgl. Tab. 2). 94% dieser ausgeschälten Arterien haben bei einer durchschnittlichen Beobachtungszeit von 2 Jahren ihre Durchgängigkeit behalten. Beim langen Kunststoff-By-pass,

Tabelle 2. *Gefäßrekonstruktionen (Heidelberg – Berlin)*
Stand am 31. Dezember 1964

	Lokalisation		Zahl der Op.	† ×)	auswertbare Plastiken	davon funktionstüchtig
Aneurysma (+ a.v.-Fisteln)	Aorta	thorac.	5	1 ×	4	4
		abd.	25	1 ×	24	24
	peripher		14	–	14	13
Verletzungen	A. femoralis, axillaris, cubitalis		12	–	12	12
Coarctatio aortae	(mit Transplantat)	Isthmus	20	–	20	20
		abdominal	1	–	1	1
aortopulm. By-pass (M. Fallot)	Aorta descendens → li. A. pulmonalis		11	–	11	11
arterielle Verschlußkrankheiten	supraaortale Äste + Carotis interna	A	19	1	18	17
		B	10	–	10	10
		R	1	–	1	–
	Visceralart. (A. renalis, mesenterica sup. coeliaca)	A	5	–	5	4
		B	17	2 (1 ××)	14	11
		R + + +	1	–	1	1
	Aorta abd. + Aa. iliacae	A	20	1	19	19 ⎫ (95%)
		B	220	17 (6)	197	186 ⎭
		R	–	–	–	–
	A. femoralis + A. poplitea	A	157	2 (1)	154	145 (94%)
		B kz	91	2 (4)	85	61 (71%)
		B lg	47	2 (4)	41	12 (30%)
		R	6	–	6	4
Summe			682	29 (16)	637	555

A = Ausschälop. (Thrombendart.) + Patch; B = By-pass (kz = kurz, lg = lang) mit Dacronprothese; R = Resektion, autoplastisches Überbrückungstransplantat; () = Spättodesfälle (nach Klinikentlassung); + = rupturiert; + + Tod durch Verkehrsunfall; + + + Reinsertion der A. mesent. sup.

d. h. bis unterhalb des Kniegelenkes sind es dagegen nur 30%. Besonders eindrucksvoll ist die Gegenüberstellung von je 30 Beinen, die eine Hälfte mit Ausschälplastik, die andere mit By-pass korrigiert (Tab. 3).

Nach 12 Monaten sind beim alloplastischen By-pass nur noch 56% funktionstüchtige Transplantate vorhanden, bei der Ausschälplastik 90%. Bei der ersten Gruppe mußten sieben Beine amputiert werden, nach Ausschälplastik gab es keine Amputation.

Tabelle 3. *Femoropopliteale Arterienverschlüsse*

	offen bei Entlassung	offen nach 6 Monaten	offen nach 12 Monaten	amputiert nach Verschluß
Alloplastischer By-pass (30 Beine)	30	22	17 (56,6%)	7 (23,3%)
Ausschälplastik (30 Beine)	30	29	27 (90%)	0

Die Rekonstruktionsprinzipien der Gefäßchirurgie unterlagen in den letzten Jahren einem einschneidenden Wandel: Die Entwicklung geht weg vom Kunststoff, zurück zur autoplastischen Rekonstruktion. Die Erhaltung der flexiblen Eigenarterie bei den Ausschäloperationen, die Erweiterung englumiger Arterienabschnitte durch Streifentransplantate und schließlich das „come-back" des autoplastischen Venentransplantates sind als die kennzeichnenden Elemente der neuen Entwicklungsrichtung anzusehen.

161. Rekonstruktive Eingriffe am arteriellen Gefäßsystem

Von

W. Irmer und E. Hoffmann-Düsseldorf *

Mit 5 Abbildungen

Die *Tabelle* vermittelt Ihnen die Aufschlüsselung der 671 Operationen an den Arterien. Wenn zu den verschiedenen Krankheitsbildern Stellung genommen wird, so geschieht das mit einer großen Skepsis gegenüber dem alloplastischen Gefäßersatz. Der Zusammenstellung ist zu entnehmen, daß Kunststoffe nur dann verwandt wurden, wenn es unumgänglich notwendig schien.

Bei 42 thorakalen Aortenaneurysmen verschiedener Genese konnten die alten Verfahren wie Endaneurysmorrhaphie, tangentiale Abtragung mit Vernähung der Aorta und bei kleineren Aneurysmen sogar Resektionen und End-zu-End-Vereinigungen zehnmal angewandt werden. Auch bei elf traumatischen Aneurysmen, die sich an der isthmischen

---

* Vortragender: W. Irmer-Düsseldorf

Aorta befanden, ließen sich zwei Endaneurysmorrhaphien durchführen. Verluste sind bei den traumatischen Aneurysmen nicht vorgekommen. Mit den recht weiten Kunststoffröhren, die eingesetzt werden mußten, sind bis zu einer Beobachtungszeit von 8 Jahren keine Komplikationen eingetreten.

Von den drei aneurysmatischen Aussackungen des Arcus, bei denen ein voller oder partieller Bogenersatz vorgenommen wurde, überlebte nur einer die 2-Jahresgrenze.

Postoperative Aneurysmen, sieben nach Resektion von Isthmusstenosen, eine bei einer tiefen Aortenstenose und drei bei ligierten Gängen des Ductus Botalli ließen sich viermal ohne Kunststoffimplantat beheben. Insgesamt ereigneten sich hierbei drei Todesfälle.

Interessant sind die Erfahrungen, die bei neun Restenosierungen der Aorta und elf postoperativen Aneurysmen nach resezierten Isthmusstenosen gewonnen wurden. Bei diesen 20 Zweitoperationen gingen sechs ungünstig aus.

In der Anfangszeit sind vereinzelt unter Spannung stehende Anastomosen der Aorta mit Ivalon umwickelt worden. Zweimal haben wir deswegen nachresezieren müssen. Abb. 1 zeigt

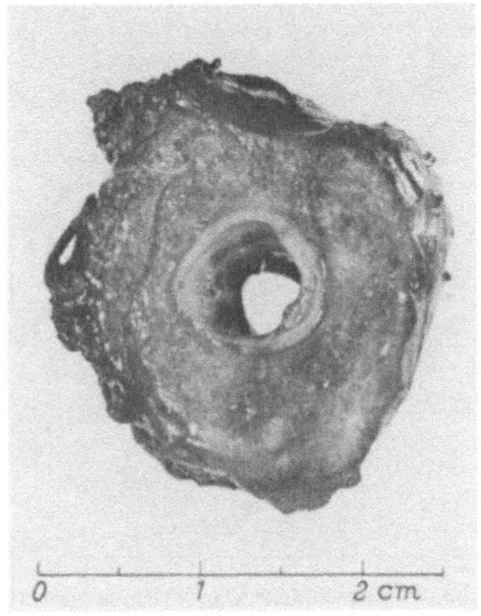

Abb. 1. Restenose 14 Monate nach Operation einer Aortenisthmusstenose. Zustand nach Sicherung einer End-zu-End Anastomose durch Ivalonumhüllung

eine derartige Stenose. Das Ivalon war völlig mit narbigem Bindegewebe verfilzt und von vielen Fremdkörperriesenzellen durchsetzt, so daß die narbige Gewebsschrumpfung allmählich zu einer Stenose geführt hatte. Wir raten von diesen Umwicklungen ab. Abgesehen von der Narbenschrumpfung haben wir auch bezüglich der Ernährungsstörung der Gefäßwand experimentell fundierte Bedenken publiziert. Auf Arterienanastomosen, die unter Spannung stehen und gefährdet erscheinen, nähen wir mehrere, getrennt voneinander plazierte Kunststoffflicken. Dieselben heilen histologisch gut narbig ein.

Insgesamt hatten wir neun Kunststoffröhren wegen Thrombosierung oder Aneurysmen aus der Aorta zu entfernen. Nur ein Implantat war enger als der kritische Durchmesser von 1,3 cm, und nur einmal lag eine Infektion mit Proteus vor. Die Schlußfolgerung aus diesen Beobachtungen ist schnell resümiert: Endotheliale Überzüge der Innenseite oder Adventitia haben wir nie gesehen. An den Anastomosen lagen, wie es Abb. 2 veranschaulicht, wulstförmige Vernarbungen vor, die sich von

5*

Fremdkörperriesenzellen und Rundzelleninfiltraten durchsetzt 1 bis 2 cm weit ins Lumen der Prothese erstreckten. Die 4 bis 5 mm dicken äußeren Bindegewebsmäntel waren nicht in die Poren der Transplantate eingewuchert. Die *Innenschicht* bestand aus Fibrininseln, thrombotischen Auflagerungen, Kalkablagerungen und günstigenfalls aus einer wechselnd dichten Schicht von kernarmen, weitgehend hyalinisiertem und schwieligem Bindegewebe, wie das die Abb. 3 erkennen läßt. In den

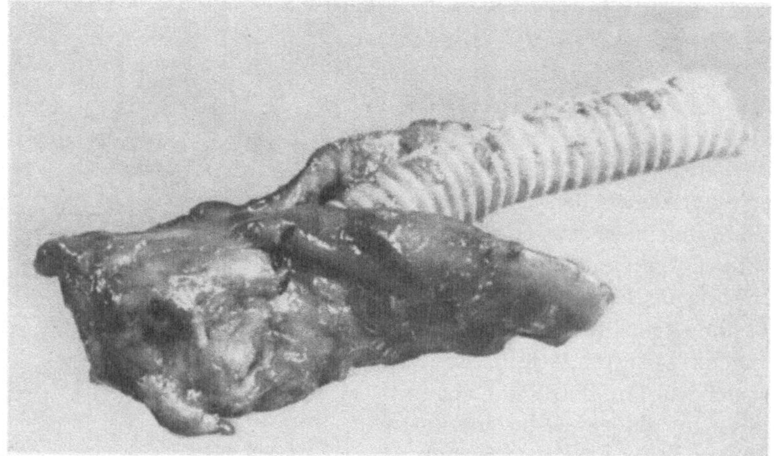

Abb. 2. Wulstförmige Verschwielung einer Teflonprothese an der Anastomose. Leichte Ablösbarkeit des Schwielenmantels im übrigen Anteil des Implantates

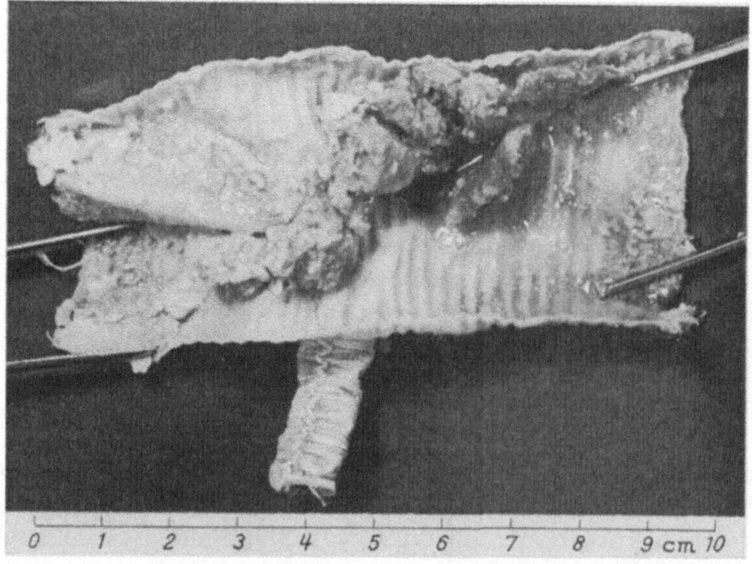

Abb. 3. Innere Bedeckung einer Teflonprothese, die 2 Jahre als Aortenbogenersatz gedient hatte. Murale Thrombenbildung und Fibrinablagerungen

Maschen selbst fanden sich stellenweise Thrombocyten, amorphes und fädiges Fibrin, spärlich organische Fibrillen, stellenweise Makrophagen und vereinzelt Fremdkörperriesenzellen. Alle Prothesen waren über 4 cm lang. Mit WESOLOWSKI nehmen wir an, daß nur kurze Prothesen bis zu 4 cm Länge die Chance besitzen, bindegewebig einzuheilen, indem sich in ihnen das von der Nahtreihe aus vorwuchernde Bindegewebe in der Mitte trifft.

Selbstverständlich haben sich diese Erfahrungen bezüglich der Verwendung von Kunststoffimplantaten bei der Operation von langen, hypoplastischen und aneurysmatischen Isthmusstenosen im Sinne strengster Indikationsstellung ausgewirkt. Im Hinblick auf die absolute Notwendigkeit der Implantation von Kunststoff bleibt dem subjektiven Ermessen des Operateurs ein weiter Spielraum, der sich zwischen 4,4 bis 35% bewegt.

Anfangs, als keine fabrikfertigen Kunststoffröhren existierten, wurden auch keine eingesetzt und nur selten homoioplastische Aortenstücke eingepflanzt. Allzu fortschrittsgläubig sind dann unter mangelnder Berücksichtigung der biologischen Probleme auf Grund der Tatsache, daß die mechanisch-technischen Fragen keine Rolle mehr spielten, von 1960 bis 1962 bei 147 Operationen 33,3% Teflon- und Dacronstücke eingepflanzt worden. Nach den Rückschlägen sind hiernach bei weiteren 141 Operationen auf Grund größerer Zurückhaltung ohne Änderung der Letalität nur 5% Kunststoffröhren verwandt worden. Heute bevorzugen wir die autoplastische Interposition von Subclaviastücken oder Clagett-Anastomosen.

Wenn wir die 25 peripheren Aneurysmen an A. carotis und A. vertebralis, an den Beckenarterien und den Arm- und Beinarterien, und 44 arterio-venöse Fisteln verschiedener Lokalisation sowie 20 traumatische Arteriendurchtrennungen betrachten, so wurde nur viermal ein alloplastisches und einmal ein autoplastisches Venentransplantat verwandt. An Todesfällen sind nur zwei Hirnembolien zu verzeichnen.

Insgesamt 54mal gelang bei diesen 89 Operationen die Wiederherstellung der Zirkulation durch Resektion und direkte Naht, durch Endaneurysmorrhaphien, teils durch transvenöse Vernähung arterieller Fistelöffnungen und durch Fisteldurchtrennung mit Naht der Öffnungen. Bei peripherer Lokalisation und guter Kollateralzirkulation wurden 29 Resektionen und Ligierungen sowie mehrere obliterative Endaneurysmorrhaphien ohne funktionellen Schaden vorgenommen.

Erstaunt sind wir über zwei poststenotische Aneurysmen der Nierenarterien mit Drosselungshochdruck, die nach ihrer Resektion und Einpflanzung von aortorenalen Dacronprothesen von 1 cm Durchmesser nach 2 und 3 Jahren noch einen normalen Blutdruck aufweisen.

Unsere Erfahrungen anläßlich der Zweitoperationen an der weitlumigen thorakalen Aorta wirkten sich bezüglich der arteriosklerotischen

Verschlußerkrankung dahingehend aus, daß wir trotz optimistischer Mitteilungen gegenüber den Kunststoffprothesen äußerste Zurückhaltung geübt haben und die Thrombendarteriektomien von mehreren kleinen

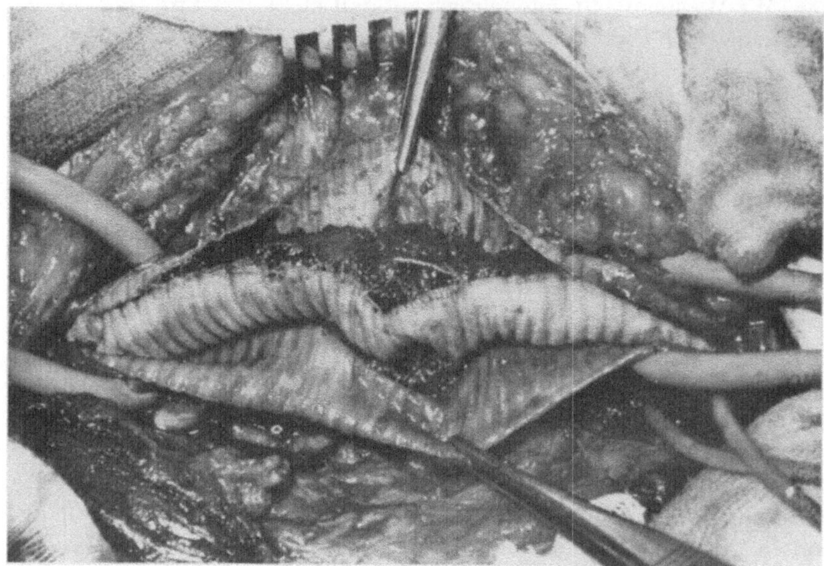

Abb. 4. Aortofemorale Dacronprothese mit sekundärer Thrombose nach 3 Jahren. Leicht abziehbare äußere Bindegewebskapsel

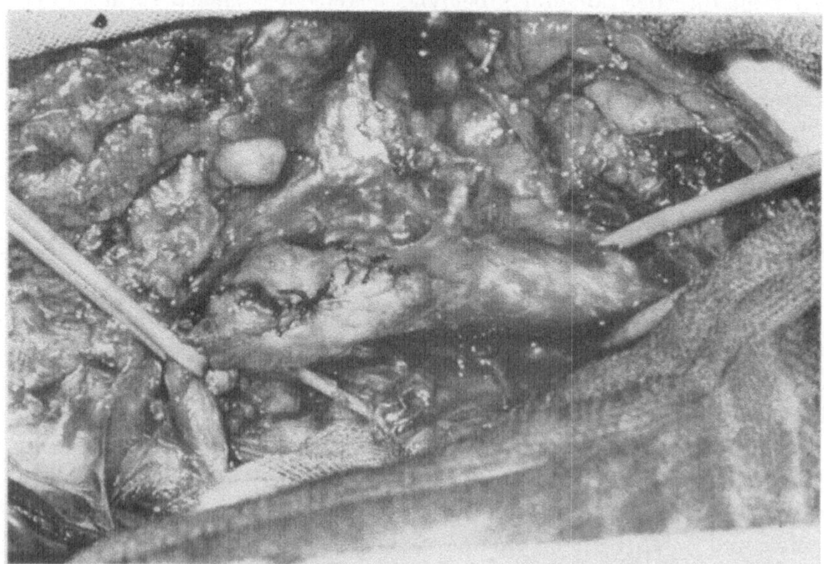

Abb. 5. Wiederherstellung der Strombahn nach aortofemoraler Überbrückung mittels einer Dacronprothese durch Thrombendarteriektomie

Einschnitten aus mit Hilfe von Dissektoren, speziellen Faßzangen und Ringschiebern bevorzugten. Im Becken- und unteren Aortenbereich, also oberhalb des Leistenbandes nähen wir Kunststoffdeckel in die Incisionen und unterhalb des Leistenbandes werden autoplastische Venenflicken eingenäht.

Bei sechs Verschlüssen an A. carotis und subclavia, 36 Verschlüssen im aortoiliacalen und 29 Obstruktionen im femoropoplitealen Bereich sind bei 71 Operationen 26 Kunststoffröhren eingepflanzt worden. Von 5 femoropoplitealen Prothesen, die vor Jahren eingesetzt worden sind, ist keine mehr offen.

Abb. 4 zeigt eine thrombosierte und nicht eingeheilte aorto-femoropopliteale Überbrückungsprothese nach 3 Jahren. Durch Exstirpation der linksseitig verstopften Röhre vom Oberschenkelschnitt aus, Thrombendarteriektomie des alten Gefäßes und Aufnähen eines Venendeckels auf die frühere End-zu-Seit-Anastomose und Profundagabel, wie es auf der Abb. 5 dargestellt ist, ließ sich eine so gute periphere Zirkulation erreichen, daß die beginnende Gangrän heilte und die Gehfähigkeit restituiert wurde.

Die Mortalität bei 19 Bifurkationsprothesen betrug 42,1% und bei 17 aortoiliacalen Thrombendarteriektomien 23,5% in einer Beobachtungs-

Tabelle. *671 Operationen an den Arterien*

Art der Erkrankung	Zahl	Restauration ohne Transpl.	Exstirpation u. Ligatur	Transplantate	Mortalität in %	
					Hospital	spät
Thorakale Aortenaneurysmen	42	10	—	32	21,4	31,0
Isthmusstenosen (mit assoziierten Fehlern)	453	373	—	80	5,0	10,8
Tiefe Aortenstenosen	5	—	—	5	40,0	—
Restenosen des Isthmus	9	4	—	5	11,1	11,1
Periphere Aneurysmen	25	9	13	3	8,0	—
Arterio-venöse Fisteln	44	29	14	1	—	—
Arterienverletzungen	20	16	2	2	—	—
Stenosen der A. renalis mit Aneurysma	2	—	—	2	—	—
Arterielle arteriosklerotische Verschlußerkrankungen	71	45	—	26	12,6	16,9
(A. subclavia-A. carotis)	(6)	(4)	—	(2)	—	—
(Aorto-iliacal.)	(36)	(17)	—	(19)	25,0	33,0
(Femoro-popliteal)	(29)	(24)	—	(5)	—	—
Insgesamt	671	486	29	158	—	—

zeit bis zu 5 Jahren. Die primäre Sterblichkeit von 25% bei den fortgeschrittenen und ausgedehnten Verstopfungen im aortoiliacalen Gebiet und von 12,6%, bezogen auf die Gesamtzahl, ist bei einem Durchschnittsalter von 55 Jahren zweifellos hoch, muß aber in Vergleich gesetzt werden zu 28% tödlichen Ausgängen bei 310 Amputationen in einem Durchschnittsalter von 60 Jahren.

Abschließend sei bemerkt, daß das Risiko bei günstigen Verschlüssen, die frühzeitiger arteriographisch entdeckt werden, wesentlich günstiger ist.

162. Erfahrungen mit der Endarteriektomie

Von

F. Piza-Wien/Österreich (a. G.)

Mit 3 Abbildungen

Die technischen Probleme der Endarteriektomie sind zahlreiche und deren weitere Entwicklung teilweise noch im Fluß.

Es sollen in dieser Mitteilung einige dieser Probleme aus dem Krankengut der I. Chirurgischen Klinik in Wien zur Sprache kommen (Tab. 1), welches sich bis Ende März 1965 auf 155 Endarteriektomien der verschiedensten Lokalisation stützt.

Folgende drei Gesichtspunkte werden gesondert behandelt:

1. Die Ausdehnung der Endarteriektomie in kraniocaudaler Richtung, unabhängig von der Ausdehnung des Verschlusses.

Tabelle 1

Zahl der Endarteriektomien in 2 Jahren mit Frühergebnissen und Mortalität

| Lokalisation | Methode | | Zahl | Frühergebnisse (2 Jahre) | |
	offen	halboffen			
Aorto-iliaca	24	13	37	Normal bzw. gebessert	75 %
				Gleichgeblieben	18 %
Femoralis	32	77	109	Verschlechtert	5,1%
				Nicht untersucht	1,9%
Poplitea	6	1	7	Frühamputation (6)	3,9%
				Infektionen	
Andere				(mit Blutung oder Thrombose)	3
Lokalisation	2		2	Unkorrigierbare Thrombosen	
				(Widerstand)	3
				Mortalität	3,2%
				57a ♂ Lumbale Erweichung	
				59a ♂ Enterocolitis mit Peritonitis	
				61a ♂ Sekundenherztod (periph. Embol.)	
				62a ♀ Pulmonalstammembolie	
Insgesamt	64	91	155	63a ♂ Coma hepaticum	

2. Die technischen Möglichkeiten der Endarteriektomie in querer Richtung gegen die äußeren Gefäßwandschichten zu.

3. Die Auswirkung des Stadiums der Verschlußkrankheit auf die jeweils anzuwendende Technik.

Zum ersten Punkt sind einige Vorbemerkungen notwendig. Untersucht man nämlich die verschiedenen Gefäßwandschichten auf ihren Gehalt an fibrinolytischem Potential (Plasminogenaktivatorbestimmung auf nicht erhitzten Fibrinplatten), so kann man feststellen, daß die Intima der gesunden lebenden Arterie zum Unterschied von Leichengefäßen (ASTRUP, TODD u. a.) eine deutliche Aktivität zeigt. Die Intima im Bereich des Verschlusses zeigt keine Aktivität (BENZER, BLÜMEL, PIZA). Sehr häufig ist nun festzustellen, daß die Intima in der Umgebung eines Verschlusses bereits keinen Aktivator enthält, obwohl in diesem Gefäßabschnitt die Zirkulation noch normal nachweisbar ist.

Wir kommen infolgedessen vom Begriff des lokalisierten Verschlusses zum Begriff der Verschlußkrankheit in einem anatomischen Segment, welcher unabhängig von der Ausdehnung der Obliteration definiert wird. Da wir auf Grund klinischer und experimenteller Untersuchungen annehmen, daß ein Zusammenhang besteht zwischen biologischer Aktivität der Gefäßwand und der Verschlußkrankheit, kommen wir zu der Folgerung, die Endarteriektomie in kraniocaudaler Richtung auszudehnen. Diese Konsequenz haben andere aus technischen Gründen (infolge der Verwendung von Dissektoren oder Strippern) oder aus der Erfahrung der schlechten Resultate der kurzen Endarteriektomie gezogen (DARLING und LINTON, FONTAINE, VOLLMAR usw.) (Abb. 1).

Wir kommen zum zweiten Punkt, nämlich den technischen Möglichkeiten der Endarteriektomie in querer Richtung.

Prinzipiell zu berücksichtigen sind zwei Formen der Ausschäloperation, nämlich die adventitianahe (Abb. 2, s. I) und die intimanahe

Tabelle 2. *Gegenüberstellung der Vor- und Nachteile der intimanahen und der adventitianahen Endarteriektomien* (Näheres s. Text)

Intimanahe Ausschälung Vorteile	Adventitianahe Ausschälung Vorteile
1. Technisch einfacher (Cylinder leicht präparierbar)	1. Weiteres Gefäßkaliber (radikaler in querer Richtung)
2. Schneller durchführbar (meist genügt eine Incision)	2. Radikaler in kraniocaudaler Richtung (Incision nach Wahl)
3. Reduzierung der Komplikationen (Besonders der Infektion, da kleinere Wundfläche)	3. Adventitiainnenschicht ideal glatt
4. Geringere Perforationsgefahr	4. Adventitiainnenschicht mit deutlichem Plasminogenaktivatorgehalt

(Abb. 2, s. II). Die *adventitianahe Endarteriektomie* läßt eine glatte Innenschicht mit reichlich Plasminogenaktivator zurück. Sie ist von mindestens zwei Incisionen aus durchzuführen und schafft ein größeres Gefäßkaliber. Bei Schwierigkeiten der Schichtentrennung sind mehrere Incisionen notwendig. Dadurch wird der Eingriff technisch komplizierter und langwieriger. Dennoch bevorzugen wir diese Methode, weil sie in querer und sagittaler Richtung radikaler ist.

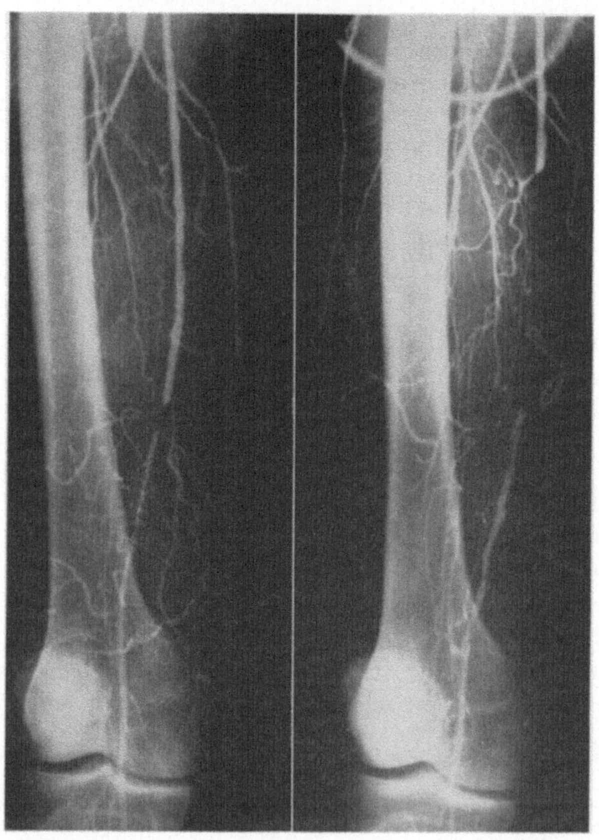

Abb. 1. Prä- und postoperatives Angiogramm (6 Monate) eines kurzen Femoralisverschlusses, der mittels kurzer offener Endarteriektomie behandelt wurde. Das „klinische Rezidiv" zeigt proximal von der durchgängig gebliebenen Stelle im Segment der A. femoralis einen zweiten Verschluß, welcher dann mittels halboffener, langer Strippung beseitigt werden mußte

Bei der *intimanahen Ausschälung* wird die äußere Schicht der Media zurückgelassen (Abb. 2, s. II), und es genügt oft eine distal vom Verschluß angelegte Incision in der Arterie, um den inneren Cylinder darzustellen, nach proximal zu mobilisieren, an der Grenze zwischen gesunder und kranker Intima abzureißen und denselben schließlich nach distal herauszuziehen. Dadurch ist der Eingriff technisch einfacher und schneller durchzuführen, was in bestimmten Fällen oft erwünscht ist. Das Vorhandensein einer äußeren Mediaschichte verringert die Perforationsgefahr.

In klinisch fortgeschrittenen Fällen erscheint es uns wichtig, über die anatomischen Segmentgrenzen hinaus benachbarte Arterienabschnitte in die Operation mit einzubeziehen, auch wenn angiographisch scheinbar normale Gefäßabschnitte zur Darstellung kommen. Hier entscheidet das Vorliegen einer bereits schweren Wanddegeneration der noch durchgängigen Arterien während der Operation.

Das technische Vorgehen in der genannten Weise wird aber nicht allein willkürlich bestimmbar sein, sondern vom Stadium der Erkrankung bzw. dem Alter der Thrombose und deren bindegewebiger Umwandlung abhängig sein.

Damit kommen wir zum letzten Punkt (Abb. 3).

a) Die frische *akute Thrombose* (z.B. in der Nachbarschaft von Embolien) hat keine Bindung zu den inneren Gefäßwandschichten. Die unter dem frischen Thrombus liegende Intima ist noch aktivatorhältig, was bei älteren Thrombosen nicht mehr der Fall ist. Die Entfernung des Thrombus läßt normale Wandverhältnisse zurück.

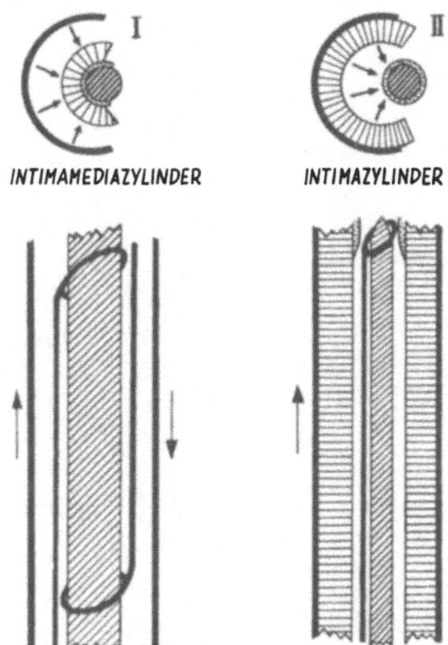

Abb. 2. Zwei Möglichkeiten der Endarteriektomie, schematisch dargestellt. Adventitianahe und intimanahe Endarteriektomie mit Ringstrippern. Näheres siehe Text

b) Die *subakute Thrombose*, welche sehr häufig in der Nachbarschaft chronischer Verschlüsse anzutreffen ist, wenn klinisch plötzlich eintretende Beschwerden angegeben werden, zeigt bereits eine Bindung des Thrombus an die Intima. Diese läßt sich bei der mechanischen Thrombektomie leicht mit abziehen, wenn auf diesen Umstand geachtet wird. Die Abtrennung der Intima an der Grenze der Thrombose zum gesunden Anteil gelingt leicht. Zurück bleiben die Media und die Adventitia.

c) Der *chronische Verschluß Typ I* läßt einen bindegewebig organisierten Thrombus erkennen, die Intima ist in das Bindegewebe einbezogen und die trennende Schichte in der Media gelegen. Anteile der Media bleiben festhaftend an der Adventitia zurück. Die Innenfläche der Media zeigt mäßige Aktivität, und es ist relativ leicht, eine intimanahe Endarteriektomie blind von einer distalen Arterienincisionsstelle aus nach proximal durchzuführen.

d) Beim *chronischen Verschluß Typ II* ist die gesamte Media in den bindegewebig umgewandelten Intima-Mediacylinder einbezogen. Hier gelingt die adventitianahe Ausschälung unter Zurücklassung einer sehr glatten Adventitiainnenschicht mit deutlicher Aktivität. Diese Form der Endarteriektomie ist bestenfalls von zwei Incisionsstellen aus möglich, dann aber in beiden Richtungen ausführbar.

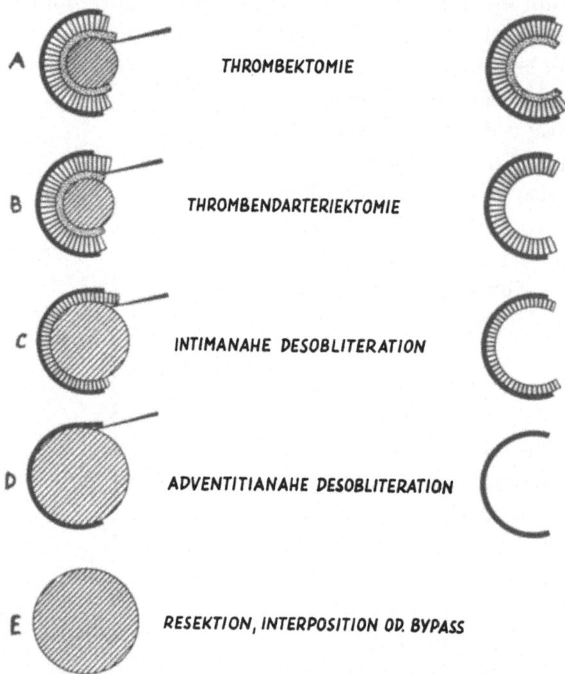

Abb. 3. Schematische Darstellung verschiedener Stadien des akuten und chronischen Arterienverschlusses. Über die entsprechenden Behandlungsmöglichkeiten siehe Text

e) Der *chronische Verschluß Typ III* ist durch ein komplett bindegewebig umgewandeltes homogenes Arterienrohr charakterisiert. Eine Schicht für die Ausschälung gibt es nicht, und es müssen andere Verfahren der Rekonstruktion zur Anwendung kommen. Wir bevorzugen in diesen Fällen im Femoralisbereich die für den Patch entnommene Vena saphena zur Interposition.

Auf Grund der biologischen Untersuchung der Gefäßwände und auf Grund der postoperativen Angiogramme von falschen Rezidiven der Verschlußkrankheit sind wir dazu übergegangen, die „Desobliteration" zumindest auf das von der Erkrankung befallene Segment auszudehnen und bei beginnenden Intimaveränderungen in benachbarten Segmenten auch bei unauffälligem Angiogramm dieselben in die Endarteriektomie einzubeziehen.

Neben diesem erweiterten Vorgehen in kraniocaudaler Richtung bemühen wir uns, möglichst ausgedehnte Abschnitte der inneren Arterienwandschichten auch in querer Richtung gegen die Adventitia zu zu entfernen. Denn dann finden wir erst eine mikroskopisch befriedigende wie biologisch ideal wirksame neue Gefäßwandinnenschichte vor, welche ein weites Gefäßkaliber mit einer biologisch aktiven Grenzfläche für die an dieser Fläche vor sich gehenden Gerinnungsvorgänge (parietale Fibrinbildung) schafft.

Damit erscheint die Endarteriektomie nicht nur als eine der vielen möglichen Rekonstruktionen, sondern sie gewinnt eine zentrale Stellung in der rekonstruktiven Chirurgie, da sie methodisch radikaler und damit auch prophylaktisch wirksam ist und weil sie außerdem die lebende Struktur der Gefäßwand weitgehend in ihr Vorgehen einbezieht.

Diese Gesichtspunkte sind geeignet, der mehrere Male in der Geschichte der Strombahnwiederherstellung der Ablehnung verfallenen Methode neuen Auftrieb zu verleihen.

Literatur

ASTRUP, T.: Circulat. Res. **7**, 969 (1959).
BENZER, H., G. BLÜMEL und F. PIZA: Wien. klin. Wschr. **38**, 649 (1964).
DARLING, R., and R. LINTON: Surgery **55**, 184 (1963).
FONTAINE, R.: Van-Swieten-Kongreß, Wien 1964.
PIZA, F.: Klin. Med. **11**, 497 (1964).
TODD, A.: Brit. med. Bull. **20**, 210 (1964).
VOLLMAR, J., R. KRATZERT und H. MEISSNER: Langenbecks Arch. klin. Chir. **302**, 588 (1963).

163. Angiographische Nachkontrollen nach ausgedehnter offener Endarteriektomie

Von

G. Segmüller-Chur/Schweiz (a. G.)

Mit 4 Abbildungen

Der wiederherstellenden Gefäßchirurgie im allgemeinen und der Endarteriektomie im besonderen haften auch heute noch unverkennbare Mängel an. Ich darf in diesem Zusammenhang auf die jüngste Arbeit von LEVEEN (1965) hinweisen, der seine Endarteriektomiefälle einer kritischen Analyse unterzogen hat. Es erstaunt somit wenig, wenn sich auf Grund neuer Erkenntnisse die Technik der Desobliteration ständig wandelt. Die von EDWARDS (1960, 1962) eingeführte, ausgedehnte offene Endarteriektomie weist in zahlreichen Fällen reelle Vorteile auf (VOGT 1964). Die Gefäßaufweitung mit venösem Streifentransplantat in jedem Falle dagegen scheint im Lichte der strömungstechnischen Untersuchungen von Rieben (1961), Schlicht (1965) und Wesolowski u. Mitarb. (1965) nicht nur Vorteile zu bringen. Hämodynamischen Faktoren werden bei der Erklärung lokaler arteriosklerotischer Prozesse immer größere Bedeutung zugemessen. Die Beziehung von Turbulenz und Arteriosklerose ist heute Gegenstand zahlreicher Arbeiten.

Diese Überlegungen bewogen uns, einem operativ aufgeweiteten Gefäß mit erheblichen Querschnittsschwankungen ein hydrodynamisch günstigeres Rohrsystem vorzuziehen, auch auf Kosten eines gewissen Querschnittsverlustes. Im Gegensatz zu der heute allgemein üblichen

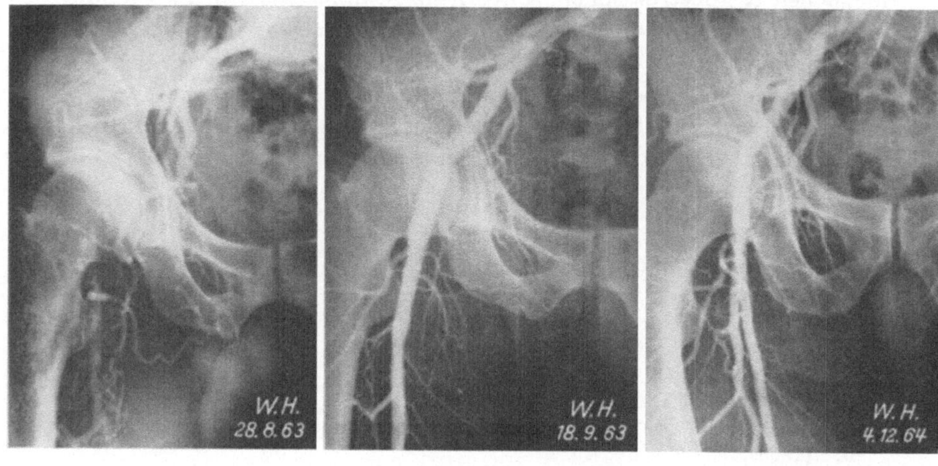

a   b   c

Abb. 1a—c. Fall 1, W. H., 52jährig. a Verschluß der A. iliaca externa und der A. femoralis communis. b Angiographischer Befund 12 Tage post operationem: Proximaler Übergang, A. iliaca communis und endarteriektomierte A. iliaca externa ohne Querschnittsänderung. Kaliberschwankungen im proximalen Bezirk der A. femoralis superficialis. c 15 Monate postoperativ: Unwesentliche Lumeneinengung im Bereich der A. iliaca externa und der A. femoralis communis

Technik des Gefäßverschlusses mit patch-graft vertritt Cannon (1962) seit Jahren den Standpunkt, daß die von Barker und ihm selbst (1956) eingeführte Technik der einfachen, fortlaufenden Längsnaht über einem möglichst dicken liegenden Katheter zu einer so geringen Einengung des Gefäßes führt, daß das Streifentransplantat für kurze Arteriotomien höchstens in Einzelfällen notwendig ist. In den letzten 2 Jahren haben wir im Bereich der unteren Extremität in ausgewählten Fällen die offene Endarteriektomie über große Strecken ausgeführt und das Gefäß durch sehr sparsame Längsnaht über liegendem Katheter ohne plastische Gefäßaufweitung verschlossen. Diese Mitteilung beschränkt sich auf diejenigen zehn Fälle, bei denen das Gefäß über eine Strecke von 25 cm und mehr eröffnet wurde.

Frühverschlüsse sind keine aufgetreten und in der Beobachtungszeit von 4 bis 25 Monaten ebenfalls keine Spätverschlüsse. Sämtliche Patienten zeigen kräftige Fußpulse. Ein Patient ist ein Jahr nach der Desobliteration bei offenem Gefäß an Apoplexie gestorben. Alle Patienten werden periodisch angiographisch kontrolliert. Von den unmittelbar postoperativ gemachten Angiogrammen und von den Kontrollangiogrammen erwarten wir mit zunehmender Beobachtungszeit Aufschluß über folgende Fragen:

1. Wie groß ist der nahtbedingte Lumenverlust?

2. Wie sehen die endständigen Übergänge unmittelbar postoperativ aus? Liegen Querschnittswechsel vor?

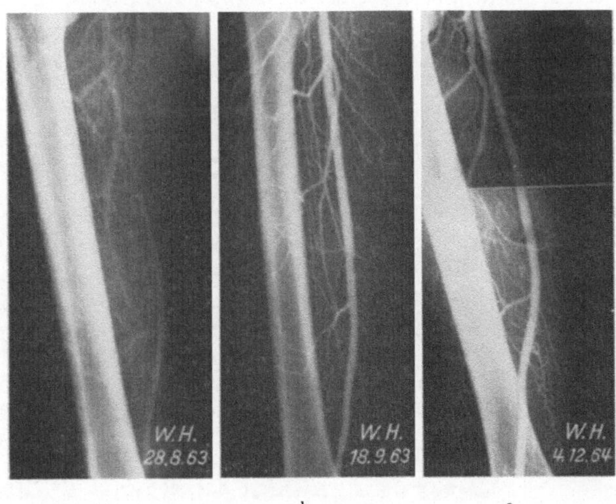

a   b   c

Abb. 2a—c. Gleicher Fall wie Abb. 1, A. femoralis superficialis. a Präoperativ: eingeengtes Lumen bis zum Adduktorenkanal. Distal Füllung via A. profunda femoris. b 12 Tage nach offener Endarteriektomie bis zum Adduktorenkanal: Gefäßlumen dem distalen Abflußgefäß angepaßt, unwesentliche Kaliberschwankungen. c 15 Monate postoperativ: Sehr geringer Gefäßlumenverlust, Kaliberschwankungen eher geringer im Vergleich zu b

3. Haben wir unmittelbar postoperativ ein strömungstechnisch günstiges Rohr oder liegen Querschnittsschwankungen im operierten Bereich vor?

4. In welchem Maße und in welchem zeitlichen Ablauf tritt postoperativ eine Lumenveränderung ein:

a) durch Vernarbung (WARREN 1961)?

b) infolge Verdickung der Neointima?

c) infolge wiederauftretender Arteriosklerose der Neointima (SZILAGYI 1964)?

Diese Fragen sind in zahlreichen Arbeiten bereits in mehr oder weniger negativem Sinne beantwortet worden, jedoch nur in bezug auf kurzstreckige, eventuell unvollständige Desobliterationen und in einem strömungsphysiologisch ungünstigen Rohrsystem. Im folgenden möchte ich versuchen, diese Fragen für die ausgedehnte, offene Endarteriektomie an Hand von drei repräsentativen Fällen zur Diskussion zu stellen.

Fall 1. W. H., 52jährig. Der Pat. wurde vor 23 Jahren nach Hodenexstirpation wegen angeblichem Hodentumor in der rechten Leistengegend nachbestrahlt. 2 Monate vor Eintritt trat bei dem sonst voll arbeitsfähigen Manne eine erhebliche Claudicatio intermittens auf, bei einer Gehstrecke von 200 bis 300 m. Angiographisch Verschluß der A. iliaca externa, der A. femoralis communis und schwere Wandveränderungen im Bereich der A. femoralis superficialis. Operativ konnte eine massive Kalkeinlagerung in Intima und Media über eine Distanz von 11 cm in der Leistengegend festgestellt werden, ebenso eine starke Intimaverdickung mit Thrombosie-

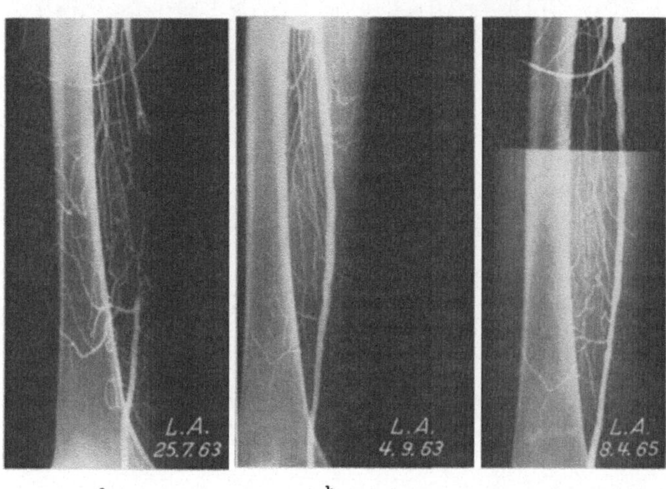

Abb. 3a—c. Fall 2, L. A., 62jährig. a Größerer segmentärer Verschluß der A. femoralis superficialis mit eingeengtem Lumen proximal und distal davon. Offene Endarteriektomie von der Leiste bis distal des Adduktorenkanals. b Angiographischer Befund 13 Tage postoperativ: Gefäßlumen genügend weit im proximalen Anteil der A. femoralis superficialis, mäßige Querschnittsschwankungen im Bereich der stärksten präoperativen Verkalkung von Intima und Media. c Befund 20 Monate nach Operation: Kaliberschwankungen unverändert. Lumenverlust etwa ein Fünftel im Vergleich zu b

rung des Restlumens bis zum Abgang der A. iliaca interna sowie ähnliche Veränderungen in der A. femoralis superficialis, jedoch ohne Thrombosierung des Restlumens. Das Gefäß wurde auf eine Distanz von 38 cm bis zur A. iliaca communis eröffnet, die Intima unter Sicht entfernt und im Bereich der Leiste auch die gesamte Media. Verschluß des Gefäßes durch fortlaufende Naht über möglichst dickem Katheter ohne plastische Lumenaufweitung.

Angiographischer Befund 12 Tage nach der Operation: Geringe Einengung des Lumens, die Übergänge proximal und distal sind knapp erkennbar. Mäßige Kaliberschwankungen finden sich an der Stelle der schwierigen Präparierung der Kalkmassen.

Angiographischer Befund 15 Monate nach der Operation: Geringfügiger Querschnittsverlust durch narbige Schrumpfung oder Zunahme der neuen Innenschicht im Verlaufe von 15 Monaten. Die Kaliberschwankungen sind eher geringer, und die endständigen Übergänge sind weiterhin unauffällig.

Fall 2. L. A., 62jährig. Heftige Claudicatio seit 2 Monaten bei einer Gehstrecke von 50 bis 100 m. Trotz eines relativ kurzen Verschlusses auf Höhe des Adduktorenkanals wird die Eröffnung des Gefäßes über den totalen Verschluß hinaus verlängert auf eine Strecke von 30 cm. Im Bereich des Adduktorenkanals durchsetzen die groben Kalkmassen ebenfalls die gesamte Media und Intima. Proximal und distal davon findet sich eine erhebliche Intimaverdickung mit einer Substenose am Abgang der Profunda. Die Verschlußpartie weist nach der Ausräumung lediglich eine dünne Adventitia auf. Sparsamer Verschluß über liegendem Katheter ohne Gefäßaufweitung.

Angiographischer Befund 2 Wochen nach der Operation: Lumengewinn im proximalen Superficialisbereich trotz einfacher Naht deutlich erkennbar. Erhebliche Kaliberschwankungen im Bereich der totalen Obliteration. Kein Querschnittswechsel am distalen Ende der Endarteriektomie.

Angiographischer Befund 20 Monate nach der Operation: Kaliberschwankungen unverändert, Wandbeschaffenheit regelmäßig, ohne Aussparungen oder Defekte. Der durchschnittliche Querschnittsverlust seit dem unmittelbar postoperativ angefertigten Bild beträgt etwa ein Fünftel. Übergang in die A. poplitea weiterhin unauffällig. Das Lumen der A. femoralis superficialis hat sich im Querschnitt dem distalen „runn-off" angepaßt.

Fall 3. D. J., 53jährig. Zunehmende Claudicatio seit einem Jahr, Gehstrecke von 500 m. Operative Eröffnung des Gefäßes über eine Strecke von 25 cm. Separate 5 cm lange Incision über dem Profundaabgang. 6 cm des Gefäßes bleiben ohne Media, während proximal und distal davon nur der Intimacylinder entfernt wird. Fortlaufende Naht über liegendem Katheter ohne Gefäßaufweitung. Keine postoperative Röntgenkontrolle.

Angiographischer Befund 25 Monate nach der Operation: Deutliche Kaliberschwankungen und Querschnittseinbuße von etwa einem Viertel gegenüber einer Normalarterie. Distaler Übergang in die mittlere A. poplitea ohne Querschnittswechsel. Das Lumen im endarteriektomierten Bezirk entspricht weitgehend demjenigen der mäßig pathologisch veränderten A. poplitea.

a   b

Abb. 4a u. b. Fall 3, D. J. 53jährig. a Segmentärer Verschluß mit massiven Verkalkungen in Intima und Media (keine postoperative angiographische Kontrolle). b 25 Monate postoperativ: Deutliche Kaliberschwankungen, Querschnittseinbuße im Verlauf von 2 Jahren von etwa einem Viertel gegenüber einem „Normalgefäß". Distales Ende der Endarteriektomie ohne erkennbare Querschnittsänderung. Gefäßlichtung dem distalen Abflußgefäß weitgehend angepaßt

In allen zehn Fällen sind die Gefäße 4 bis 25 Monate nach ausgedehnter offener Endarteriektomie ohne plastische Gefäßaufweitung voll durchgängig. Die dargelegten Fälle zeigen, daß sich der proximale und distale Abschluß der Endarteriektomie ohne wesentliche Querschnittsänderungen durchführen läßt. Der durch die direkte Naht bedingte Lumenverlust ist auffallend klein. Nach 1 bis 2 Jahren hat sich das

Lumen im operierten Bereich ungefähr demjenigen des distalen Abfluß-gefäßes angeglichen. Neue arteriosklerotische Wandveränderungen sind in den relativ kurzen Beobachtungszeiten nicht aufgetreten.

Unsere vorläufigen Ergebnisse sind ermutigend. Die langfristige Aus-wirkung vermehrter Anwendung strömungstechnischer Prinzipien läßt sich noch nicht abschätzen.

Zusammenfassend möchte ich festhalten, daß unseres Erachtens bessere hydrodynamische Verhältnisse nach Endarteriektomie erreicht werden können:

a) durch Sanierung nicht nur des Totalverschlusses, sondern darüber hinaus auch der Zufluß- und Abflußbahn, wie dies von Cockett (1963) seit langem erfolgreich mit der halbgeschlossenen Methode durchgeführt wird,

b) durch exakte direkte Naht über möglichst dickem Katheter, womit Kaliberschwankungen auf einem Minimum gehalten werden können.

Literatur

Barker, W. F., J. A. Cannon, L. J. Zeldis, and P. Ah'Tye: Surg. Forum **6**, 266 (1956).

Cannon, J. A.: Rev. Surgery **19**, 240 (1962).

—, I. G. Kawakami, and W. F. Barker: Arch. Surg. **82**, 813 (1961).

Cockett, F. B.: Brit. med. J. **1963/I**, 353.

Edwards, W. S.: Surg. Gynec. Obstet. **111**, 651 (1960).

LeVeen, H. H.: Surgery **57**, 22 (1965).

Rieben, W.: Ergebn. Chir. Orthop. **43**, 325 (1961).

Schlicht, L.: Progr. Surg. (Basel) Vol. 5 (Im Druck).

Syzilagyi, E., R. F. Smith, and D. G. Whitney: Arch. Surg. **89**, 827 (1964).

Vogt, B.: Helv. chir. Acta. **31**, 205 (1964).

— Langenbecks Arch. klin. Chir. **308**, 992 (1964).

Warren, R., H. T. John, R. C. Shepherd, and J. L. Villavicencio: Surgery **49**, 1 (1961).

Wesolowski, S. A., Ch. C. Friesch, A. M. Sabini, and P. N. Sawyer: Surgery **57**, 155 (1965).

164. Zur chirurgischen Behandlung des Subclavian-Steal-Syndrom

Von

P. Sunder-Plassmann und J. Honkomp-Münster (Westf.) *

Mit 5 Abbildungen

Subtile angiographische Diagnostik und Fortschritte der rekon-struktiven Gefäßchirurgie waren die Voraussetzung, daß in den letzten Jahren auch Gefäßveränderungen des Aortenbogens und der supraaorta-len Äste zunehmende klinische Bedeutung erlangten.

---

* Vortragender: J. Honkomp-Münster (Westf.)

Stenosen oder Obliterationen des Truncus brachiocephalicus oder
A. subclavia vor dem Abgang der A. vertebralis können zu einer Blut-
stromumkehr der A. vertebralis auf der Verschlußseite führen, wenn der
Widerstand im peripheren Versorgungsgebiet der A. subclavia geringer
ist als im Basilarisgebiet. Diese retrograde Durchströmung der A. vertebralis, welche als Kollateralgefäß die Füllung des Subclaviaversorgungs-
gebietes jenseits der Stenose gewährleistet, muß Auswirkungen auf die
cerebrale Zirkulation haben.

Die erste Beschreibung einer retrograden Vertebralisdurchblutung stammt wohl
von CONTORNI[8]. Im angloamerikanischen Schrifttum werden diese umschriebenen
Obliterationen am Aortenabgang mit cerebraler Symptomatik *Subclavian-Steal-Syndrom* genannt[2, 4, 6, 8, 11, 22].

In der deutschsprachigen Literatur haben RATSCHOW[21], LUDIN et al.[14], BÜCHELER
et al.[7] sowie FISCHER und ZEH[10] solche Krankheitsbilder beschrieben. KERSTEN,
RAU, HÖFFKEN und HEBERER sprechen von einem *Anzapfen* der gesunden Seite und
damit auch des Hirnkreislaufs[12].

Lokalisation, Ätiologie, Pathogenese

Die meisten Subclaviaverschlüsse liegen distal vom Vertebralisab-
gang. Sie werden in der Regel gut durch ausgedehnte Kollateralversorgung über das homolaterale Carotissystem oder von den Intercostal-
arterien her kompensiert.

Eingehende Darstellungen und Besonderheiten der Kollateralsysteme sind in
der Literatur vielfach beschrieben[7, 12, 14, 19, 23, 24, 29]. Auf die Bedeutung der cer-
vicobrachialen Durchblutungsstörungen als Frühlokalisation des sog. Aortenbogen-
syndroms[15, 16, 17, 28] haben wir 1962 hingewiesen[27].

Die ähnliche klinische Symptomatik sagt nichts aus über die vielfältige Ätiologie dieser Gefäßerkrankung[1, 5, 13, 15, 16, 18, 20, 23, 24]. Es lassen sich erworbene von
angeborenen Stenosen trennen. Kongenitale Gefäßveränderungen sind häufig
multipel und mit Aortenisthmusstenosen vergesellschaftet. SUNDER-PLASSMANN u.
Mitarb.[26] berichteten 1961 über einen Fall von *Aorten-Arcus-* und *Isthmusstenose*
mit linksseitigem Ursprung der rechten A. subclavia, offenem Ductus Botalli,
Aplasie der linken A. carotis und Dehnungsaneurysma der rechten A. carotis
interna. SUNDER-PLASSMANN konnte die erfolgreiche Operation 1961 in einem Farb-
film auf diesem Kongreß demonstrieren[25]. Bei erworbenen Verschlüssen kommen
Traumen und lokale, mechanische Irritationen (z. B. Halsrippe, Scalenus-Syndrom)
als ätiologische Faktoren in Frage. Die entzündliche Genese (rheumatischer Formen-
kreis, Endangitis obliterans, Young women's Arteriitis) läßt sich von der degenera-
tiv-arteriosklerotischen nur durch die histologische Untersuchung sicher trennen.
Bei jüngeren Menschen überwiegen entzündliche Gefäßprozesse, während beim
älteren Individuum degenerative Veränderungen, vor allem auf dem Boden einer
Arteriosklerose, im Vordergrund stehen[3, 15, 16, 17]. KERSTEN u. Mitarb. halten die
Arteriosklerose für die häufigste Ursache bei Stenosen im ersten Abschnitt der
A. subclavia[12]. DE BAKEY et al. sind der Ansicht, daß die Arteriosklerose die
häufigste Ursache von Arterienverschlüssen überhaupt ist[9]. Auf die Scalenuslücke
als Lokalisationsfaktor in der Pathogenese umschriebener, thrombangiotischer
Prozesse infolge mechanischer Irritation, die nicht auf einer banalen Arteriosklerose
oder einer hyperergischen Arteriitis beruhen, haben wir 1962 hingewiesen[27]. Eine

iatrogene Ligatur der A. subclavia sin. bei einer Aortenisthmusstenosenoperation nach Claget mit nachfolgendem Subclavian-Steal-Syndrom hat Vollmar[29] beschrieben.

Pathophysiologie

Die auffallende Symptomatik der kurzstreckigen, aortennahen Subclaviaverschlüsse wird hervorgerufen durch die Kollateralversorgung über die A. vertebralis. Die Blutdruckminderung distal der Stenose ist entscheidend für den Umkehrkreislauf wie durch elektromagnetische Blutflußmessungen nachgewiesen wurde. Reivich u. Mitarb. zeigten im Tierexperiment, daß eine Verminderung des mittleren Subclaviadruckes von über 10% eine Strömungsumkehr der Vertebralis hervorruft. Durch linksseitigen Subclaviaverschluß verminderte sich beim Hund die Hirnperfusion um 41%[22]. Wenn sich auch die Verhältnisse des Tierversuchs nicht im Einzelnen auf die Humanpathophysiologie übertragen lassen, so liegt doch nahe, daß Muskelarbeit der mangeldurchbluteten Extremität über eine Vasodilatation die Strömungsumkehr in Gang bringt und zu einer cerebrovasculären Insuffizienz führen kann[12]. Frühzeitige und ausgeprägte cerebrale Symptome muß der Verschluß des Truncus brachiocephalicus bei offener rechtsseitiger A. vertebralis hervorrufen. Für die normale Hirndurchblutung fallen hier zwei Arterien (A. carotis und A. vertebralis rechts) weitgehend aus, da bei den aortennahen Verschlüssen ein hirnwärts gerichteter Umgehungskreislauf oft nur ungenügend ausgebildet ist. Je höher der Blutdruck im Basilarisbereich und je niedriger er im poststenotischen Subclaviagebiet ist, desto stärker wird der Blutabstrom von der A. basilaris über die A. vertebralis sein, und die Armdurchblutung wird vergrößert[12].

Symptomatik und Diagnose

Entsprechend der pathologischen Hämodynamik ordnen sich die klinischen Symptome in zwei Gruppen:

1. Arterielle Durchblutungsstörungen des Arms (Ermüdbarkeit, intermittierende Schmerzen — besonders bei Belastung, Parästhesien, Kältegefühl, Gefäßgeräusch, Pulsabschwächungen, Blutdruckdifferenzen, Nekrosen);

2. Cerebrale Durchblutungsstörungen (Kopfschmerzen, Schwindel, Sehstörungen, Paresen, Schlafstörungen, Nystagmus, Sprach- und Schluckstörungen, Gangabweichungen).

Ein spezifisches klinisches Symptom gibt es nicht. Hinweise ermöglicht neben der Oscillographie und Rheographie eine einfache Belastungsprobe: Durch Muskelarbeit des Arms (z. B. wiederholtes Hochheben eines Stuhles), an dessen Seite eine Subclaviastenose vermutet wird, kommt die cerebrovasculäre Insuffizienz zum Vorschein[12]. Die Anzapfung der Basilaris kann auch dann noch ohne klinische Symptome bleiben, wenn nämlich über den funktionstüchtigen Circulus Willisii von den Carotiden her ausreichend Blut dem subtentoriellen Hirnbereich zugeführt wird. In einem größeren Krankengut fanden NORTH u. Mitarb. 33mal cerebrale Symptome bei ein- oder doppelseitigen Subclaviastenosen, während sie bei 26 Patienten fehlten[19].

Eine Sicherung der Diagnose ist nur durch *Angiographie* möglich, die in unserer Klinik ein sehr breites Indikationsgebiet hat. Wir verfügen zur Zeit über Erfahrungen an rund 10000 Angiographien. Um einen Überblick über die Hämodynamik der Aortenbogenäste zu gewinnen, genügt die isolierte Darstellung einzelner Äste nicht. Funktion der Kollateralen und Kompensation der Verschlüsse lassen sich nur durch Serienangiogramme beurteilen. Wir bevorzugen die Aortographie nach SELDINGER mit percutaner Punktion der A. femoralis. Der Katheter wird möglichst bis in die Aorta ascendens hochgeführt und die Kontrastmittelinjektion unter Druck mit der Gidlund-Spritze vorgenommen. Um das Gebiet vom Aortenbogen etwa bis zur Schädelbasis zu erfassen, sind Röntgenaufnahmen im Großformat notwendig. Die Bildfolge beträgt zwei bis vier Aufnahmen pro sec bei 4 bis 8 sec Aufnahmedauer. Ist die Seldinger-Methode nicht anwendbar (Arteriosklerose der A. femoralis, starke Schlängelung der Beckenarterien), wählen wir die venöse Katheterisierung des Herzens. Nach transseptaler Punktion wird das Kontrastmittel in den linken Vorhof injiziert. Diese Untersuchungen führen wir in Zusammenarbeit mit der Medizinischen Univ.-Klinik Münster (Direktor: Prof. Dr. W. H. HAUSS) durch.

Therapie

Die geschilderten Symptome von Subclaviaverschlüssen können nur durch gefäßchirurgische Maßnahmen beseitigt werden. Kurzstreckige Verschlüsse werden offen desobliteriert und die Arteriotomie mit einer ovalen, alloplastischen Patch-Plastik erweitert. Läßt sich die Thrombendarteriektomie nicht durchführen, kann der Verschluß im By-pass durch Implantation einer alloplastischen Gefäßprothese zwischen Aorta und A. subclavia oder zwischen A. carotis communis und A. subclavia[29] umgangen werden. Als alloplastisches Material bevorzugen wir Teflon.

Wie auch bei anderer Lokalisation von Arterienverschlüssen ist für die Indikation und die Erfolgsaussicht der Gefäßoperation die angiographische Beurteilung der poststenotischen Peripherie mit freiem „run off" von größter Bedeutung. Sind restaurative Eingriffe an Aorta und Subclavia nicht möglich, so kann die Ligatur der A. vertebralis auf der Verschlußseite das „Steal-Syndrom" beseitigen. Eine sorgfältige angiographische Untersuchung zum Ausschluß zusätzlicher intra- und extrakranieller Verschlüsse ist hier unerläßlich.

Kasuistik

Abschließend wird über drei Pat. mit *Subclavian-Steal-Syndrom* berichtet.

Fall 1. F. H., 42jährige Hausfrau. Vor 3 Jahren Achselvenenstau links. Seit 2 Jahren Kraftlosigkeit und intermittierende Schmerzen im linken Arm, pektanginöse Beschwerden. Bei Belastung durch Muskelarbeit des linken Arms traten

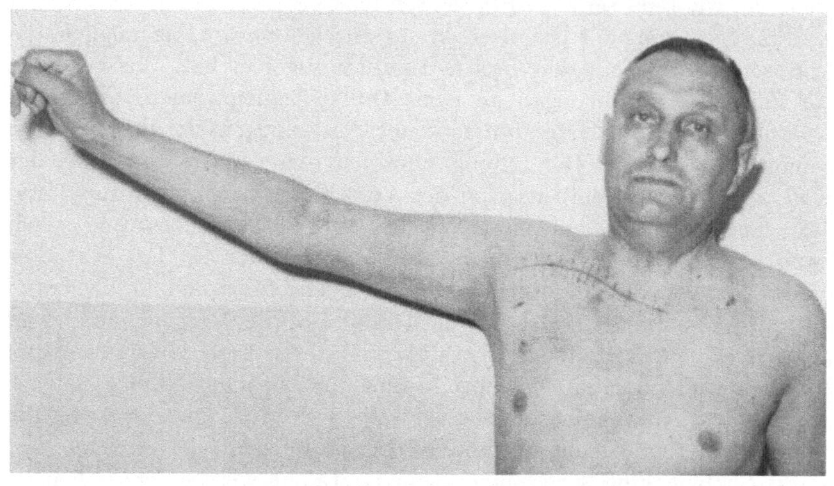

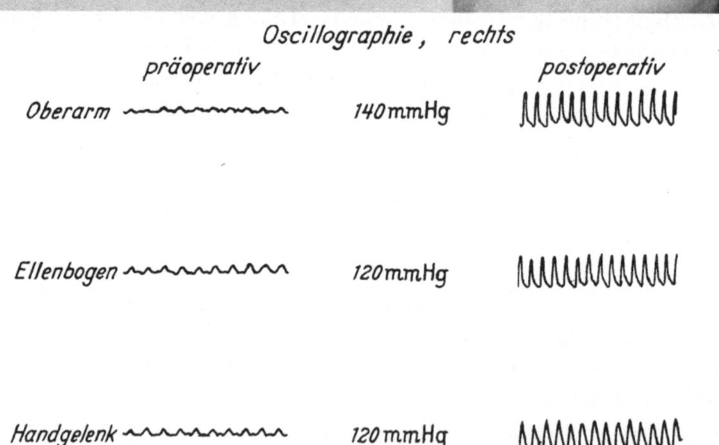

Abb. 1. 55jähriger Pat. mit Subclaviastenose rechts und Subclavian-Steal-Syndrom (Fall 2). Prä- und postoperative Oscillogramme. Desobliteration und Lumenerweiterung durch Teflon-Patch: seit über 3 Jahren nach der Operation beschwerdefrei

Kopfschmerzen und Schwindelerscheinungen auf. Befund: Radialispuls und Hauttemperatur links gegenüber rechts abgeschwächt. Blutdruck am rechten Arm 190/90, links 150/80. Aortographie nach Seldinger mit isolierter Füllung der linken A. subclavia: Polsterartige Einengung der A. subclavia am Aortenabgang bei offener A. vertebralis links. Wegen chronischer Pyelonephritis, Niereninsuffizienz mit Rest-N-Erhöhung und labilem Hochdruck keine weitere Kontrastmittelfüllung, da die Diagnose eindeutig war. Im Hinblick auf den schwerkranken Gesamtstatus konservative Therapie. Muskelarbeit mit dem linken Arm muß unterbleiben, um den steal-effect auszuschalten.

Fall 2. A. W., 56jähriger Maschineningenieur. Seit einem Jahr Ermüdung und Schmerzen des rechten Armes bei der Arbeit. In letzter Zeit kamen Kopfschmerzen, Ohnmachtsanfälle und Sehstörungen hinzu. Befund: A. radialis rechts schwach,

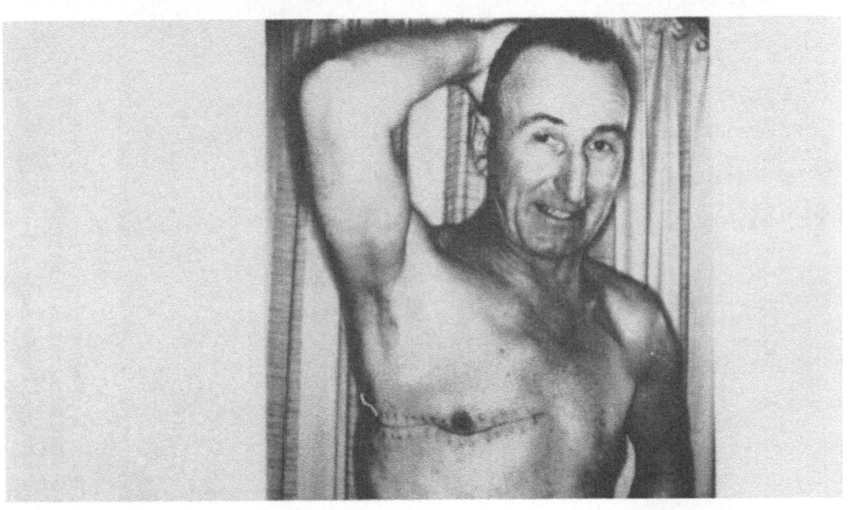

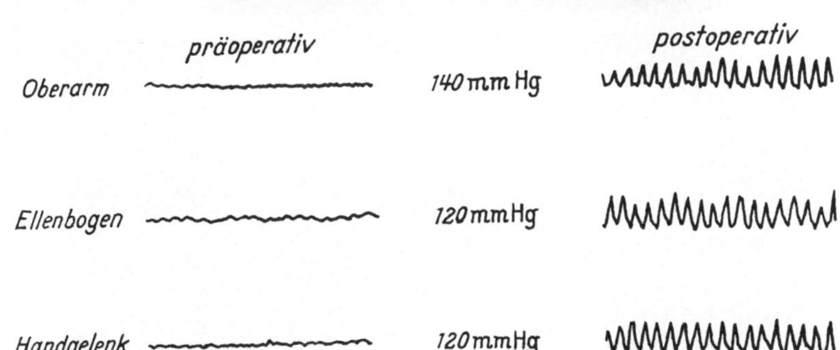

Abb. 2. 52jähriger Pat. mit Verschluß des Truncus brachiocephalicus. Prä- und postoperative Ocillogramme (Fall 3). Teflon-By-pass zwischen Aorta und poststenotischer A. subclavia: beschwerdefrei seit der Operation

links kräftig zu tasten. Blutdruck rechter Arm 90/60, links 175/75. Im Oscillogramm Abschwächung der Ausschläge rechts (Abb. 1). Armarteriographie rechts retrograd von der A. carotis communis aus: Subclaviaverschluß kurz vor Abgang der A. vertebralis. Operation (Prof. Dr. SUNDER-PLASSMANN): Subclaviaverschluß unter dem straffen M. scalenus anterior. Kräftiger Rückfluß nach Eröffnung und zentraler Abklemmung der A. subclavia. Offene Thrombendarteriektomie. Lumenerweiternde Teflon-Patch-Plastik. Bei mehrfachen Nachuntersuchungen (mehr als 3 Jahre) keine Durchblutungsstörung des rechten Arms mehr. Pulse und Hauttemperatur seitengleich. Blutdruck rechts 150/70, links 160/70. Oscillogramm: rechts eher höhere Ausschläge als links (Abb. 1). Cerebrale Symptome liegen nicht mehr vor. Muskelarbeit mit dem rechten Arm ohne Beschwerden möglich.

     P. Sunder-Plassmann und J. Honkomp:

Fall 3. H. F., 52jähriger Polizeihauptkommissar. Seit 2 Jahren leichte Ermüdbarkeit des rechten Arms mit Taubheitsgefühl. Intermittierend weiße Verfärbung der Fingerspitzen. Seit etwa einem Jahr Schwindelanfälle, Kopfschmerzen, Ohn-

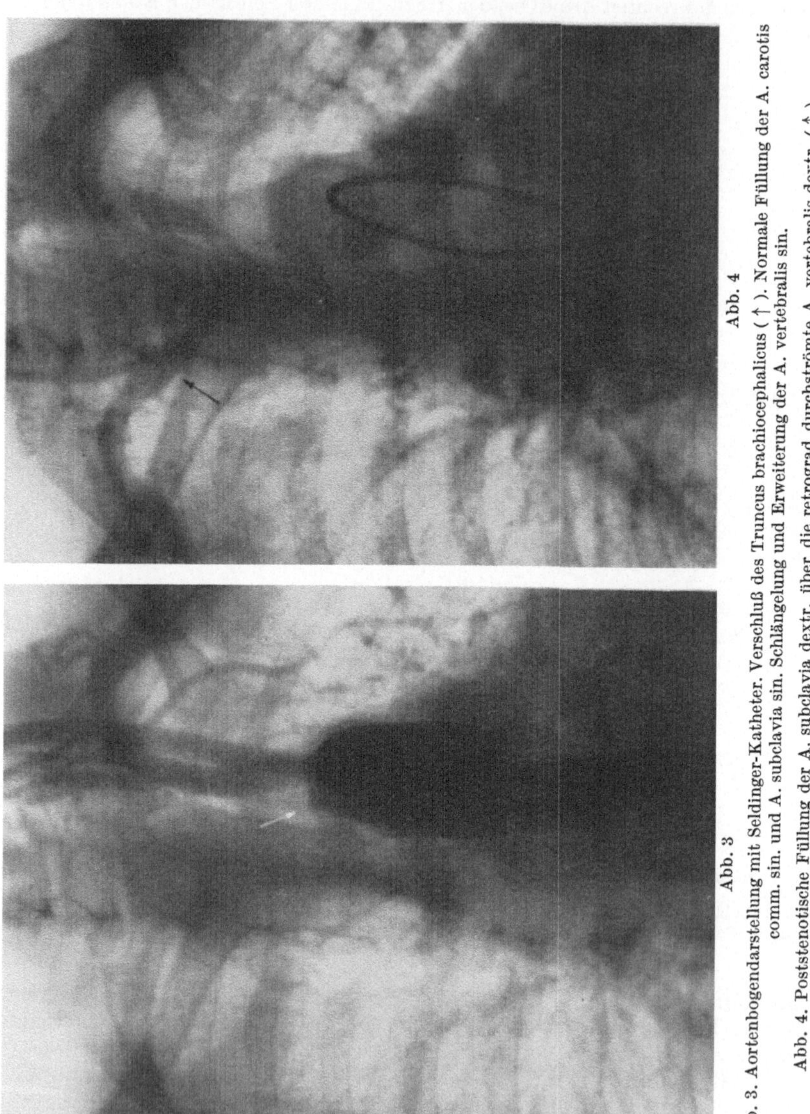

Abb. 3

Abb. 4

Abb. 3. Aortenbogendarstellung mit Seldinger-Katheter. Verschluß des Truncus brachiocephalicus (↑). Normale Füllung der A. carotis comm. sin. und A. subclavia sin. Schlängelung und Erweiterung der A. vertebralis sin.

Abb. 4. Poststenotische Füllung der A. subclavia dextr. über die retrograd durchströmte A. vertebralis dextr. (↑)

machtsanfälle, besonders bei Muskelarbeit mit dem rechten Arm. Zunehmender Tablettenverbrauch wegen Schlaflosigkeit. Befund: A. radialis rechts schwach, links kräftig palpabel. Blutdruck rechter Arm 75/60, links 130/80, in der Aorta 140/75. Oscillogramm: Deutliche Verminderung der Ausschläge am rechten Arm (Abb. 2).

Aortographie nach SELDINGER: Normale Füllung der linksseitigen Aortenbogenäste. Verschluß des Truncus brachiocephalicus. Subclavian-steal-effect in der späteren Füllungsphase (Abb. 3 u. 4).

Operation (SUNDER-PLASSMANN): Oberflächenhypothermie bis 29,5°. Thorakotomie rechts im 3. ICR. Derbe Stenose des ganzen Truncus brachiocephalicus. Um-

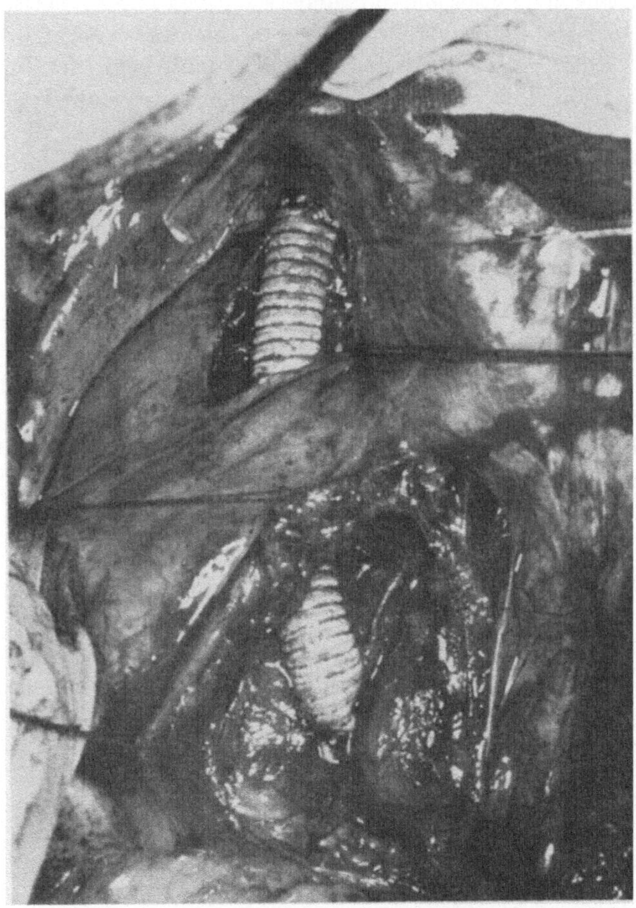

Abb. 5. Teflon-By-pass mit termino-lateraler Anastomose an der Aorta und termino-terminaler Verbindung zur poststenotischen A. subclavia dextr. (Fall 3)

gehung des kompletten Verschlusses durch Teflon-By-pass mit End-zu-Seit-Anastomose an der Aorta. End-zu-End-Vereinigung der Prothese mit der A. subclavia nach poststenotischer Durchtrennung dieses Gefäßes und zentraler Ligatur (Abb. 5).

Nachuntersuchungen ergaben eine normale Durchblutung des rechten Armes. Keine Schmerzen mehr. Blutdruck rechts 120/85, links 130/85. Oscillogramm: Gleichhohe Ausschläge an beiden Armen (Abb. 2). Die cerebrovasculären Insuffizienzsymptome sind restlos verschwunden, der Pat. klagt nicht mehr über Schlaflosigkeit. Er benötigt keine Schlaftabletten mehr.

Zusammenfassung

Es wurde über die ungewöhnliche Symptomatik der retrograden Vertebralisdurchströmung bei aortennahen Subclaviaverschlüssen berichtet. Bei diesem *Subclavian-Steal-Syndrom* oder *Anzapfsyndrom* der A. vertebralis handelt es sich um einen wichtigen pathogenetischen Faktor in der Entstehung cerebraler Durchblutungsstörungen, die extrakraniell bedingt sind. In zwei unserer Fälle konnte entweder durch lokale Desobliteration mit nachfolgender lumenerweiternder Teflon-Patch-Plastik die Stenose beseitigt oder durch Implantation eines Teflon-By-pass zwischen Aorta und Subclavia umgangen werden. Bei mehrfachen Nachuntersuchungen bestanden keine cerebralen Symptome mehr. Auffallend war das Verschwinden von sehr unangenehmen Schlafstörungen bei einem unserer Patienten nach Beseitigung des „Steal-Effect". Angiographische und oscillographische Untersuchungen sowie intraarterielle Druckmessungen bestätigten die Diagnose und den klinischen Erfolg. Bei der Vielzahl der ätiologischen Möglichkeiten, Lokalisationen und Ausdehnungen der Verschlüsse hat jeder Fall seine spezielle diagnostische, insbesondere angiographische Problematik und dementsprechend eine individuelle Therapie. Anzustreben ist die gefäßchirurgische Behandlung mit Wiederherstellung der normalen Hämodynamik durch Thrombendarteriektomie oder By-pass.

Literatur

[1] ASK-UPMARK, E.: Acta med. scand. **149**, 161 (1954).
[2] AUSTEN, W. G., and R. S. SHAW: New Engl. J. Med. **266**, 489 (1962).
[3] BANGE, F., A. DÜX, J. LANGE und P. THURN: Röfo **96**, 597 (1962).
[4] BAUER, R. B., S. SHEEHAN, N. WECHSLER, and J. S. MEYER: Neurology **12**, 698 (1962).
[5] BERGHAUS, H.: Zbl. Chir. **85**, 2391 (1960); **86**, 641, 688 (1961).
[6] BOSNIAK, M. A.: Amer. J. Roentgenol. **91**, 1222, 1232 (1964).
[7] BÜCHSLER, E., A. DÜX und P. THURN: Röfo **101**, 607 (1964).
[8] CONTORNI, L.: Minerva chir. (Torino) **15**, 268 (1960).
[9] DE BAKEY, M. E., E. S. CRAWFORD, and W. S. FIELDS: Ann. intern. Med. **51**, 436 (1959).
[10] FISCHER, W., u. E. ZEH: Röfo **99**, 751 (1963).
[11] IRVINE, W. T., R. J. LUCK, D. SUTTON, and P. R. WALPITA: Lancet **1963/I**, 1177.
[12] KERSTEN, H. G., G. RAU, W. HÖFFKEN und G. HEBERER: Med. Welt **29**, 1526 (1964).
[13] KREMER, K.: Thoraxchirurgie **7**, 334 (1959).
[14] LUDIN, H., R. SCHMUTZLER, E. SPIRGI und S. SCHEIDEGGER: Röfo **100**, 140 (1964).
[15] MARTORELL, F.: Angiologia **11**, 5 (1955).
[16] — Angiologia **11**, 301 (1959).
[17] — J. cardiovasc. Surg. (Torino) **2**, 4 (1961).
[18] MASSUMI, R. A.: Circulation **28**, 1149 (1963).
[19] NORTH, R. R., W. S. FIELDS, M. E. DE BAKEY, and S. CRAWFORD: Neurology **12**, 810 (1962).

[20] Porstmann, W.: Röfo **93**, 735 (1959).
[21] Ratschow, M.: Wien. klin. Wschr. **76**, 233 (1964).
[22] Reivich, M., H. E. Holling, B. Roberts, and J. F. Toole: New Engl. J. Med. **266**, 878 (1961).
[23] Schmitz-Dräger, H. G.: Röfo **95**, 402 (1961).
[24] — Röfo **98**, 521 (1963).
[25] Sunder-Plassmann, P.: Langenbecks Arch. klin. Chir. (Kongreßbericht mit Film) **298**, 351 (1961).
[26] —, G. Menges und L. Ruland: Med. Klin. **56**, 574 (1961).
[27] — — und J. Honkomp: Med. Klin. **57**, 623 (1962).
[28] Takayasu, M.: Acta Soc. ophthal. Jap. **12**, 554 (1908).
[29] Vollmar, J., M. el Bayar, D. Kolmar, Th. Pfleiderer und P. B. Diezel: Dtsch. med. Wschr. **90**, 1, 8 (1965).

165. Das Streifentransplantat zur Erweiterung von End-zu-End-Vereinigungen englumiger Gefäße

Von

M. Sperling und **A. Wilhelm**-Würzburg*

Mit 5 Abbildungen

Große Bedeutung kommt der *Wiedervereinigung englumiger Gefäße* hauptsächlich bei Verletzungen paariger Extremitätenarterien oder engkalibriger Hauptschlagadern, z. B. der A. brachialis oder A. poplitea, zu.

Die termino-terminale Anastomose von Gefäßen eines Kalibers unter 4 mm ist auch heute noch problematisch. Verschiedenste Methoden der Gefäßvereinigung sind versucht worden, jedoch haften allen Verfahren mehr oder weniger Nachteile an.

Die Versuche mit endovasalen Prothesen aus resorbierbaren oder nicht resorbierbaren Materialien zeigten wegen starker reaktiver Gewebereaktion oder Lumeneinengung nicht den gewünschten Erfolg. Die extravasalen Prothesen werden recht unterschiedlich beurteilt.

Auch die nahtlose Vereinigung mit Klebestoffen hat eine sehr hohe Versagerquote, nicht zuletzt deshalb, weil sich ein Verkleben der gegenüberliegenden Gefäßwände nicht mit Sicherheit vermeiden läßt.

Demgegenüber bietet die Verwendung von sog. Nähmaschinen gute Erfolge, jedoch ist ihre Handhabung sehr umständlich und die Anschaffung teuer.

Zirkuläre Nähte führen — unabhängig von der Nahtmethode selbst — zu nahtbedingten Stenosen, die durch das erforderliche Mitfassen sämtlicher Wandschichten bzw. das Auskrempeln der Gefäßstümpfe bedingt sind. Hinzu kommt die Schrumpfung der zirkulären Narbe. Je kleiner aber das Kaliber eines Gefäßes ist, um so stärker wird sich die Stenosierung

---

* Vortragender: M. Sperling-Würzburg

 M. Sperling und A. Wilhelm:

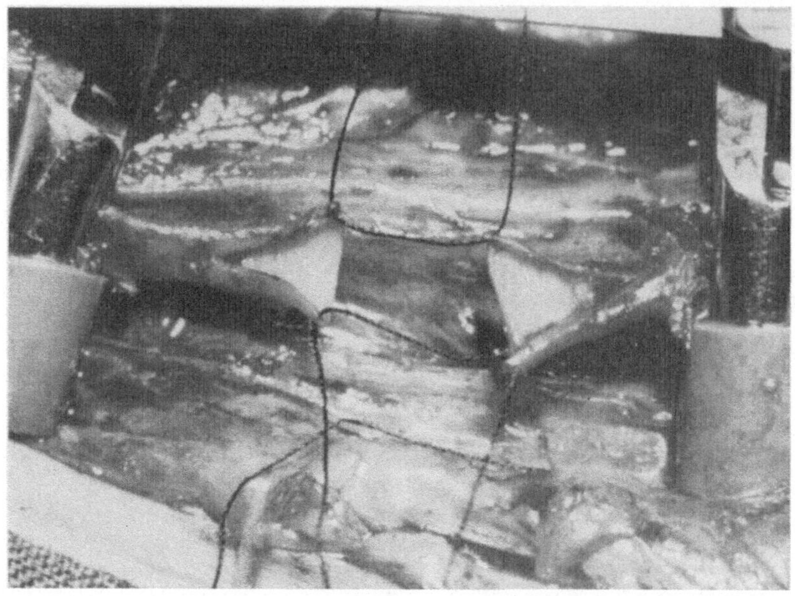

Abb. 1

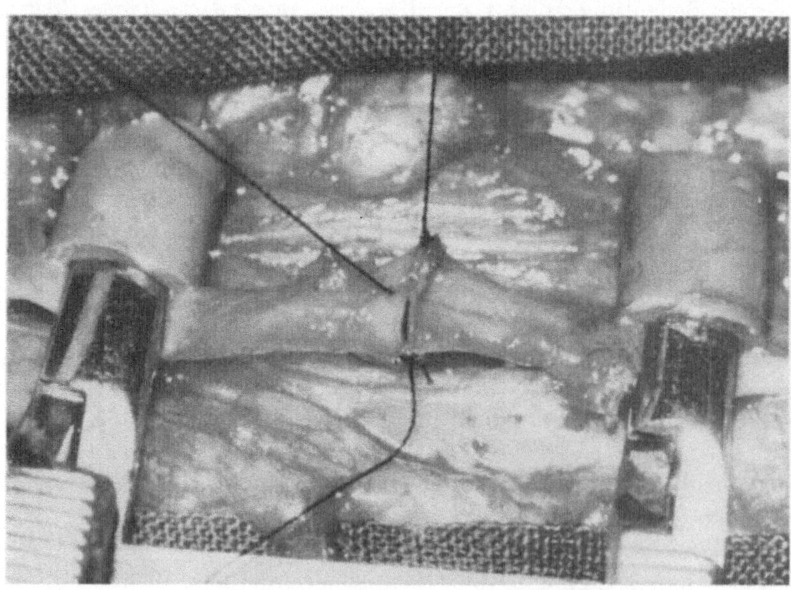

Abb. 2

auf die Strömung auswirken, da sich der Strömungswiderstand mit der vierten Potenz des Radius ändert.

In der letzten Zeit wurde über Nahtmethoden einer End-zu-End-

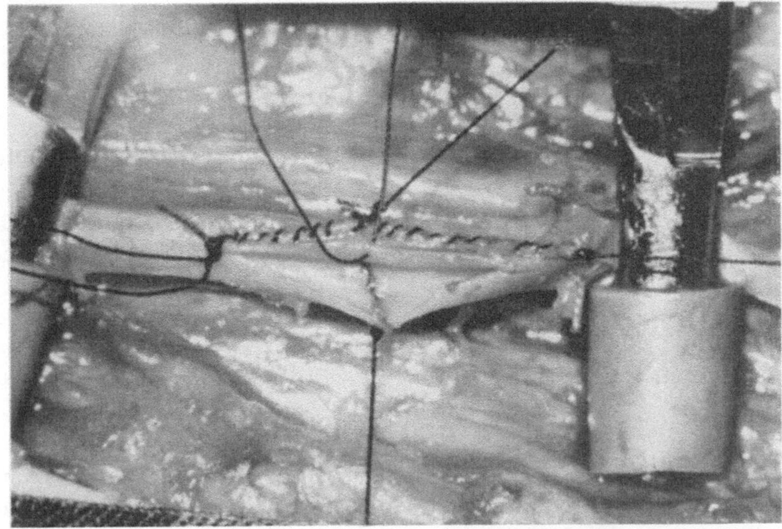

Abb. 3

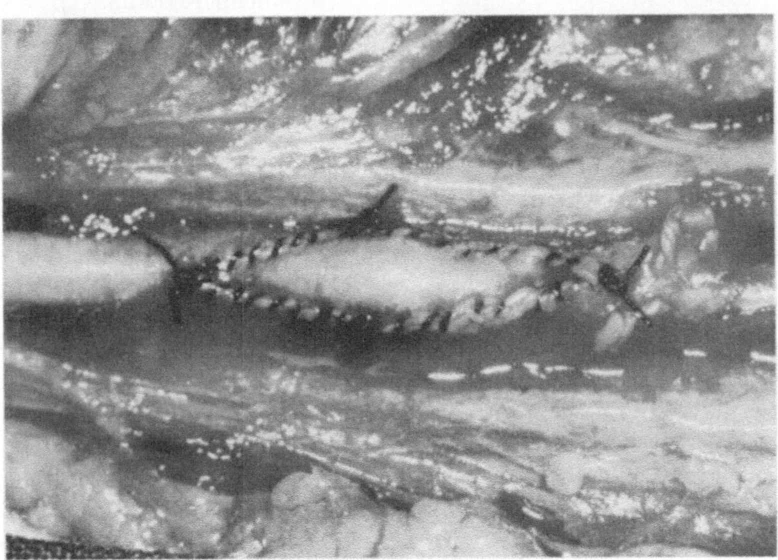

Abb. 4

Vereinigung von Gefäßen eines Kalibers bis zu 0,8 mm berichtet, jedoch sind diese Anastomosen mit Operationsmikroskopen und Spezialinstrumenten durchgeführt worden. Sichere Ergebnisse sind bislang nur mit entsprechenden Nähapparaten oder Spezialinstrumenten zu erzielen, für den praktisch tätigen Chirurgen eignen sich diese Verfahren daher nicht.

Es war unser Bestreben, eine *Nahtmethode zur Vereinigung von Gefäßen kleinen Kalibers* zu finden, die in jedem chirurgisch ausgerichteten Haus durchführbar und nicht an ein besonderes Instrumentarium oder verschiedene Prothesen gebunden ist.

Die Erweiterung einer Längsincision durch ein Streifentransplantat beim Verschluß von Arteriotomien zur Vermeidung einer nahtbedingten Einengung hat sich allgemein durchgesetzt. Dieses Prinzip haben wir bei der End-zu-End-Vereinigung von Gefäßen angewendet. Die Versuche wurden an der A. femoralis von Hunden vorgenommen. Das Kaliber der anastomosierten Gefäße betrug zwischen 1,5 und 3 mm.

Die durchtrennte Arterie wird an der Vorderwand in einer Ausdehnung von 5 bis 10 mm längsincidiert (Abb. 1). Nach der Drehung des Gefäßes in der Längsachse um 180° wird zwischen zwei oder drei Haltefäden die gesamte Gefäßcircumferenz als Hinterwand mit Matratzennaht vereinigt (Abb. 2). Wird nun das Gefäß in seine Ausgangslage zurückgedreht, so erkennt man eine rautenförmige Öffnung. In diese wird ein Streifentransplantat aus einer vorher entnommenen Vene mit überwendlicher Naht eingenäht (Abb. 3). Abb. 4 zeigt die fertiggestellte Anastomose. In Abb. 5 sehen Sie eine Angiographie 5 Monate nach der Gefäßnaht. Der Anastomosenbereich liegt zwischen der Markierung.

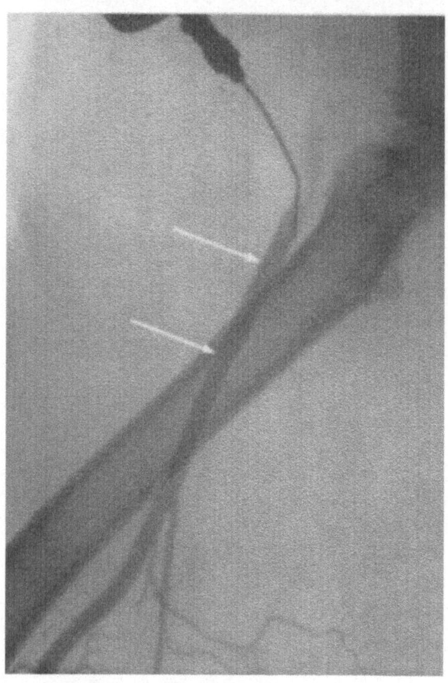

Abb. 5

Nach dieser Methode haben wir 14 Gefäßnähte im Tierexperiment durchgeführt. Von fünf Mißerfolgen sind zwei, und zwar zu Anfang der Versuchsserie, auf Nahtfehler zurückzuführen, drei Fehlergebnisse wurden durch die Versuchstiere verursacht, die ihre Wunden aufbissen, gefolgt von Blutung bzw. Thrombosen. Die weiteren Anastomosen sind bei einer Beobachtungszeit bis zu einem Jahr frei durchgängig. Inzwischen haben wir nach diesem Verfahren zweimal eine durchtrennte A. poplitea und einmal eine A. radialis bei Durchtrennung beider Vorderarmarterien mit Erfolg genäht.

Nach dem gleichen Prinzip hat auch Schamaun die A. mammaria interna mit der A. coronaria sinistra anastomosiert.

Als Nahtmaterial hat sich uns Flexafil von der Stärke 6×0 bewährt, als Streifentransplantat ist bei den englumigen Gefäßen ein Venensegment am besten geeignet.

Die beschriebene Nahtmethode mit Verwendung eines Streifentransplantates bietet den Vorteil, daß einerseits eine primäre Einengung der Anastomose vermieden und andererseits eine bei einfacher zirkulärer Vereinigung entstehende Naht und spätere Narbe unterbrochen wird, ein Gesichtspunkt, der in der plastischen Chirurgie zur Vermeidung von Narbenkontrakturen stets Berücksichtigung findet. Beide Faktoren wirken einer Strombahneinengung als häufigster Ursache der Thrombosierung entgegen. Diese Art der Gefäßnaht ist zudem an jedem chirurgisch eingerichteten Krankenhaus ohne besondere Hilfsmittel durchführbar.

Literatur

Chase, M. D., S. Schwartz, and Ch. Rob: Surg. Gynec. Obstet. **116**, 381 (1963).

Hafner, C. D., T. J. Fogarty, and J. J. Cranley: Surg. Gynec. Obstet. **116**, 417 (1963).

Jakobson, J. H. II, and E. L. Suarez: Surgical Forum, Clinical Congress 1960, Vol. XI, p. 243. Chicago: American College of Surgeons 1960.

Payr, E.: Arch. klin. Chir. **64**, 726 (1901).

Schamaun, M.: Angiology **15**, 322 (1964).

Wagner, B.: Langenbecks Arch. klin. Chir. **308**, 996 (1964).

Verhandlungsleiter: An sich liegt die operative Technik auf der Hand, aber es ist vorzüglich, daß sie experimentell erst gründlich erprobt worden ist.

166. Tierexperimentelle Untersuchungen über Mißerfolge der Arterienalloplastik

Von

W. Weber-Frankfurt/Main

Mit 3 Abbildungen

Die kritische Zeit nach Implantation einer Arterienprothese dauert offenbar bis zur vollständigen Ausbildung der Neointima. Danach soll die Thrombosegefährdung der Prothese derjenigen einer normalen Arterie entsprechen (Edwards 1957).

Daß dieser Idealzustand in der Regel in 4, 6 oder 9 Monaten erreicht wird, ist ein häufig verbreiteter Irrtum. Es wurde bezüglich der Erfolgssicherheit der Gefäßalloplastik damit eine Hoffnung genährt, die zumindest in dieser Form nicht zu begründen ist. Die grundlegenden Arbeiten über eine sog. Arteriogenese nach Implantation einer Arterienprothese von Linder, Heberer, Petry oder Schmitz dürfen nicht

dahingehend mißverstanden werden, daß Idealreaktionen in jedem Falle
einer Prothesenimplantation zu erwarten sind.

Bereits nach 30 Tagen kann man übrigens eine ausgereifte Neointima
mit durchgehender Endothelschicht finden (Vorweisung). Aber es
handelt sich hierbei um einen Ausschnitt 2 mm neben der proximalen
Anastomose. Schon 6 mm von der Anastomose entfernt ist dagegen nur
noch ein auslaufendes Endothel über dem schwach mit Fibroblasten
besiedelten Fibrin vorhanden (Vorweisung).

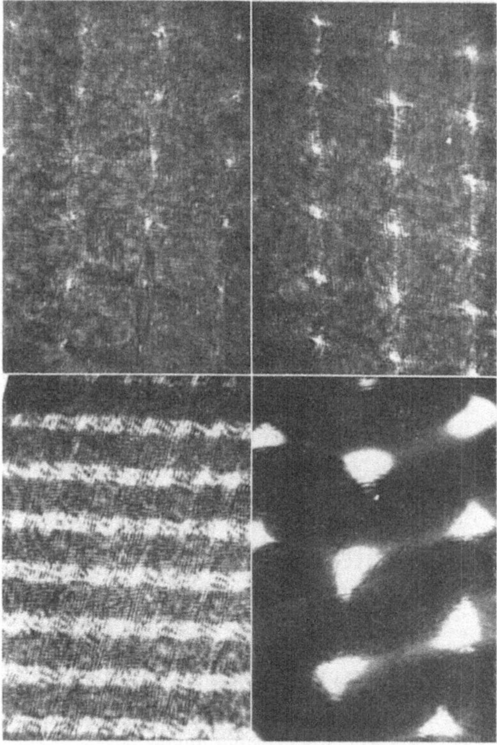

Abb. 1. Prothesenstoffe bei durchfallendem Licht, 25fach

Die bindegewebige Umwandlung des primären flächenhaften Wandthrombus zur Neointima ist also neben den Anastomosen am schnellsten
abgeschlossen. Diese von den Anastomosen ausgehende fibroblastische
Reaktion geht aber nicht weiter als 8 oder 10 mm und reicht auch zunächst nur für die dringliche Organisation der inneren Oberfläche des
roten Wandthrombus aus, während die tieferen Schichten des Fibrins
schon 4 oder 6 mm von den Anastomosen entfernt genauso wie die gesamte übrige Fläche langer Prothesen von Fibroblasten organisiert
werden, die durch die Textilmaschen von außen einwandern.

Mit diesen Erkenntnissen erhob sich schon früh die Frage nach der idealen Porosität einer Arterienprothese, deren Wand die zur Ausbildung der Neointima erforderliche Invasion von Fibroblasten nicht behindert, den primären Blutverlust nach Freigabe der Zirkulation durch das Transplantat aber begrenzt oder Spätblutungen verhindert.

In eigenen Versuchen wurden deshalb Textilgewebe aus Polyester von unterschiedlicher Porosität zur Herstellung der Prothesen verwendet. Einige davon sehen Sie auf der Abb. 1. Das Gewebe links unten (Abb. 1) besitzt eine 40fach höhere Porosität als das links oben dargestellte Textil. In der Versuchsreihe mit den Prothesen, die aus diesem weitaus

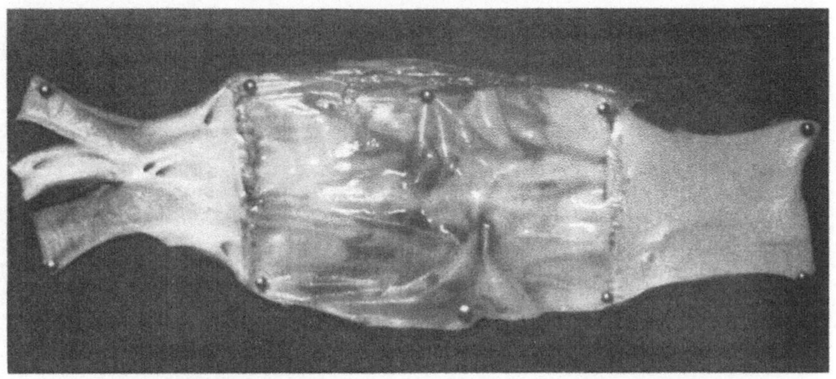

Abb. 2. Aufgeschnittene Prothese, 91 Tage nach der Implantation (Stoff Abb. 1, links unten)

dichtesten Textil hergestellt waren (s. Abb. 1 links oben), wurden bezüglich Ausbildung der Neointima die mit Abstand günstigsten Ergebnisse erzielt. In diesem Zusammenhang wird die Abbildung der heute oft verwendeten, gestrickten Dacronprothese von DE BAKEY interessieren (Abb. 1, rechts unten), die, wie Sie sehen, wesentlich größere Poren als die von uns untersuchten Stoffarten hat.

Die Feststellung, daß Prothesen aus dem dichtesten Gewebe (s. Abb. 1, links oben) die beste Ausbildung der Neointima aufweisen, muß zunächst überraschen, zumal bei diesen engen Poren von einer unbehinderten Fibroblastenpassage gar keine Rede sein kann. Selbst die 40fach porösere Prothesenwand (s. Abb. 1, links unten) stellt noch eine Behinderung für die Fibroblasteninvasion dar. 3 Monate nach der Implantation einer solchen Prothese findet sich neben jeder Anastomose ein bis zu 1,2 cm breiter Streifen einer weißen, ausgereiften Neointima, während die übrige Innenschicht im Zentrum der Prothese noch nicht voll organisiert ist (Abb. 2). Lediglich im Bereich der Prothesenlängsnaht mit den durch die Maschinennaht gesetzten größeren Poren erstreckt sich die weiße Neointima von proximal und distal zungenförmig weiter zum Zentrum und steht hier durch eine 2 mm breite Intimabrücke miteinander in Verbindung.

Ich darf Sie kurz optisch an folgendes erinnern: Aus dem ungefähr 1 mm dicken, flächenhaften roten Wandthrombus (Vorweisung) entsteht durch Fibroblasteninvasion von den Anastomosen aus und durch die Stoffporen die ausgereifte weißschimmernde Neointima (Vorweisung). Warum diese erstrebte Entwicklung an den porösesten Prothesen mit der von allen Versuchsreihen geringsten Behinderung der Fibroblasteninvasion am ungünstigsten verlief, zeigt stellvertretend für wiederholte Beobachtungen der nächste Versuch:

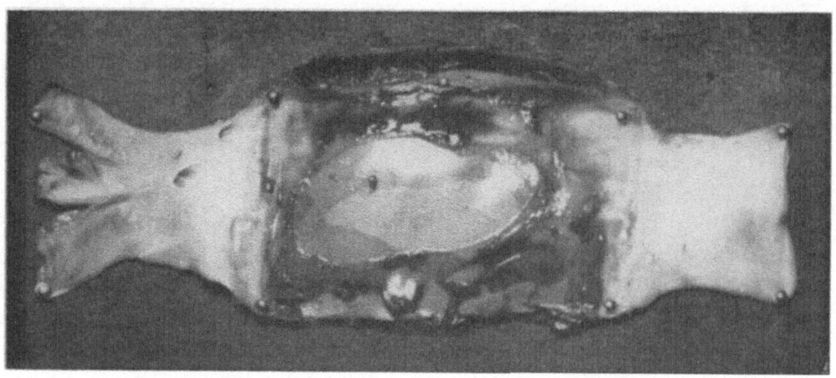

Abb. 3. Aufgeschnittene Prothese, 276 Tage nach der Implantation (Stoff Abb. 1, links unten)

Die 9 Monate nach der Implantation entnommene Prothese (Abb. 3) wird von einem Mantelhämatom eingehüllt, das sich ganz begrenzt spindelförmig von der proximalen bis zur distalen Anastomose erstreckt und deshalb sicher Folge einer diffusen Sekundärblutung durch die poröse Prothesenwand ist. Dieses Mantelhämatom verhindert die bindegewebige Organisation des flächenhaften roten Wandthrombus, der hier schon zum größten Teil fortgespült wurde. Nur neben den Anastomosen findet sich ein 4 bis 8 mm breiter Streifen Neointima, die über Bindegewebssepten fest mit der Prothese und der Adventitia verbunden ist (Vorweisung). Der lockere Fibrinbelag im Zentrum zeigt dagegen nur eine Besiedlung mit wenigen Bindegewebszellen (Vorweisung), und es ist eine Frage der Zeit, wann auch er vom Blutstrom fortgespült wird. Kleinere Stücke mag die periphere Zirkulation tolerieren. Die Ablösung größerer Thromben kann durch embolischen Verschluß der Prothese oder des peripher davon gelegenen Hauptgefäßes dagegen zum Mißerfolg der Methode führen. Zum Glück scheint das selten zu sein. In jedem Falle aber bietet die nackte innere Prothesenfläche keinen idealen Thromboseschutz.

Die Ergebnisse dieser Untersuchungen lassen sich auf die im Handel befindlichen Prothesen übertragen. Die Innenfläche dieser vor $5^1/_2$ Jahren implantierten gestrickten Dacronprothese von DE BAKEY ist nur zu ungefähr einem Drittel von einer am Stoff fest haftenden, spiegelnden, weißen Neointima bedeckt (Vorweisung), während die übrige Prothesenwand freiliegt. An einer Stelle findet sich hier sogar ein frischer roter Thrombus. Dabei handelt es sich nicht etwa um degenerative Wandveränderungen einer vorher intakten Neointima, sondern um die gleichen Auswirkungen eines Mantelhämatoms, wie wir sie eben sahen. Lediglich an Stellen, an denen das umgebende Gewebe der Prothese ohne Hämatomschicht fest anliegt, findet sich die glatte, weiße Intima, und hier zeigt sie auch keine degenerativen Veränderungen (Vorweisung).

Damit erhebt sich die Frage, welche Prothese man verwenden soll. Ideale Arterienprothesen gibt es bisher nicht, und es wird sie auch, zumindest bei der herkömmlichen Herstellungsweise, nicht geben können. Am zweckmäßigsten sind nach den eben mitgeteilten Beobachtungen diejenigen mit der dichtesten Wand, also gewebte Prothesen aus Dacron der Teflon. Ich weiß natürlich, daß ihre Anwendungsmöglichkeiten, z. B. infolge Ausfransens bei der Naht oder anderer textiltechnischer Mängel begrenzt sind und ich übersehe keinesfalls die Tatsache, daß auch das Prothesenlager an Mißerfolgen der „Arteriogenese" nicht unschuldig ist und die Ausbildung eines Hämatoms auch durch Redon-Drainagen nicht vermieden werden kann.

Um so wichtiger sind für uns in Zukunft Mitteilungen über Fehlheilungen implantierter Arterienprothesen am Menschen, auch wenn es sich dabei nur um Einzelbeobachtungen handelt.

167. Arteriell bedingte venöse Abflußstörungen

Von

G. Rau-Köln (a. G.)

Gegenstand der Erörterung sollen nicht die venösen Abflußstörungen sein, die in akuter oder chronischer Form in Verbindung mit arteriellen Durchblutungsstörungen auftreten, dabei die Indikation zur Wiederherstellung erschweren oder den postoperativen Verlauf komplizieren, auch nicht die venösen Stauungen, wie sie als Kompressionseffekt zum Bild des arteriellen Aneurysmas gehören. Vielmehr soll auf einige Punkte hingewiesen werden, die bei der Beurteilung venöser Abflußstörungen im Rahmen kongenitaler oder erworbener arterio-venöser Fisteln zu berücksichtigen sind.

F. P. WEBER hat 1907 und 1918 unter der Bezeichnung „Hemangiectatic Hypertrophy of Limbs" ein Krankheitsbild beschrieben, das durch die Tetrade: Verstärktes Längenwachstum einer Extremität, Varicen, Naevus und klinisch nachweisbare Zeichen des arterio-venösen Kurzschlusses gekennzeichnet ist. Die Varicen und die in der Folge häufig auftretenden venösen Komplikationen sind Folge des durch den Kurzschluß bedingten venösen Hypertonus, der über die Ektasie und die Klappeninsuffizienz der Venen zum Vollbild des varicösen Symptomkomplexes führen kann. Während sich große Kurzschlußverbindungen schon durch die klinische Untersuchung (Palpation, Auskultation) feststellen und lokalisieren lassen, gelingt der Nachweis bei leichten Formen nur durch Arteriographie.

Unseres Erachtens zu Unrecht werden mit diesem Krankheitsbild immer wieder die Namen von M. KLIPPEL und von P. TRÉNAUNAY in Verbindung gebracht, denn das von ihnen 1900 als „Naevus variqueux osteohypertrophique" geschilderte Krankheitsbild beinhaltet keinen arterio-venösen Kurzschluß. Bei klinisch weitgehend ähnlicher Erscheinung — gemeinsam sind den Krankheitsbildern die Hemihypertrophie, die Varikose und der Naevus — liegen pathophysiologisch grundsätzlich verschiedene Ursachen zugrunde. Weder klinisch noch arteriographisch ist beim Klippel-Trénaunay-Syndrom ein echter arterio-venöser Kurzschluß nachzuweisen. Dagegen lassen sich — unterzieht man die Kranken konsequent einer phlebographischen Untersuchung — häufig angeborene Stenosen oder Agenesien der tiefen Unterschenkelvenen, der Venae poplitea, femoralis oder iliaca aufdecken, worauf besonders französische und spanische Autoren (SERVELLE, JOUVE, LANGERON, MARTORELL) hingewiesen haben. Gelegentlich im Arteriogramm an einer verfrühten Venenfüllung erkennbare kleinste arterio-venöse Kommunikationen sind — wir teilen die Ansicht von MALAN und LANGERON — Folge, aber nicht Ursache der venösen Drucksteigerung. Aber selbst, wenn man das Argument nicht ganz von der Hand weisen kann, daß zwischen den reinen Formen der beiden Krankheitsbilder Übergänge existieren, ist es im Interesse einer sauberen Diagnose und der sich daraus ergebenden Therapie und Prognose wünschenswert, die beiden Gruppen möglichst scharf voneinander zu differenzieren, wie sich auch andere mit ähnlichen Gefäßmißbildungen einhergehende Krankheitsbilder (VON HIPPEL — LINDAU; STURGE — WEBER — KRABBE) davon abtrennen lassen. Die einseitige Gliedmaßenverlängerung tritt nicht nur bei arterio-venösem Kurzschluß und kongenitaler Venenanomalie auf, sondern auch bei erworbenen venösen Abflußstörungen, sofern sie nur vor Verschluß der Epiphysenfugen wirksam sind. Gemeinsam sind den drei Situationen die venöse Stase und das verminderte Sauerstoffangebot, zwei Faktoren, die INGEBRIGTSEN experimentell in den Epiphysenfugen nachgewiesen und als Ursache des vermehrten Wachstums diskutiert hat.

Die venöse Abflußstörung der erworbenen arterio-venösen Fistel traumatischer Genese entspricht pathophysiologisch der eben geschilderten des F. P. Weber-Syndroms. Zusätzlich können aber zwei weitere Faktoren Bedeutung erlangen:

1. Die fistelverursachende Verletzung kann eine Venenthrombose auslösen, wodurch die Abflußstörung von Anfang an kombiniert funktionell und mechanisch ist.

2. Die abführende Vene wird bei lange bestehenden Fisteln infolge der regelmäßig auftretenden Ektasie der zuführenden Fistelarterie komprimiert, die anfangs unter Umständen rein funktionelle Abflußstörung durch zunehmende mechanische Behinderung verstärkt. Eine Kompression dieser Art ist am ehesten an den anatomisch fixierten Stellen der Gefäßscheide: Im Hunterschen Kanal, in der Lacuna vasorum der Leistenbeuge und im Bereich der oberen Thoraxapertur zu erwarten. Im Arteriogramm fällt der Kompressionseffekt entweder indirekt auf, indem das Kontrastmittel nicht über die Fistelvene, sondern über ausgedehnte venöse Kollateralnetze abfließt, oder er läßt sich direkt darstellen, wenn noch ein Teil des Kontrastmittels über die Fistelvene abgeführt wird. Wir konnten das Phänomen unter 14 arterio-venösen Fisteln, die länger als 10 Jahre bestanden hatten, sechsmal nachweisen.

Ich fasse zusammen: Die bei kongenitalen und erworbenen arterio-venösen Fisteln auftretende Varikose ist sekundärer Natur und Folge der durch den Kurzschluß bedingten krankhaften Hämodynamik. Von der kongenitalen Form (F. P. Weber-Syndrom) sollte das klinisch ähnliche Bild des Klippel-Trénaunay-Syndroms abgetrennt werden, dem primär kein arterio-venöser Kurzschluß, sondern eine Venenanomalie, also ein mechanisches Abflußhindernis, zugrunde liegt. Zur Klärung der Diagnose und der Hämodynamik ist bei jeder unklaren unilateralen Varikose ohne klinischen Hinweis auf arterio-venösen Kurzschluß neben dem Phlebogramm ein Arteriogramm erforderlich. Bei der venösen Abflußstörung chronischer, traumatischer arterio-venöser Fisteln sollte man zusätzlich eine Abflußbehinderung infolge primärer Venenthrombose oder sekundärer Kompression der Vene durch die ektatische Fistelarterie in Erwägung ziehen.

Literatur

BOURDE, C., E. BOURDONCLE et A. JOUVE: Arch. Mal. Coeur 8, 775 (1955).
INGEBRIGTSEN, R., J. KROG, and S. LERAND: Acta chir. scand. **125**, 308 (1963).
JOUVE, A., et C. BOURDE: Symposium sur les interactions artério-veineuses, Société d'Angiologie 1957, 31. März.
LANGERON, P., B. DELECOUR et R. VOGEL: J. Sci. méd. Lille **82**, 415 (1964).
MALAN, E.: Arch. Surg. **77**, 783 (1958).
MARTORELL, F., and J. MONSERRAT: Angiology **13**, 265 (1962).
SCHNYDER, U. W.: Arch. Derm. Syph. (Berl.) **198**, 51 (1954).

Servelle, M.: Pathologie vasculaire médicale et chirurgicale. Paris: Masson & Cie. 1952.

—, C. Cornu, P. Laurens, J. Forman, F. Bouchard et Y. Thépot: Sem. Hôp. Paris **36**, 2580 (1960).

Verhandlungsleiter: Durch Überschreitung der Redezeiten bleibt uns die halbe Stunde für die Diskussion nicht. Ich werde nun nach diesem kommenden Vortrag zunächst einmal die Kritik zu dem bisher Gehörten ablaufen lassen und dann Herrn Heberer das Schlußwort geben. Wenn dann noch Zeit ist, können wir die anderen Vorträge noch hören.

168. Eine Methode zum plastischen Ersatz größerer Venen

Von

K. Dost-Freiburg i. Brsg.

Mit 5 Abbildungen

Vor Ihrem Kreis braucht nicht besonders dargelegt zu werden, welche Möglichkeiten die Chirurgie der Arterien seit mehreren Jahren bietet. *Während für die arterielle Strombahn* Operationsverfahren entwickelt werden konnten, die heute beinahe schon als klassisch gelten dürfen, gibt es bislang keine befriedigende Methode, um im Bereich der Venen rekonstruktiv zu operieren. Immer wieder durchgeführte Versuche, bei Kranken oder im Tierexperiment Venen plastisch zu ersetzen oder zu überbrücken, blieben nur ausnahmsweise erfolgreich. *In der Regel kommt es* zu Frühthrombosen im Bereich des Transplantats.

Warum geht es bei den Arterien und bei den Venen offenbar nur schlecht?

Betrachtet man die von Virchow als thrombosebegünstigend angesehenen drei wesentlichen Faktoren — Gefäßwandschädigung, humorale Gründe, Blutstromverlangsamung — so bleibt beim Vergleich zwischen Arterie und Vene nur die unterschiedliche Blutstromgeschwindigkeit übrig. Könnte man die relativ kleine Blutstromgeschwindigkeit in der zu operierenden Vene anheben, sollte die Gefahr der Frühthrombose geringer werden.

Von der ausgiebig untersuchten Pathophysiologie der arterio-venösen Fistel weiß man, daß es in dem fistelnahen Anteil der Vene zu einer erheblichen Drucksteigerung kommt. *Da der Venendruck vor dem rechten Herzen* schon wieder den normalen Wert von rund 0 aufweist, ist zu erwarten, daß es wegen der durch die Fistel hervorgerufenen erheblichen Druckdifferenz zwischen fistelnahem und herznahem Venenanteil zu einer Erhöhung der Blutflußgeschwindigkeit kommt.

Da das Blut nach Anlegung einer arterio-venösen Fistel in dem proximal der Fistel gelegenen Venenanteil nach dieser Überlegung schneller

herzwärts strömt als normalerweise — sofern gewisse Bedingungen an
die Größe der Fistel eingehalten werden —, erhofften wir uns eine gerin-
gere Thromboseneigung und eine gute Chance für einen rekonstruktiven
Eingriff in diesem Bereich.

Unsere Hypothese sollte durch das Experiment erhärtet werden: *Bei
Hunden* haben wir eine arterio-venöse Fistel angelegt, anschließend einen
Teil der proximal der Fistel gelegenen Vene reseziert und durch eine Prothese ersetzt. Wir glaubten, daß, wenn die Prothese tatsächlich offenbleibt,
eine Auskleidung des Transplantats mit einer neuen Intima eintritt, wie

es VORHEES, JARETZKI und BLAKEMORE
[(1952 und ausführlicher, PETRY und HEBE-
RER (1957)] für Arterientransplantate nachgewiesen haben.

Zur Erläuterung des Operationsprinzips
sehen Sie auf dieser kleinen Skizze (Abb. 1)
hier die arterio-venöse Fistel. Oben ist das
Herz zu denken. Ein großer Teil des Blutes
strömt, kurzgeschlossen, herzwärts. Proximal der Fistel der resezierte Venenanteil
und die eingepflanzte Prothese.

Nach Ausbildung einer Neointima, die die
Unebenheiten des Transplantats und die
Nahtstellen überhäutet, müßte die Protektion durch die Fistel mit dem schnelleren
Blutstrom wegfallen dürfen, ohne daß es
dann noch zu einer Thrombose kommen
sollte. Wir haben also in einem weiteren
Experiment die arterio-venöse Fistel wieder
verschlossen. *Der Fistelverschluß* wäre im Hinblick auf eine etwaige
Anwendung der Operationsmethode beim Menschen auch notwendig,
da eine arterio-venöse Fistel auf die Dauer bedeutende nachteilige Auswirkungen auf Herz und Kreislauf hat.

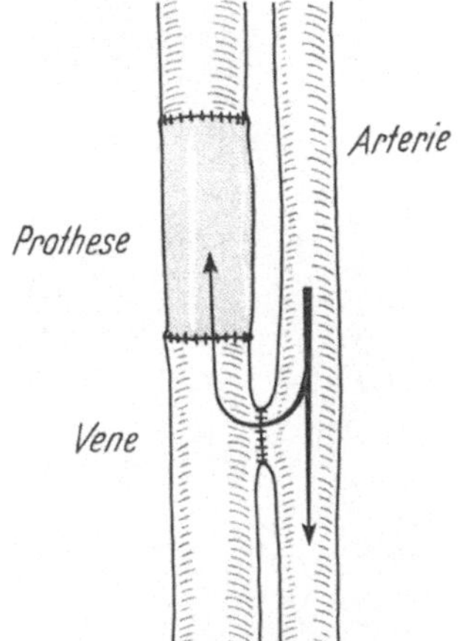

Abb. 1. Erläuterung des Operationsprinzips. Oben ist das Herz zu denken. Ein Großteil des arteriellen Blutes strömt, durch die arterio-venöse
Fistel kurzgeschlossen, direkt in die
Vene und zum Herzen zurück

Aus der Literatur ist ersichtlich, daß die schlechtesten Ergebnisse bei
Venenplastiken mit *Kunststoff*prothesen zu erzielen waren. Relativ am
besten ging es noch mit autologen Venentransplantaten. Weiterhin waren
die schlechtesten Ergebnisse bei Operationen im Bereich der Vena cava
abdominalis zu verzeichnen.

Um unsere Arbeitshypothese möglichst kritisch zu prüfen, haben
wir beide ungünstigen Bedingungen für unsere Versuche gewählt: *Die
Hundeoperationen* wurden im Bereich der Vena cava abdominalis durchgeführt; *als plastischer Venenersatz* wurden Prothesen aus gestricktem
Dacron verwendet.

Bei Durchsicht der Literatur fanden wir über 90 Hundeoperationen aus acht Arbeitskreisen berichtet, bei denen Kunststoffprothesen im Bereich der Vena cava abdominalis mit der herkömmlichen, von der Arterienchirurgie übernommenen Technik, eingepflanzt worden waren. Von den 90 eingesetzten Prothesen blieben zehn Prothesen offen. Das entspricht einer Erfolgsrate von 11,1%.

Nun zu den Ergebnissen: *Wir haben 23 Bastardhunde* operiert, von denen drei gleich nach der Operation starben, zwei wegen einer beinahe kompletten Atelektase beider Lungen, einer wegen eines Platzbauches. *Von den verbleibenden 20 Hunden* bot ein Hund eine Frühthrombose, ein

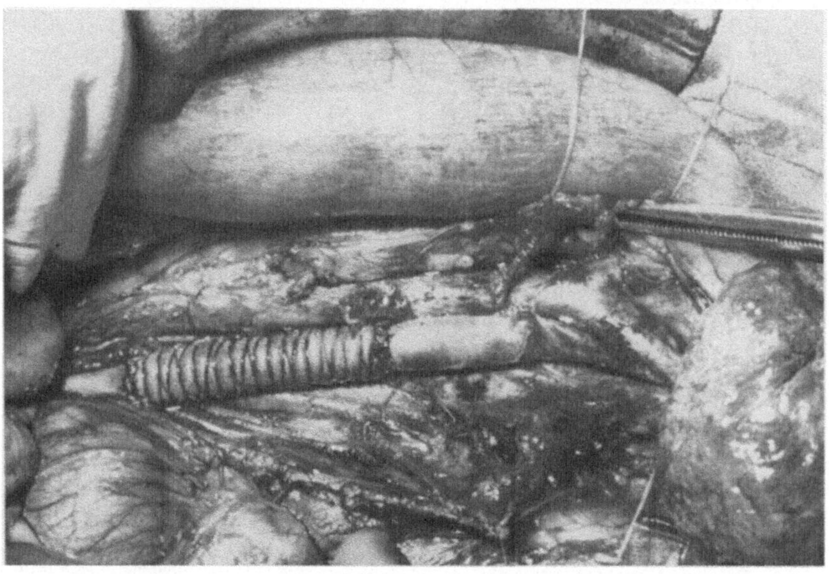

Abb. 2. Operationssitus. Oben querverlaufend das Colon sigmoideum. Parallel darunter die Aorta. Rechts in Bildmitte die Aortengabel. Davon links im Bild einige schwarze Nähte, die die Vorderwand der arterio-venösen Fistel darstellen. In der Vena cava inferior die Prothese aus gestricktem Dacron

weiterer eine das Prothesenlumen verengende Wandthrombose. *Die übrigen 18 Hunde* zeigten eine frei durchgängige Prothese mit einer spiegelnd glatten Innenauskleidung.

Sie sehen den Operationssitus (Abb. 2). Dies ist die Aorta mit ihrer Gabel, darunter die Vena cava inferior. Hier erkennen Sie die eingepflanzte Dacronprothese und distal davon, wenn man genau hinsieht, einige schwarze Nähte. Es handelt sich hierbei um die Vorderwand der arterio-venösen Fistel.

Der Gefäßschlitz für die Seit-zu-Seit-Anastomose, durch die die Fistel geschaffen wurde, betrug zwischen 4 und 14 mm, zumeist zwischen 7 und 8 mm. Die Länge der eingesetzten Prothese war zwischen 2,5 und 6,0 cm, im Durchschnitt 3,9 cm.

Bei acht Hunden haben wir 3 bis 5 Wochen nach der Operation die Fistel operativ wieder verschlossen. Alle Hunde zeigten auch nach dem Fistelverschluß bis zu ihrer Tötung frei durchgängige Prothesen.

Die Hunde wurden eine Woche bis 8 Monate nach der ersten Operation getötet und ihre Prothesen histologisch untersucht. Ein Hund lebt noch seit 16 Monaten. Ich möchte Ihnen zum Schluß noch zwei Diapositive aus der Reihe der lückenlos vorliegenden Histologie zeigen. In Abb. 3 erkennen Sie auf der Innenfläche der Prothese, schon nach einer Woche

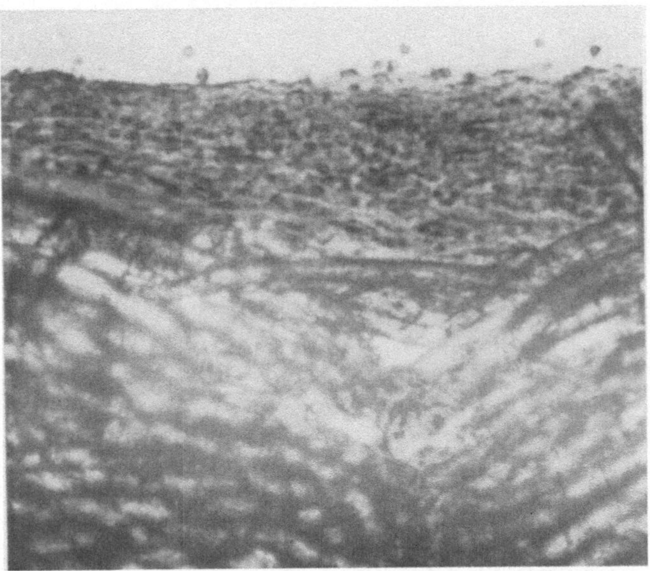

Abb. 3. Vena-Cavaprothese nach einer Woche. Vergrößerung 320fach. Unten im Bild die Fasern des gestrickten Dacrons. Darüber die Innenauskleidung, die zu diesem Zeitpunkt aus einer lockeren Anhäufung bindegewebiger Zellen besteht

hier, eine lockere Ansammlung von Zellen bindegewebigen Ursprungs. Analog zur Genese der Innenauskleidung bei Arterientransplantaten transformieren sich die Zellen im Bereich der innersten Zellschicht und bilden nach einigen Wochen, hier nach 10 Wochen (Abb. 4), eine histologisch nachweisbare Neointima aus. Hier, dicht unterhalb des Endothels, die subendotheliale Fibrocytenzone, wie sie PETRY und HEBERER bei der Einheilung ihrer Aortentransplantate gesehen haben.

Daß es sich bei der Innenauskleidung tatsächlich um eine neue Intima handelt, soll das letzte Bild (Abb. 5) belegen. Es handelt sich hierbei um ein Häutchenpräparat, das nach der Technik von SINAPIUS gewonnen wurde. Das innerste Häutchen der Prothesenauskleidung ist von seiner Unterlage losgelöst auf den Objektträger gebracht worden, so daß man eine Aufsicht der Intima gewinnt.

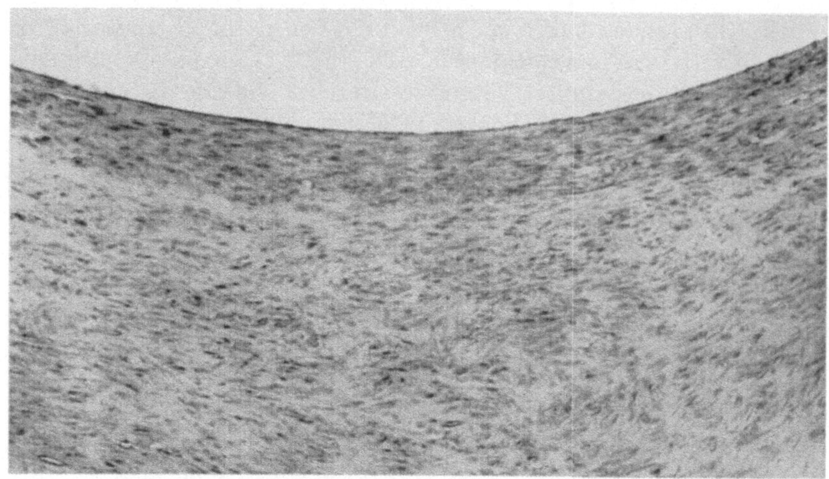

Abb. 4. Vena-Cavaprothese nach 10 Wochen. Vergrößerung 160fach. Ausschnitt aus der Innenauskleidung der Prothese. Zum Lumen hin der gleichmäßige Saum der Neointima. Darunter die subendotheliale Fibrocytenzone

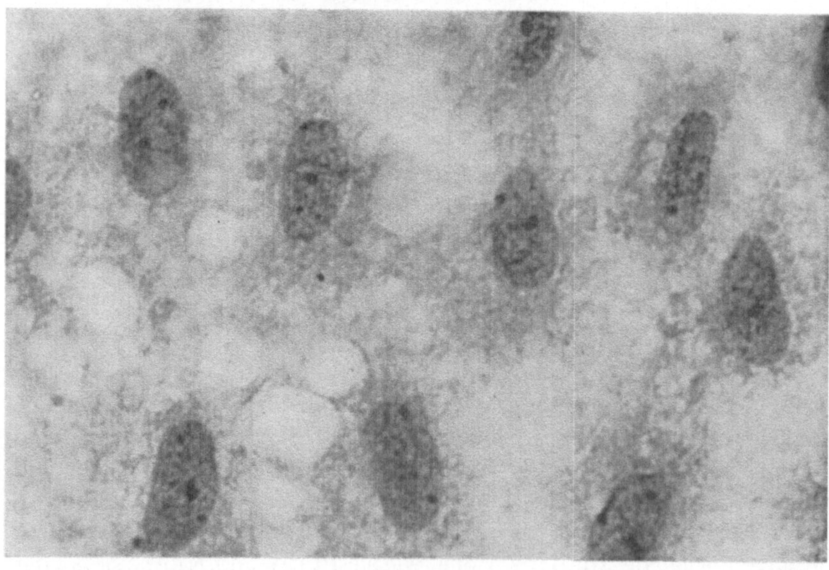

Abb. 5. Häutchenpräparat nach Sinapius. Vergrößerung 1600fach. Das innerste Häutchen ist, von seiner Unterlage losgelöst, auf den Objektträger gebracht worden, so daß man eine Aufsicht der Intima gewinnt. 19 Wochen nach Operation

Über weitere Untersuchungen — angiographische Darstellungen und Kreislaufmessungen — kann hier nicht berichtet werden, da die Zeit nicht reicht.

Schließlich möchte ich berichten, daß wir inzwischen unseren ersten Patienten mit der Eistelmethode operiert haben. Es handelte sich um einen

33jährigen Mann nach einer Leistenbruchoperation mit einem chronisch-thrombotischen Verschluß der Vena femoralis und der Vena iliaca in der Ausdehnung von etwa 15 cm mit einem ausgeprägten postthrombotischen Syndrom. Die Operation liegt inzwischen 6 Monate zurück. Das hier eingepflanzte By-pass-Transplantat zeigte sich bei einer kürzlich angefertigten Venographie durchgängig. *Der Mann ist beschwerdefrei* und kann wieder arbeiten.

Verhandlungsleiter: Wir wollen jetzt einmal unterbrechen und eine *Diskussion* durchführen. Ich bitte Herrn HEBERER!

Aussprache

G. HEBERER-Köln: Ich glaube, die Vorträge von heute morgen haben wohl eindeutig ergeben, daß man allgemein mit dem alloplastischen Arterienersatz sehr zurückhaltend sein soll.

Wenn ich zusammenfasse: Am peripheren Arterienabschnitt hat sich ergeben, daß die direkte und die indirekte Desobliteration mit der Ringsonde zur Diskussion stehen. Nicht erwähnt wurde die Venenumleitung, ein Verfahren, das meines Erachtens in Deutschland bisher zu wenig durchgeführt wird. Im Ausland liegen dagegen Spätergebnisse von LINTON vor, die sehr gut sind. Ich glaube, erst in weiteren 5 Jahren können wir uns darüber unterhalten: Ist das Desobliterationsverfahren oder die Venenumleitung von der A. femoralis zur A. poplitea wirklich das überlegene Verfahren?

Nun zur Frage: Direkte oder indirekte Desobliteration? Unser Standpunkt im Augenblick: Bei kleinstreckigen Verschlüssen im Femoralisbereich bin ich für das direkte Verfahren, Erweiterungsplastik mit Streifen aus der Vena saphena magna; bei langstreckigen Stenosen für das halbgeschlossene Verfahren mit der Ringsonde. Ich verweise auf den Film von Herrn CARSTENSEN. Nur im Gegensatz zu ihm machen wir zur Freilegung lieber zwei getrennte Incisionen, oben und unten, was auch Herr VOLLMAR schon erwähnte. Wir führen meist die Querincisionen an der A. femoralis und A. poplitea aus und benutzen nach Möglichkeit keine Erweiterungsplastik, sondern führen den direkten Verschluß aus, indem man einen Katheter in das Gefäßlumen einschiebt. Eine Methode, die wir früher oft durchgeführt haben, auch bei der Oesophagusatresie, womit man das kleine distale Lumen erweitern und eine zirkuläre Naht besser anlegen kann. Also Querincisionen am Gefäßsystem, direkter Verschluß, wenn es irgendwie geht!

Aorta-Iliaca-Bereich: Ich greife zurück auf Herrn VAN DONGEN, der aber, wie ich herauszuhören glaube, auch heute noch zu der alloplastischen Umgehungstransplantation neigt, und auf Herrn VOLLMAR, der fast ausschließlich die Desobliteration auch im Aorta-Iliaca-Bereich erzwingen möchte. Unser Standpunkt: 1961/62 habe ich ausschließlich die Umgehungsplastik gemacht, bin dann 1963 etwas und 1964 mehr und mehr davon abgegangen, 1965 führten wir praktisch nur noch die Desobliteration durch.

Eine Komplikation sei erwähnt, die gegen die Ansicht von Herrn VOLLMAR spricht, beim Iliacaverschluß nur von einer Femoralisincision aus mit der Ringsonde die Iliaca-communis- und -externa-Desobliteration durchzuführen. Wir haben es ebenfalls vor 6 bzw. 8 Wochen versucht und erlebten zweimal Perforationen bei chronischen Verschlußkrankheiten, da die Verkalkung eindeutig in der Intima und Media war. Das spricht auch dafür, daß man nicht sagen kann: Heute nur Desobliteration oder nur Alloplastik, was auch aus einigen Vorträgen hervorging. Ich würde sagen: Man soll unbedingt der Desobliteration auch im Iliacabereich den Vorzug geben. Wir führen sie zur Zeit grundsätzlich aus, möchten aber die Ringsonde doch gern fühlen und sehen, wenn es irgendwie geht. Ist es ein umschriebener Prozeß (Iliaca externa), liegt der Verschlußprozeß noch nicht sehr lange zurück, glaube ich, daß man es mit einer einzigen Incision von der A. femoralis aus mit der Ringsonde versuchen kann. Liegt der Prozeß länger zurück, geht es bis an die Bifurcatio aortae, dann soll man stets entweder extraperitoneal oder transperitoneal noch die Gefäßgabel freilegen und die Ringsonde unter Sicht von Gefäßgabel zu Gefäßgabel anwenden.

Zur Frage Erweiterungsplastik an der Aorta: Nach Möglichkeit führen wir sie im Gegensatz zu VAN DONGEN, nicht durch. Man braucht sie nicht. Meist führen wir die direkte Naht nach der Thrombendarteriektomie aus. Im Bereich der A. iliaca communis wenden wir nach der direkten Desobliteration die Erweiterungsplastik mit alloplastischen Streifen an. Aus dem Schrifttum ist bekannt, daß die Erweiterungsplastik auch mit Venen nach Jahren keine aneurysmatische Dilatation ergeben hat, selbst im abdominalen Aortenbereich. CH. ROB benutzte die Vena saphena magna auch für den Ersatz der A. iliaca externa und zur Umleitung von der Aorta zur A. renalis. Ich habe darüber keine Erfahrung.

Zu Herrn HOFFHEINZ noch ein Wort: Selbstverständlich muß man auf die postoperative metabolische Acidose achten. Klinische Regel: Vor einem größeren Eingriff beim Patienten mit einer degenerativen Gefäßerkrankung Ionogramm vor der Operation und unbedingt p. op.

Zum Zeitfaktor der Aortenabklemmung: 2 Std für die Aortenabklemmung unterhalb der Nierenarterien halte ich ebenfalls für die obere Grenze, auf keinen Fall länger!

Nierenarterienstenose: Zu Herrn BRUNNER. Ich möchte seine Ausführungen unterstreichen. Wir haben über 40 Pat. mit Nierenarterienstenosen und Hochdruck bisher beobachtet. Äußerste Zurückhaltung gegenüber einer Operation scheint im höheren Lebensalter geboten und wenn der Hochdruck bereits zu lange besteht, da die andere Niere arteriolosklerotische Veränderungen aufweist und der Hochdruck nicht absinkt.

Zum Anzapfsyndrom: Ein schöner Beitrag. Wir haben jetzt ungefähr 12 Pat. operiert. Ich glaube, man soll auch bei einer A.-subclavia-Verletzung, wenn man nicht wiederherstellen kann, und distal des Truncus brachiocephalicus unterbinden muß, zusätzlich schon prophylaktisch besonders bei jüngeren Pat. die Ligatur der A. vertebralis durchführen, um damit ein späteres Anzapfsyndrom zu vermeiden.

H. EUFINGER-Saarbrücken: Ich möchte nur ganz kurz Herrn DOST beglückwünschen zu seinen schönen experimentellen Untersuchungen und zu dem analogen Erfolg beim Menschen. Wie ich in meinem Referat ausführte, ist ein Hauptgrund des Verschlußes der Gefäßprothesen bei Venen die verlangsamte venöse Strombahn bzw. der niedrige Druck in der venösen Strombahn. Nur weiß ich nicht — die Hauptschwierigkeit bei der Transplantation einer Vene bereitet ja die Vena cava inferior —, ob wir beim Menschen eine Anastomose zwischen Aorta und Vena cava, also eine Fistel, zwischen diesen beiden großen Körpergefäßen, ohne Rückwirkung auf den Kreislauf durchführen können. Das ist noch die große Frage. Ich möchte mich persönlich bisher noch nicht dazu entschließen. Peripher kann man es vielleicht machen.

G. CARSTENSEN-Mülheim/Ruhr: Wir haben den kleinen Zugang ganz bewußt verlassen, und zwar aus folgendem Grund: Wir eröffnen die Arterie dort, wo sie die stärkste Verkalkungsspange aufweist. Sie können niemals von außen bereits bestimmen, wo sich im Arterienverlauf — im allgemeinen im Adduktorenkanal — diese Stelle befindet. Man trifft nicht selten ein enges Segment an, das Ausgangspunkt einer später langen Stenose geworden ist. Deswegen haben wir auf die „Knopflochchirurgie" verzichtet und bevorzugen den übersichtlichen Zugang, was auch durchaus den allgemeinen Regeln der Gefäßchirurgie entspricht: die breite übersichtliche Exposition. Wir haben es noch nicht bedauern müssen, daß wir so vorgegangen sind.

Längsincision oder Querincision? Bei kleineren Arterien macht man Incisionen an einem Kaliber von etwa 4mm. Da möchte ich doch eine kleine Längsincision mit Streifen vorziehen und nicht die Querincision. Ob man bei einer Querincision an einem kleinen Kaliber nach der Naht nicht doch eine kleine Stenose bekommt, das ist sehr die Frage.

Und schließlich Herr PIZA! Ich möchte Ihnen voll beistimmen und ebenfalls die adventitianahe Thrombendarteriektomie befürworten. Wir haben auch sehr gute Erfahrungen gemacht. Im Zweifelsfall möglichst viel von der Media entfernen.

J. VOLLMAR-Heidelberg: Ich möchte zunächst gerne Herrn HEBERER erwidern. Es ist nicht so, daß wir die Desobliteration aorto-iliacaler Verschlüsse zu erzwingen suchen. Davon kann gar keine Rede sein. Vielmehr beschränken wir — wie gesagt — die Thrombendarteriektomie auf bestimmte Verschlußtypen. Dazu gehört u. a. auch der kurzstreckige isolierte Verschluß der Iliaca externa. Dieser kann bei den meisten Fällen von einer einzigen Incision an der Femoralisgabel aus retrograd ausgeschält werden, ohne daß es notwendig ist, das obere Verschlußende zusätzlich freizulegen. Nur diese Fälle eignen sich für diese geschlossene Methode. Ergeben sich Zweifel, ob die Strombahn vollständig desobliteriert ist, legen wir auch hier retroperitoneal die Iliacagabel frei. Im übrigen vertreten wir den Standpunkt, daß Kunststoff-By-pass und Desobliterationsverfahren nicht konkurrierende, sondern sich ergänzende Methoden darstellen.

Nun zu Herrn CARSTENSEN: Ich möchte mich nachdrücklich zu der — wie er sagte — „Knopflochchirurgie" bekennen. Es ist viel schonender und zeitsparender, bei femoro-poplitealen Verschlüssen lediglich die obere und untere Verschlußgrenze durch einen kleinen Schnitt freizulegen. Sie gaben weiterhin die Empfehlung, die Arterie am Orte der stärksten Kalkeinlagerung zu eröffnen. Damit ergibt sich aber — nach Ihrem Film zu schließen — die Notwendigkeit peripherwärts in orthograder Richtung einen Ringstripper einzuführen. Ich möchte sehr davor warnen, blind orthograd in Blutstromrichtung auszuschälen. Es sollte meines Erachtens nach wie vor als Regel gelten, die distale Desobliterationszone unter Sicht des Auges zu revidieren. Hier bleibt ein Intimastumpf in Gegenstromrichtung zurück, der leicht disseziert. Es gibt eine Ausnahme: das sind Streifenplaques; sie lassen sich ungestraft orthograd geschlossen ausschälen.

Nun zu Herrn RAU: Nach unseren Erfahrungen an 20 Fällen mit kongenitalen A.V.-Fisteln der Gliedmaßen muß ich sagen, daß es ganz sicher Übergangsformen zwischen dem F. P. Weber- und dem Klippel-Trénaunay-Syndrom gibt. Wir haben Fälle von F. P. Weber-Syndrom mit flächenhaften Hauthämangiomen gesehen, andererseits klassische Klippel-Trénaunay-Syndrome mit arteriographisch nachweisbaren A.V.-Fisteln. So streng können also die Grenzlinien sicher nicht gezogen werden.

Zur Methode von Herrn SPERLING möchte ich sagen, daß sie vieles für sich hat. Ich hege aber Zweifel, ob sie für die Praxis, z.B. für die Versorgung einer traumatischen Durchtrennung der A. radialis oder A. poplitea, mit Hinsicht auf erforderliche Zeit und aufwendige Nahttechnik allgemein empfohlen werden kann. Ich möchte in diesem Zusammenhang auf eine alte und einfache Methode hinweisen, die eine

End-zu-End-Naht kleiner Gefäße ohne die Gefahr einer Stenose ermöglicht, das ist die End-zu-End-Naht mit angeschrägten Gefäßstümpfen — eine Methode, die der deutsche Chirurg JEGER 1913 angegeben hat.

Ein Wort noch zu Herrn DOST: Die protektive Wirkung eines präliminaren arterio-venösen Kurzschlusses auf ein Venentransplantat ist eine attraktive Theorie, die meines Wissens zum erstenmal von BRYANT 1958 formuliert und von ihm und anderen experimentell nachgeprüft worden ist. Der Beweis für diese Arbeitshypothese wäre erbracht, wenn eine Vergleichsgruppe ohne A.V.-Fisteln eine signifikant höhere Rate an verschlossenen Transplantaten aufweisen würde. Das ist aber nicht der Fall. SMITH und SCHISGALL kamen 1963 zu dem Ergebnis, daß 73% der Venentransplantate offen bleiben, gleichgültig ob eine A.V.-Fistel angelegt war oder nicht. GERBODE und SCHAUDE machten 1954 die Feststellung, daß die Durchgängigkeit der Venentransplantate gar nicht so sehr von der Strömungsgeschwindigkeit als vielmehr vom intravasalen Druck abhängt. Das konnten sie dadurch wahrscheinlich machen, als bei einer vorherigen Cavaligatur Venentransplantate im Bereich der Oberschenkelvenen (Hund) in 71% der Fälle offen blieben, ohne Cavaligatur waren es nur 58%.

Alles in allem: die vorübergehende Arterialisation der venösen Strombahn scheint keinen sehr erfolgversprechenden Weg zu bieten, die Ergebnisse der Venentransplantation wesentlich zu verbessern.

K. DOST-Freiburg i. Brsg.: Herrn Prof. EUFINGERS Bedenken gegen eine iatrogene aortocavale Fistel beim Menschen sind zu unterstreichen. Es genügt jedoch, wenn die Fistel klein gehalten wird und wenn sie nur vorübergehend besteht. Schließlich ist es nicht einmal notwendig, daß die a.-v.-Fistel zur Protektion einer Cava-inferior-Prothese sich direkt distal der Prothese befindet. Es genügt offenbar, wenn bei einer Prothese der Cava inferior die a.-v.-Fistel zwischen A. und V. femoralis besteht, wie eine Arbeit von STANSEL zeigt, die im Dezember 1964 publiziert wurde und die unsere Ergebnisse bestätigt [Arch. Surg. 89, 1096 (1964)].

Damit komme ich zum Einwand von Herrn VOLLMAR, der annimmt, daß nicht die Erhöhung der *Blutstromgeschwindigkeit*, sondern die Erhöhung des *Blutdrucks* wichtig sei. Bei der Versuchsanordnung von STANSEL kann mit einem erhöhten Venendruck im Prothesenbereich nicht mehr gerechnet werden, da die a.-v.-Fistel dafür zu weit distal liegt. Sogar bei unseren Hunden, bei denen sich die a.-v.-Fisteln direkt distal der Prothesen befanden, zeigten blutige Venendruckmessungen, daß nur direkt im Fistelbereich und peripher davon eine venöse Drucksteigerung besteht und daß schon unmittelbar herzwärts der Fistel und in der Prothese selbst ein normaler oder sogar etwas erniedrigter Venendruck zu messen war (Bernoulli-Gesetz). Dagegen konnten wir bei Messungen der relativen Blutflußgeschwindigkeit eine signifikante Erhöhung der Blutflußgeschwindigkeit nach Anlegen der Fistel nachweisen.

Alle Versuche, die sich eine *wirkliche* Drucksteigerung in der zu operierenden Vene dadurch zunutze machen, daß der herzwärts gelegene Venenanteil ligiert wird, können nur theoretisches Interesse beanspruchen.

Durch Herrn VOLLMARS Bemerkung zu der Arbeit von BRYANT et al. hätte der Eindruck entstehen können, es handele sich bei unseren Experimenten nicht um eine originelle Arbeit. BRYANT, LAZENBY und HOWARD [Arch. Surg. 76, 289 (1958)] versuchten ebenfalls, durch eine Arterialisation der Vene für eine Venenprothese bessere Bedingungen zu schaffen. Sie durchtrennten aber Arteria und Vena femoralis beim Hund quer und ligierten die distalen Gefäßstümpfe (!). Die proximalen Gefäßstümpfe wurden anastomosiert, so daß in Form eines U-Rohrs eine *totale* a.-v.-Fistel entstand. Die Kunststoffprothese wurde proximal der Anastomose in die

Vene eingepflanzt. Alle vier Versuchshunde zeigten thrombosierte Prothesen. In einer zweiten Versuchsanordnung wurden wieder beide Femoralgefäße quer durchtrennt, diesmal der proximale Venenstumpf und der distale Arterienstumpf ligiert (!), der proximale Arterienanteil in den distalen Venenanteil eingepflanzt und nunmehr in den distalen Venenanteil eine Kunststoffprothese eingenäht. Diesmal blieben von vier Prothesen drei offen. Abgesehen davon, daß eine Operationsmethode, die zum Zwecke der Rekonstruktion Arterie und Vene durch Ligaturen opfert, keine Aussicht hätte, in die klinische Chirurgie übernommen zu werden, sind, so hoffe ich, die wesentlichen hämodynamischen Unterschiede zwischen den soeben geschilderten und unserer Versuchsanordnung offensichtlich.

Schließlich kann ich mitteilen, daß unsere Untersuchungen, die in Form einer 1. Mitteilung im März 1964 veröffentlicht wurden [Z. Kreisl.-Forsch. **53**, 399 (1964)], anschließend durch ähnliche Versuchsanordnungen mit ähnlichen Ergebnissen nicht nur durch Stansel (s. oben), sondern auch durch Scheinin, Jude und Blalock bestätigt wurden [J. thorac. cardiovasc. Surg. 48, 781 (Nov. 1964)].

169. Untersuchungen zur Wiederherstellung des venösen Abflusses bei ausgedehnten Weichteil- und Gefäßverletzungen des Oberschenkels

Von

H. Hartung, D. Franke und **M. G. Hettler**-Marburg a. d. Lahn *

Mit 4 Abbildungen

Eine nicht seltene Komplikation von Oberschenkelfrakturen sind schwere Zertrümmerungen der Oberschenkelmuskulatur verbunden mit Gefäßzerreißungen. So hatten wir im vergangenen Jahr Gelegenheit, drei Fälle von Oberschenkelfrakturen zu beobachten, die gleichzeitig Zerreißungen der Arteria und Vena femoralis und eines großen Teiles der Oberschenkelmuskulatur aufwiesen. In allen Fällen wurde nach vorangegangener Arteriographie zunächst zur Stabilisierung der Fraktur eine Oberschenkelmarknagelung durchgeführt und dann die Durchgängigkeit der Arteria femoralis durch Naht wiederhergestellt. Die Venenstümpfe wurden ligiert und die Muskulatur nach sorgfältiger Blutstillung adaptiert. In keinem der genannten Fälle jedoch konnte die Erhaltung der Extremität erreicht werden, obwohl nach der operativen Versorgung sofort eine intensive Therapie mit Complamin, Niconacid, Eupaverin und Hydergin eingeleitet und das geschädigte Bein unterkühlt wurde. Am 6. und 7. postoperativen Tag waren die Demarkationen so deutlich geworden, daß amputiert werden mußte. Das Ausmaß der nekrotisch veränderten Muskulatur war dann jedesmal weit größer, als dies die intakte Haut ahnen ließ.

---

* Vortragender: H. Hartung-Marburg a. d. Lahn

Wir glauben, daß diese Durchblutungsstörung dadurch zu erklären
ist, daß die alleinige Wiederherstellung der arteriellen Strombahn nicht
ausreicht, eine genügende Versorgung der Extremität zu gewährleisten,
sondern daß es ebenso wichtig ist, den venösen Abfluß zu sichern. Durch
die exakte Blutstillung und Adaptation der Muskelstümpfe wird zwar die
Gefahr einer Nachblutung weitgehend gebannt, jedoch auch die venöse
Strombahn unterbrochen, so daß es auch auf der arteriellen Seite zu
einer Stase und später Thrombosierung kommen muß, was sich besonders
an den Nahtstellen der Arterie nachteilig auswirkt.

Wir haben daher versucht, den Verletzungsmechanismus im Tierexperiment zu imitieren: Verwandt wurden insgesamt 18 Hunde von
durchschnittlich 25 kg Körpergewicht. Bei diesen Tieren wurde keine
Oberschenkelfraktur gesetzt, sondern wir beschränkten uns auf die
Durchtrennung der Oberschenkelmuskulatur und der Arteria und Vena
femoralis. Die Arterie wurde in allen Fällen 2 cm unterhalb des Leistenbandes durchtrennt und wieder vereinigt. Sechs Tiere dienten der Kontrolle, bei ihnen wurden die Arterienstümpfe teils durch Naht, teils mit
dem Gerät von Nakayama vereinigt, die Vena femoralis ligiert und die
Muskulatur zu etwa zwei Drittel durchtrennt und nach Unterbindung
der Gefäße vereinigt. Auf diese Art war der venöse Rückstrom nahezu
völlig unterbunden. In den folgenden Tagen verfärbte sich bei diesen
Tieren die Extremität livide und schwoll stark an. Die Arteriographie
zeigte dann, daß sowohl in der Arterie als auch in der Vene eine deutliche
Strömungsverlangsamung eingetreten war. Diese beiden Aufnahmen
wurden 10 sec und 18 sec post injectionem angefertigt und Sie sehen,
daß trotz des zeitlichen Abstandes von 8 sec die Bilder nahezu identisch
sind. Es besteht also ein so stark verlangsamter Rückfluß, daß auf dem
letzten Bild nach 18 sec noch der periphere Venenstumpf gut zur Darstellung kommt (Abb. 1 und 2).

In der zweiten Serie von ebenfalls sechs Hunden gleicher Größe und
etwa gleichen Alters haben wir den Verletzungsvorgang schrittweise vorgenommen und zunächst nur die Femoralarterie durchtrennt und vereinigt. Dadurch ändert sich an den Strömungsverhältnissen auf der
venösen Seite röntgenmorphologisch nichts Wesentliches. Nach Unterbindung der Vena femoralis distal der Einmündung der Vena saphena
zeigt sich jedoch schon eine geringfügige Strömungsverlangsamung, wie
Sie dies auf dem zweiten Angiogramm sehen können, das 12 sec post
injectionem aufgenommen wurde (Abb. 3). Wird nun zusätzlich noch
die Vena saphena unterbunden, so resultiert eine erhebliche Rückfluß-
verzögerung des Kontrastblutes, wie dies auf dem unteren Bild 20 sec
post injectionem zu sehen ist. 4 Std nach Ligatur der Vena saphena bei
zuvor schon ligierter Vena femoralis kommt ein stark beschleunigter
venöser Rückfluß zur Darstellung mit maximaler Füllung der peripheren

tiefen Venen nach 12 sec und der kollateralen Venen nach 16 sec. Nach 20 sec sind die Oberschenkelvenen weitgehend entleert (Abb. 4).

In der folgenden Serie sind zusätzlich zu den eben genannten Ligaturen die Muskeläste, die bis jetzt noch einen, wenn auch eingeschränkten Blutrückfluß ermöglichten, unterbunden, und man sieht auf dem Angiogramm als Ausdruck des Abflußhindernisses noch nach 20 sec eine sehr

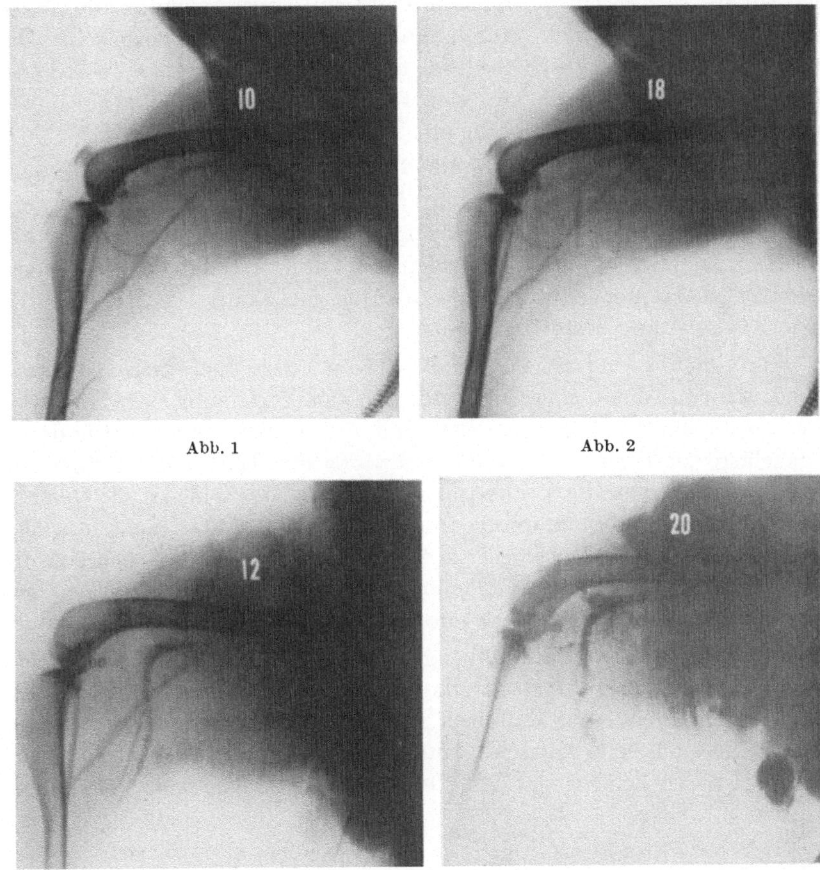

Abb. 1
Abb. 2

Abb. 3
Abb. 4

stark kontrastreiche Füllung der peripheren Venen. Dieser Zustand entspricht der eingangs erwähnten Situation, die zur Amputation bei den Patienten führte und wie bei diesen auch mit Blaufärbung, und starker Ödembildung einherging. Danach wurde die Kontinuität der Vena femoralis durch Naht der Venenstümpfe wiederhergestellt, und man sieht $^1/_2$ Std später, 12 sec post injectionem keine Aufstauung von Kontrastblut mehr, im Vergleich zur vorherigen Aufnahme, die ja noch nach

20 sec eine maximale Füllung bot. Auch sind die Kollateralen nicht mehr dargestellt, die Passage ist frei.

Unter der Vorstellung, daß bei einem Trauma neben der Schädigung der Arterie und der Muskelzerreißung die Vena femoralis nicht nur durchtrennt, sondern in größerer Ausdehnung zerstört sein kann, so daß eine primäre Vereinigung der Venenstümpfe durch Naht nicht möglich ist, haben wir bei sechs weiteren Hunden ein 3 cm langes Stück aus der Vene reseziert und den Defekt durch einen PVC-Schlauch überbrückt. Danach trat eine passagere Schwellung der Extremität für etwa 48 Std auf, die Tiere konnten jedoch am nächsten Tag — wenn auch mühsam — nach 3 Tagen jedoch schon sehr gut laufen.

Das dazugehörige Angiogramm 6 Tage nach Einlegen der Prothese zeigt, daß zwar der PVC-Schlauch völlig verschlossen ist, daß sich aber hinreichend Kollateralen ausgebildet haben. 6 sec nach Kontrastmittelinjektion kommen diese Kollateralen gut zur Darstellung. 10 sec postoperativ ist das Venensystem nahezu völlig von Kontrastmittel entleert. Eine Rückstauung besteht also nicht.

Zusammenfassend ist zu sagen, daß es nach dem Tierexperiment nicht ausreicht, bei der geschilderten Art der Verletzung nur die arterielle Strombahn wiederherzustellen und die großen Venen sowie deren Muskeläste zu ligieren. Es sollte entweder der Blutrückfluß über die Vena femoralis oder die Vena saphena gewährleistet sein. Ist die Restaurierung der Femoralvene infolge eines größeren Defektes nicht möglich, so empfiehlt es sich — wenigstens für kurze Zeit — eine Überbrückung herzustellen, bis es zur genügenden Ausbildung von Kollateralen gekommen ist. Hierzu eignet sich alloplastisches Material sehr gut.

Einschränkend muß allerdings gesagt werden, daß Tierversuche sich nicht ohne weiteres auf menschliche Verhältnisse übertragen lassen. Man darf jedoch annehmen, daß sich die Wiederherstellung der venösen Strombahn auch beim Menschen nur günstig auswirkt. Dies um so mehr, als hier ja wesentlich weniger Kollateralen ausgebildet sind als beim Hund.

Der Vortrag Nr. 170

von **H. Gumrich**-Tübingen: **Klinik und Ätiologie des Paget-Schroetter-Syndroms** ist ausgefallen.

Aussprache

J. Böhler-Linz/Österreich: Wir haben seit dem Jahre 1955, also seit 10 Jahren, bei den frischen Arterienverletzungen zur Wiederherstellung der Strombahn homoioplastische Arterientransplantate verwendet. Diese Transplantate waren entweder bei — 78° tiefgekühlt oder lyophilisiert. Eine Kunststoffprothese an den Extremitäten haben wir bei frischen Verletzungen nur einmal verwendet, da auf Grund der Angaben in der Literatur bei den kleineren Gefäßen — zu denen auch noch die A. femoralis gehört — es wesentlich früher als bei den Homoiotransplantaten zur Thrombose kommt.

Mit der Arterientransplantation konnten wir unsere Ergebnisse wesentlich verbessern, da eine direkte Naht häufig wegen der notwendigen Resektion der zerschlissenen Arterienenden nicht oder nur unter Spannung möglich ist.

Der Eingriff ist dringlich, da es bei verspäteter Wiederherstellung des Kreislaufes zu einem schweren postischämischen Schock und in Ausnahmefällen auch zu einem Crush-Syndrom mit Anurie kommen kann. Beim postischämischen Schock, der nach dem Öffnen der Blutsperre bzw. nach der Wiederherstellung der Durchgängigkeit der Arterie auftritt, kommt es u. a. auch zu einer schweren Acidose. Seit wir bei allen Schwerverletzten regelmäßig pH-Bestimmungen durchführen und die pH-Werte korrigieren, haben wir keinen tödlichen postischämischen Schock mehr beobachtet. Ein tödliches Crush-Syndrom mit Anurie haben wir zweimal beobachtet. Es handelte sich einmal um eine Naht der A. brachialis mit ausgedehnten Muskelzerreißungen am Oberarm und einem schweren Hämatom am Vorderarm infolge eines gleichzeitigen Vorderarmbruches, bei dem die Durchgängigkeit der Arterie 7 Std nach der Verletzung wieder hergestellt wurde. Am 7. Tag kam es zum Tod durch Anurie. Beim zweiten Fall handelte es sich um eine Ruptur der Aorta und der linken Iliaca mit zahlreichen Nebenverletzungen. Die Strombahn war 5 Std nach der Verletzung wieder hergestellt. Trotz extrakorporaler Dialyse kam es 3 Tage nach der Verletzung zum Tode.

Um die Zeit der posttraumatischen Ischämie abzukürzen, präparieren wir jetzt als erstes die Arterienstümpfe und stellen die Strombahn temporär mit einem eingeknüpften Kunststoffrohr wieder her. Das Arterientransplantat kann dann in Ruhe über dem Kunststoffrohr eingenäht werden, das erst vor dem Anlegen der letzten Nahtreihe entfernt wird. Dieses Kunststoffrohr erleichtert außerdem die Transplantation besonders bei der Verwendung autoplastischer Venen, die sich bei der Naht infolge ihrer Dünnwandigkeit leicht einkrempeln und kollabieren.

Ausschlaggebend für den Erfolg der Arterienwiederherstellung ist die freie Durchgängigkeit des peripheren Gefäßbaumes. Liegt die Arterienverletzung schon mehrere Stunden zurück, so kann die Peripherie durch Thromben verschlossen sein. An diese Möglichkeit muß gedacht werden, wenn es aus dem peripheren Gefäßstumpf nicht blutet. Wir führen lange, dünne Kunststoffkatheter möglichst weit nach peripher ein und versuchen retrograd die Thromben auszuspülen. Man kann auch hinter dem inneren Knöchel die A. tibialis posterior und am Handgelenk die A. radialis freilegen und von hier aus die Thromben nach proximal ausspülen.

Ergebnisse: Frische Verletzungen größerer Arterien sind auch bei einem großen Unfallmaterial nicht sehr häufig. Bei etwa 35000 stationär behandelten Unfallverletzten hatten wir nur 17 Arteriennähte und 14 Arterientransplantate bei frischen Verletzungen. Statistiken mit großen Zahlen von Arterienverletzungen stammen aus Ländern, wo Schuß- und Stichverletzungen häufig sind. Bei diesen Verletzungsursachen sind auch Verletzungen der großen Gefäße, also der Aorta, Subclavia und Iliaca häufig, während wir in unserem Material nur eine Aortenverletzung, die bei einem stumpfen Bauchtrauma entstanden war, operativ versorgen konnten.

Die elf Arterientransplantate der ersten 7 Jahre betrafen zehnmal homoioplastische Arterien und einmal eine Dacronprothese. Die Ergebnisse waren:

Gestorben: Drei an postoperativem Schock, alle hatten schwere Nebenverletzungen.

Amputiert: Zwei. Bei einem wurde die Transplantation am nächsten Tag wegen eines Verschlusses einer Arteriennaht durchgeführt, der periphere Gefäßbaum konnte aber nicht freigemacht werden. Beim zweiten kam es zu einer sekundären

Blutung mit sekundärem Verschluß, die wir auf die primäre Verwendung von Anticoagulantien zurückführten. Seither wenden wir nur während der Operation Heparin
intraarteriell an, geben aber postoperativ keine Anticoagulantien.

Verschluß: Viermal kam es sekundär zum Verschluß des Transplantates. Am
raschesten thrombosierte der eine Fall mit der Dacronendoprothese, bei dem es
schon nach 6 Monaten zum Verschluß kam. Bei den übrigen kam es im Verlauf der
ersten 5 Jahre zum Verschluß. Bei allen diesen sekundären Verschlüssen bildete sich
aber ein ausreichender Kollateralkreislauf aus, so daß die Durchblutung der Extremität nach dem Verschluß über die Kollateralen ausreichend gewährleistet ist.

Durchgängig blieben: Zwei Transplantate, eines davon in der A. femoralis ist
seit 6 Jahren durchgängig, ein zweites in der A. poplitea seit 3 Jahren.

Autoplastische Venentransplantation. Auf Grund dieser Ergebnisse sind wir von
der Verwendung von Homoio- und Allotransplantaten abgekommen und verwenden
nur mehr autoplastische Venen sowohl als zirkuläre als auch als Streifentransplantate. Die Beobachtungszeit ist aber noch zu kurz, um die Spätergebnisse beurteilen zu können.

Zusammenfassung. Bei der Wiederherstellung von Extremitätenarterien durch
Transplantate scheinen sich autoplastische Venentransplantate am besten zu bewähren; sie bleiben länger durchgängig. Homoio- und Allotransplantate thrombo-
sieren fast ausnahmslos im Laufe der ersten Jahre.

Trotzdem waren aber die Ergebnisse der Homoiotransplantation zufrieden-
stellend, da zunächst die Durchblutung der Extremität wiederhergestellt werden
konnte und die Thrombosierung der Transplantate so lange Zeit in Anspruch
nimmt, daß ausreichend Zeit zur Ausbildung eines Kollateralkreislaufes gegeben ist.

Zur Verkürzung der Zeitspanne zwischen der Unterbrechung und der Wiederherstellung der arteriellen Blutversorgung der Extremität knüpfen wir bei der
operativen Versorgung zunächst ein Kunststoffrohr zur temporären Überbrückung
der Arterie ein.

Der postischämische Schock kann durch Regulierung des Säure-Basen-Haus-
haltes und postischämische Nierenfunktionsstörungen können mit Mannitzucker-
infusionen günstig beeinflußt werden.

R. J. A. M. VAN DONGEN-Sittard/Niederlande: Die Ergebnisse der Wiederherstellungsoperationen im Femoralis-Popliteabereich mit Hilfe von Kunststoffprothesen sind schlecht. In den letzten Jahren haben die Endarteriektomie mit oder ohne
Streifenimplantat und die By-pass-Operation mit einem autologen Venentransplantat wieder an Bedeutung gewonnen. Die blinde Endarteriektomie nach CANNON
hat viele Anhänger. Seit wir aber einigemal ein auf diese Weise behandeltes Gefäß
der Länge nach aufgeschlitzt haben und dabei feststellen konnten, daß sich viele
Intimareste, Mediafetzen, Kalkteilchen und Unebenheiten noch auf der Gefäßinnen-
wand befanden, wenden wir diese Methode nur zurückhaltend an. Außerdem ist die
blinde Endarteriektomie nicht immer möglich, da sich oft Kalkablagerungen in der
Gefäßwand befinden. Viel zuverlässiger sind die Saphena-By-pass-Operation und
die offene Endarteriektomie in Kombination mit venösem Streifentransplantat
über die ganze Länge der Incision. Aber auch diese Methoden sind nicht in allen
Fällen anzuwenden, und nicht immer steht eine brauchbare Vena saphena magna
zur Verfügung. Es bleibt also ein beschränktes Indikationsgebiet für die alloplastische Umgehungsplastik; 15% aller Femoralisverschlüsse in unserem Material.

Wenn die Kunststoffröhre auf die herkömmliche Weise End-zu-Seit mit der
Arteria femoralis communis und End-zu-Seit mit der Arteria poplitea angebracht

wird, beträgt die Mißerfolgsquote nach 5 Jahren etwa 50%. Ich kann Ihnen die in unserer Klinik seit vielen Jahren erprobte Methode der sog. gekeilten Anastomose sehr empfehlen.

Die üblichen proximalen und distalen End-zu-Seit-Anastomosen haben zwei Nachteile: Erstens Abknickung in der Strombahn; die hämodynamischen Verhältnisse sind also schlecht. Zweitens Stenosengefahr in Höhe der Anastomosen, vor allem beim Beugen der benachbarten Gelenke. Diese Faktoren sind häufige Ursachen der Fehlschläge.

Technik der proximalen gekeilten Anastomose: Die Arteria femoralis superficialis wird kurz unterhalb des Profundaabganges durchtrennt. Die vordere Wand des Femoralisstumpfes wird bis oberhalb des Profundaabganges incidiert. Der Femoralisstumpf wird desobstruiert. Das obere Ende der Prothese wird quer durchgeschnitten, so daß an einer Seite ein 3 cm langer keilförmiger Ausläufer stehen bleibt. Vorteile dieser Technik: Erstens keine Abknickung in der Strombahn; günstige hämodynamische Verhältnisse. Zweitens das Lumen an der Anastomosenstelle ist weit.

Technik der distalen gekeilten Anastomose: In der Arteria poplitea wird ein 3 cm langer Einschnitt gemacht. Das untere Ende der Prothese wird schräg abgeschnitten mit einem keilförmigen Ausläufer an einer Seite. Nach Fertigstellung der Naht entsteht eine weite Anastomose mit günstigen hämodynamischen Verhältnissen. Dank dieser gekeilten Anastomosen ist die Mißerfolgsquote von 50% auf 9% herabgesetzt (Beobachtungszeit 4 Jahre).

Diese Anastomosentechnik kann man überall anwenden. Weitere Beispiele werden gezeigt: Ersatz der Arteria iliaca communis durch eine Prothese mit zwei gekeilten End-zu-End-Anastomosen; Aorta mesenterica superior-By-pass-Plastik mit zwei gekeilten End-zu-Seit-Anastomosen; Umgehungsplastik der Arteria anonyma mit gegabelter Röhre; Ersatz des proximalen Abschnittes der linken Arteria subclavia.

Bei vielen Gefäßoperationen hat sich diese gekeilte Anastomose bewährt.

P. SUNDER-PLASSMANN-Münster: 1. Ich bin wie Herr HEBERER der Meinung, daß man bei der Desobliteration das „Ring-stripping" lieber unter Augenkontrolle macht; aber man braucht dazu keinesfalls im Bereich der Aortengabel und A. iliaca zu laparotomieren, kann vielmehr sehr wohl *retroperitoneal* durch einen Pararectalschnitt herankommen. Das ist sehr wichtig, weil gerade bei diesen Pat. schwere *Darmparesen* nach Laparotomie entstehen können. Wir konnten bei einem Pat., dem wir eine Y-Prothese von der Aorta zu beiden Aa. iliaca angelegt hatten, eine schwere Darmparese erst mit passagerer Dünndarmfistel beheben; die Prothese ist seit 5 Jahren durchgängig. Beim retroperitonealen Vorgehen vermindert man diese Gefahr erheblich.

2. Herrn CARSTENSEN stimme ich hinsichtlich der radikalen Desobliteration zu im Bereich der A. femoralis superficialis; keinesfalls aber kann man es im Bereich der Äste des Aortenbogens machen, weil hier infolge des unmittelbaren Druckes leicht ein Aneurysma resultieren kann; deswegen haben wir auch bei dem vorhin gezeigten Fall mit dem totalen Verschluß des Tr. brachio-cephalicus eine Prothese vom Aortenbogen (termino-lateral) zur A. subclavia (termino-terminal) angelegt, die bestens funktioniert.

3. Es wurde heute ziemlich viel gegen die Prothesen gesagt; natürlich haben wir noch keine „Idealprothese", aber das Ivalon, Dacron und Teflon ist doch auf jeden Fall besser als *gar nichts*, und ich möchte *für die Prothesen* sagen, daß wir bei

Aneurysmen ohne sie übel dran wären: Bei einem *70jährigen* Förster habe ich vor 5 Jahren nach Aneurysmaexstirpation eine 19 cm lange Prothese implantiert, er geht seitdem wieder zur Jagd; und ein 47jähriger Oberst mit schwerer Dysbasia intermittens erhielt vor 4 Jahren eine 18 cm lange Prothese, machte inzwischen eine *Thrombophlebitis an beiden Beinen* durch, aber die Prothese blieb tadellos durchgängig und der Fußrückenpuls gut palpabel.

Verhandlungsleiter: Die Uhr ist leider abgelaufen, wir müssen schließen. Ich bitte die Vortragenden, die nicht mehr zu Wort kamen, Verständnis dafür zu haben, daß wir die vorgesehene Zeit nicht überschreiten, denn in einer Stunde beginnt schon die zweite Generalversammlung. Die Schlußbemerkungen der Hauptredner mußte ich noch bringen, sie brachten die gute Zusammenfassung und die abschließende Kritik, die sein muß. Ich danke allen Rednern für ihre Mitwirkung, für die ausgezeichneten Vorträge, für die schönen experimentellen Beiträge und für die zwei hervorragenden Filme. Wir wissen nun, wo heute die plastische und Wiederherstellungschirurgie der Blutgefäße steht und in welcher Richtung sie weitergehen wird.

*　　　*

*

Bericht der 4. Tagung
der Deutschen Gesellschaft
für plastische und Wiederherstellungschirurgie

vom 23. bis 25. April 1965 in München

Eröffnungsansprache des Vorsitzenden Prof. Dr. H. Bürkle de la Camp-Dottingen

Meine sehr verehrten Damen, meine Herren! Wiederum habe ich die Ehre und große Freude, Sie zu unserer Jahrestagung in München zu begrüßen. Wir haben gestern schon gemeinsam mit der Deutschen Gesellschaft für Chirurgie eine Parallelsitzung „Plastische und Wiederherstellungschirurgie der Blutgefäße" abgehalten, die ich leiten konnte und die uns einen ausgezeichneten Überblick über den heutigen Stand dieses Zweiges unserer Chirurgie gegeben und uns aufgezeigt hat, in welcher Richtung weitere Fortschritte auf diesem Gebiete zu erreichen sein werden.

Heute darf ich nun unsere vierte Jahrestagung eröffnen. Es sei mir gestattet, einige Teilnehmer namentlich zu begrüßen. Da ist zunächst unser erstes und einziges Ehrenmitglied, Herr von Seemen, den wir zu unserer großen Freude unter uns sehen. Dann darf ich begrüßen — und zwar in alphabetischer Reihenfolge — unsere ausländischen Redner: Herrn Aufricht aus New York, Herrn Meyer aus Lausanne, Herrn Pierer aus Graz, Herrn Skoog aus Uppsala und unseren alten Freund Herrn Sanvenero-Roselli aus Mailand, mit dem ich schon im 2. Weltkrieg in Oberitalien zusammen gearbeitet habe. Wir freuen uns, daß so große Kenner und Könner unser Programm mit ihren Beiträgen bereichern.

Allzuschnell hinter der Freude kommt die Trauer. Sie wissen, daß Erwin Gohrbandt gestorben ist. Was er auf dem Gebiete der plastischen Chirurgie geleistet hat, welche Förderung gerade dieser Zweig der Chirurgie ihm zu verdanken hat, weiß jeder von Ihnen. Es ist viel und vielerlei, darunter sind große Gedanken und ihre technische Verwirklichung. Gohrbandt hat in der plastischen Chirurgie Pionierarbeit geleistet. Dafür schulden wir ihm Dank. Er bleibt unvergessen in unseren Reihen.

Unsere Gesellschaft ist heute genau 10 Jahre alt. 1955 wurde auf meine Veranlassung hin, als ich Präsident der Deutschen Gesellschaft für Chirurgie war, die „Arbeitsgemeinschaft für plastische und Wiederherstellungschirurgie" gegründet, aus der sich zunächst eine „Sektion" für dieses Sonderfach entwickelte. 1962 wurde dann unsere jetzige Gesellschaft gegründet. In allen diesen Jahren bis 1963 hat Herr von Seemen die Zügel in der Hand gehabt und hat sie dann mir übergeben. Wir sind also noch immer eine junge Gesellschaft; unsere Tagungen aber beweisen, daß wir auf dem richtigen Wege sind und erfolgreich gearbeitet haben. Dieses Ziel wollen wir weiter verfolgen.

Die große Zahl der angekündigten Vorträge und unsere bevorstehende Arbeit lassen keine weitschweifende Eröffnungsrede zu. Es sei mir aber doch erlaubt, auf einen heiklen Punkt zu sprechen zu kommen. Wir hören immer wieder das für uns merkwürdige Wort vom „Schönheitschirurgen" und vom „kosmetischen Chirurgen" in Verbindung mit unserer Gesellschaft. Wir haben versucht, die Presse darüber aufzuklären, daß wir damit eigentlich nichts oder nur am Rande zu tun haben, und

daß das, was man „Schönheitschirurgie" nennt, für uns eine ästhetische Chirurgie ist.
Diese zu betreiben und dadurch Mängel und damit verbundene seelische Schäden zu
beseitigen, ist uns eine edle Aufgabe neben allen anderen Operationen der plastischen
und Wiederherstellungschirurgie. Durch Presseveröffentlichungen sind gerade in
den letzten Monaten wenig erfreuliche Unterrichtungen der Öffentlichkeit über
„Schönheitschirurgie" und „Schönheitschirurgen" erschienen, die uns zu Gegen-
maßnahmen veranlaßt haben. Ich richte daher an unsere Mitglieder die Bitte, recht
zurückhaltend zu sein, wenn Sie von der nichtärztlichen Presse um Auskünfte
angegangen werden. In einer Pressekonferenz haben wir versucht, der Presse ein
richtiges Bild von unseren Aufgaben und Zielen zu geben.

Und nun lassen Sie uns in den wissenschaftlichen Teil unserer Tagung eintreten.
Ich übergebe die Leitung der beiden Tagungsabschnitte den Herren Schuchardt
und Bischoff, die in eigener Verantwortung ihre Tagungsprogramme aufgestellt
haben, um darin drei wichtige Kapitel unseres Arbeitsbereiches abzuhandeln und
deren heutigen Stand darzustellen.

Hornhautplastik bei Verätzung und Verbrennungsfolgen

Von

W. Hallermann-Göttingen

Mit 12 Abbildungen und 4 Tabellen

Verätzung und Verbrennungsfolgen der Hornhaut gelten im allgemeinen als ungünstige Voraussetzung für eine optische Keratoplastik.
Fast in allen Statistiken zählen chemische Schädigungen zu den aus-
sichtslosen oder wenig günstigen Prognosegruppen.

Um so mehr muß es verwundern, daß die erste erfolgreiche Hornhaut-
übertragung, über die Eduard Zirm im Jahre 1906 berichtete, an einem
Auge mit einem Totalleukom nach *Kalkverätzung* vorgenommen wurde.

Ursachen der schlechten Ergebnisse der Keratoplastik
bei chemischen Schädigungen des Auges

Infolge der starken Vernarbung ist das normale Hornhautgewebe
meist weitgehend ersetzt durch andere Zellformationen. Hierdurch
werden die Stoffwechselbedingungen für ein Transplantat ungünstig.
Ob auch das Nicht-Einwachsen von Fibro- und Keratoblasten aus der
Wirtscornea in das Transplantat für die meist frühzeitig auftretende
Eintrübung verantwortlich ist, wie Katzin und Kuo experimentell
demonstrieren konnten, sei bei den widersprechenden Ansichten im
Schrifttum dahingestellt.

Weiterhin besteht bei chemischen Schädigungen meist eine erhebliche
Vascularisation in den oberflächlichen und tiefen Hornhautschichten.
Die Cornea kann auch vollständig von Conjunctiva überwuchert sein.
J. Kurz erachtet es als besonders ungünstig, daß durch den in die Tiefe
eingedrungenen Ätzstoff das gesamte normale Ernährungssystem der

Cornea zerstört ist und von neu gebildeten Gefäßen aus dem Blutsinus in der Tiefe der Sklera ersetzt wird.

Eine unterschiedliche Hornhautdicke, Symblephara, fehlende Übergangsfalten oder vorausgegangene Lippenschleimhautplastiken können zudem die technische Durchführung einer Keratoplastik sehr erschweren.

Neben diesen groben Strukturveränderungen, auf die LÖHLEIN als

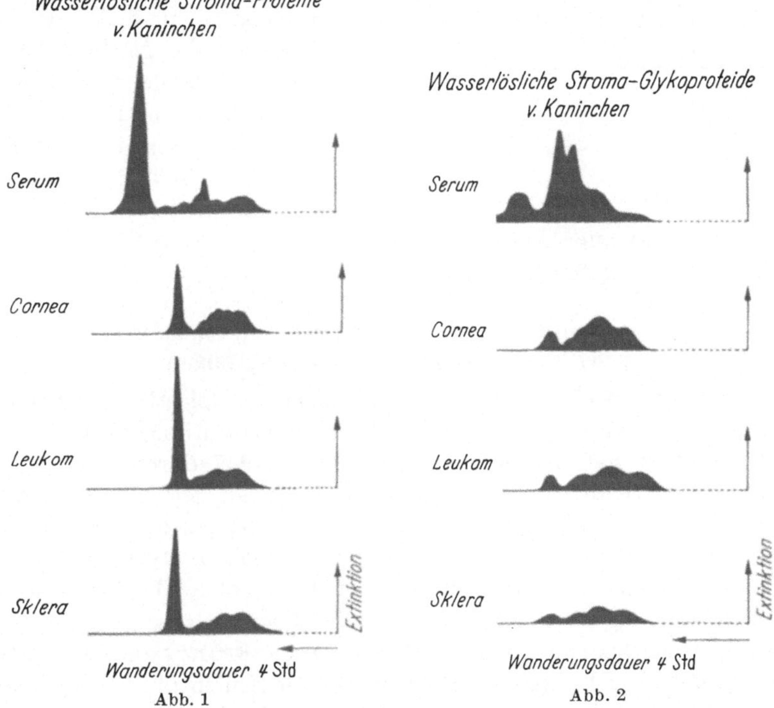

Abb. 1   Abb. 2

Ursache für die schlechte Prognose bei chemischen Hornhautschädigungen besonders hingewiesen hat, kommen sicherlich auch noch immunologische Eigenarten des chemisch vorgeschädigten Wirtsgewebes (SHULGHINA).

Mein Mitarbeiter SCHUMACHER hat biochemische Untersuchungen der wasserlöslichen Proteine der Cornea mittels der Elektrophorese durchgeführt (s. Abb. 1).

Die Eiweißbanden der leukomatösen Cornea unterscheiden sich deutlich von denen der klaren, normalen Hornhaut und ebenso von denen des Blutserums. Sie sind der Proteinverteilung der Sklera angegliedert.

Auch das Verhalten der wasserlöslichen Glykoproteine aus dem Stroma der Hornhautleukome ist verschieden von dem der klaren, normalen Hornhaut und ähnlich dem der Sklera (s. Abb. 2).

Die Homogenität und Transparenz der Hornhaut sind wahrscheinlich nicht nur an die sauren Mucopolysaccharide der Kittsubstanz und an einen konstanten Wassergehalt gebunden, sondern auch an ein spezifisches Spektrum der wasserlöslichen und wasserunlöslichen Proteine.

Vergleichende histologische und biochemische Untersuchungen

	Metachromasie	Argyrophilie	Fraktion wasserlösl. Proteine
Cornea	+	∅	6
Sklera	∅	+	4
Leukome	∅	+	4

Abb. 3

Auch bezüglich der Metachromasie und Argyrophilie bestehen die gleichen Unterschiede zwischen Cornea einerseits, Sklera und Hornhautleukomen andererseits (s. Abb. 3).

Vielleicht können bezüglich der immunologischen Verhältnisse der Leukome Untersuchungen mit der Immun-Elektrophorese weiterführen. Ergebnisse liegen uns aber bisher noch nicht vor.

Fortschritte auf dem Gebiet der Keratoplastik bei Verätzung und Verbrennungsfolgen

In den letzten 15 Jahren wurden mit der Keratoplastik auch bei Verätzung und Verbrennungsfolgen beachtliche Fortschritte erzielt.

Sourdille war der erste, der im Jahre 1947 durch ermutigende Ergebnisse bei Kalk- und Ammoniakverätzung mit der vorherrschenden Meinung brach, chemische Schädigungen der Hornhaut würden eine Gegenindikation zur Keratoplastik bilden. Paufique (1950) schloß sich dieser Auffassung an und empfahl zuerst die lamelläre Transplantation, im Falle ungenügender oder ausbleibender Visusverbesserung die nachfolgende perforierende optische Plastik. Auch Franceschetti (1949), Bock (1950) und Friede (1951) sahen in der Schichtplastik eine wertvolle Melioration des Terrains und bei Verätzungsfolgen eine Chance für ein besseres Überleben des Transplantates.

Die Zahl der erfolgreich operierten Fälle war bei den genannten Autoren noch recht gering. Löhlein konnte aber 1950 in seinem Erfahrungsbericht über 300 eigene Keratoplastiken auch auf 46 schwer betroffene Augen nach Kalk- und Säureverätzung sowie Verbrennungsfolgen hinweisen. In 19 Fällen war eine Besserung erzielt worden, davon in zehn Fällen sogar eine wesentliche.

Sehr eingehend hat sich mit der optischen Keratoplastik bei Leukomen nach schweren Augenverbrennungen Puchkovskaya befaßt. Sie berichtete 1960 über 200 lamelläre Transplantationen, von denen 100 nach der Methode von V. P. Filatov als totale lamelläre Keratoplastik, 100 nach ihrem eigenen Verfahren als periphere lamelläre Keratoplastik operiert waren. In über 70% der Fälle wurden Besserungen erzielt.

Dabei ist allerdings auch eine Visusanhebung von Lichtwahrnehmung auf Fingerzählen oder 0,01 bis 0,03 als Erfolg verbucht. Wenn man bedenkt, daß bei vielen derartigen Kranken beide Augen betroffen sind, kann in der Tat ein so geringfügiges Ergebnis wesentlich sein.

Das Wirkungsprinzip der peripheren lamellären Keratoplastik von PUCHKOVSKAYA unterscheidet sich von den anderen Methoden. Es beruht in seiner optischen Wirkung nicht nur auf der Entfernung der getrübten Schichten und dem Ersatz mit klarem Hornhautgewebe, sondern in der Anregung des Regenerationsvermögens der Hornhaut durch die Operation.

<h3 style="text-align:center">Ergebnisse der eigenen Keratoplastiken
bei Verätzung und Verbrennungsfolgen</h3>

Die Zahl der von uns bei Verätzung und Verbrennungsfolgen vorgenommenen Keratoplastiken, die lange genug (mindestens 1 Jahr) zurückliegen, beträgt 39. Trotz der relativ kleinen Zahl soll über die Ergebnisse berichtet werden, da sie Fragen zu verschiedenen Problemen aufwerfen.

Das Krankengut gliedert sich wie folgt:

<table>
<tr><td colspan="3" align="center">Tabelle 1</td></tr>
<tr><td colspan="3" align="center">Vornahme der Keratoplastik bei:</td></tr>
<tr><td align="center">Alkali-
verätzung</td><td align="center">Säuren-
verätzung</td><td align="center">Verbren-
nungen</td></tr>
<tr><td align="center">26 ×</td><td align="center">8 ×</td><td align="center">5 ×</td></tr>
</table>

Tabelle 2. *Ergebnis der Keratoplastik bei Alkaliverätzung*
Kalkverätzung (25),
Ammoniakverätzung (1)

Verlust des Auges	0
Verschlechterung des Sehvermögens	8
Unverändertes Sehvermögen	5
Verbesserung des Sehvermögens	13

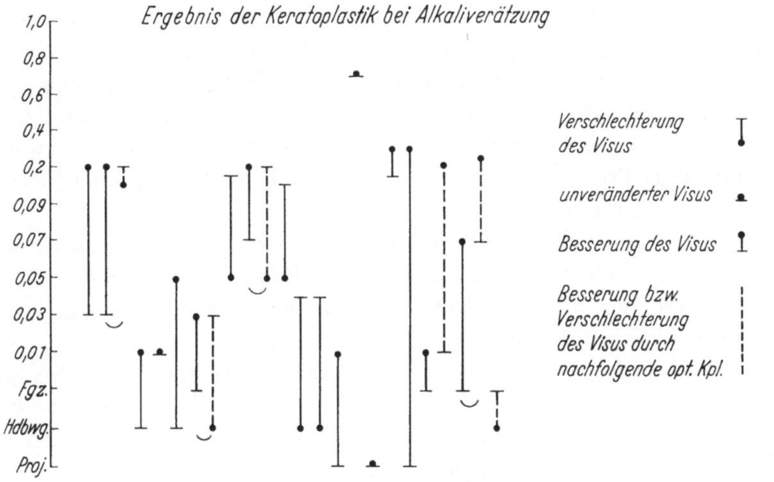

Wenn in der Hälfte der Fälle Verbesserungen erzielt wurden, so waren diese oft nur geringfügig. Nur in $^1/_4$ bis $^1/_5$ der Fälle war die Visuszunahme eine wesentliche.

Tabelle 3. *Ergebnis der Keratoplastik bei Säureverätzung*
Chloracetophenon (2), Ameisensäure (2), Chloroxydgas (2), Essigsäure (1)

Verlust des Auges	0
Verschlechterung des Sehvermögens	0
Unverändertes Sehvermögen	2 (?)
Verbesserung des Sehvermögens	5

Tabelle 4. *Ergebnis der Keratoplastik bei Verbrennungen*
Aluminium (1), Magnesium (2), Äthylalkohol (1), Phosphor (1)

Verlust des Auges	0
Verschlechterung des Sehvermögens	0
Unverändertes Sehvermögen	1
Verbesserung des Sehvermögens	4

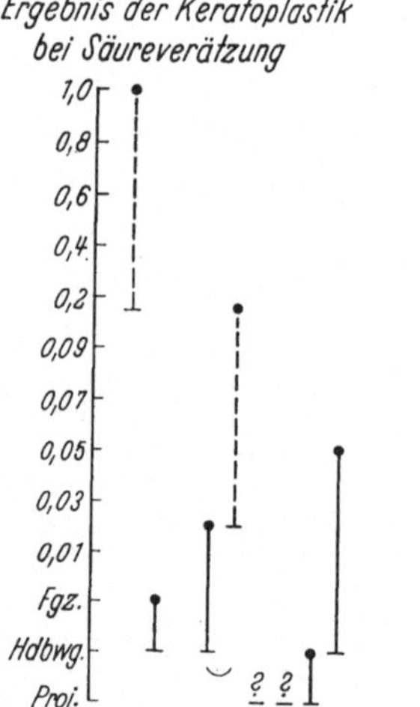

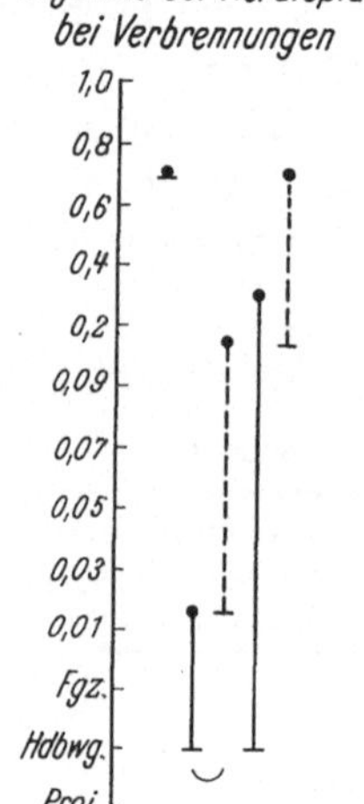

Die Frage, ob bei Alkali-, Säure- und Verbrennungsfolgen eine *unterschiedliche Prognose* bezüglich der Ergebnisse einer Keratoplastik besteht, läßt sich an unserem Krankengut nicht eindeutig beantworten. Man müßte gleichartige Fälle in größerer Zahl miteinander vergleichen können. Es hat den Anschein, daß die Alkaliverätzungen die am wenigsten günstige Prognose geben. Diese Ansicht wird auch mehrfach im Schrifttum vertreten.

Bei *Kindern* waren die Erfolge besonders schlecht. Von neun Keratoplastiken bei Kindern im Alter von 6 bis 14 Jahren, die wegen der Folgen vorausgegangener Kalkverätzung operiert wurden, war nur in einem Falle eine mäßige Verbesserung erzielt worden.

Sekundäre Glaukome, auch wenn sie präoperativ medikamentös oder operativ kompensiert werden können, verschlechtern die Prognose wesentlich. In allen vier Fällen unseres Krankengutes stellte sich da Glaukom wieder ein, die Transplantate trübten sich.

Erfahrungen aus den eigenen Operationsergebnissen

1. Zeitpunkt der Operation

Es besteht bisher keine Klarheit und übereinstimmende Auffassung darüber, ob bei Verätzungen des Auges eine frühzeitige Keratoplastik, d. h. vor dem Auftreten von Komplikationen, zweckmäßiger ist als ein zunächst abwartendes Verhalten und spätere Plastik.

FRANCESCHETTI und MAEDER (1955) empfahlen, so bald als möglich sich zur Operation zu entschließen, da die Voraussetzungen je früher um so besser seien und mit dem Eingriff (lamelläre Keratoplastik) im allgemeinen keine Gefahr verbunden sei. Auch D'OSVALDO (1939) und LEVY (1953) hatten bei einzelnen Fällen über gute Ergebnisse berichtet.

Der Gedanke, mit einer lamellären Hornhautabtragung das Ätzstoffdepot zu eliminieren, ist sehr einleuchtend. Aber bei derartig schwer betroffenen Augen sind meist auch die Conjunctiva bulbi und das tiefe Randschlingennetz betroffen, so daß ein Transplantat im akuten Verätzungsstadium wahrscheinlich schlechte Ernährungsbedingungen vorfindet. Deshalb wird es in der Regel zweckmäßig und ratsam sein, solange mit der Operation zu warten, bis nach Abklingen aller reaktiven Gewebsvorgänge das definitive Stadium erreicht ist.

Wir haben 1 Jahr, vereinzelt auch 2 Jahre gewartet. Von dieser grundsätzlichen Einstellung sind wir in einem Falle abgewichen, da hier die Verhältnisse besondere waren und zu einem Eingreifen zwangen.

Einem 45jährigen Mann war beim Abfüllen von Streukalk etwas ins rechte Auge gekommen. Nach Spülungsbehandlung durch den Hausarzt wurde er $1^{1}/_{2}$ Std später in die Klinik aufgenommen.

Es bestand in der unteren und zentralen Hornhauthälfte ein großer weißlicher nekrotischer Substanzdefekt, der mit einer Kalkkruste bedeckt war. Die nicht betroffene Hornhaut war klar und spiegelnd. Nach Ablösen der Kalkkruste mit Watteträger und Instrument zeigte sich, daß der aufgelockerte und erweichte Untergrund vor der Perforation stand. Wir entschlossen uns deshalb sofort zur perforierenden Keratoplastik.

Mit einem 7 mm Trepan wurde die verätzte Hornhaut in toto entfernt, wobei der Trepan exzentrisch mit dem Rande dicht am Limbus aufgesetzt wurde.

Das Transplantat ist bei der Entlassung relativ klar. Visus 5/35. Später Auftreten eines Sekundärglaukoms, in dessen Verlauf sich das Transplantat eintrübt.

Nach ALBERTH sind bei Verätzungen und Verbrennungen, vornehmlich nach Kalkverätzungen die Bedingungen und Indikationen für eine Soforttransplantation als prophylaktischer Eingriff noch nicht erarbeitet. Auch PUCHKOVSKAYA hat bei dem großen Erfahrungsgut des Filatov-Institutes dieser Indikation nicht das Wort geredet.

2. Technik der Operation

Bei ausgedehnten leukomatösen Hornhauttrübungen und stärkerer Vascularisation sind die Aussichten für ein klares Einheilen eines durchgreifenden Hornhauttransplantates im allgemeinen wenig günstig.

Sind die Randpartien oder die obere Hornhauthälfte noch relativ klar, kann auch bei Verätzungsfolgen eine perforierende Keratoplastik vorgenommen werden. Da die optischen Ergebnisse hierbei besser sind, sollte man diese Möglichkeit immer zuerst erwägen.

Es hat sich folgende Faustregel in der Praxis bewährt: Wenn ein perforierendes Transplantat mit der Hälfte oder noch besser über die Hälfte seines Umfanges bei entsprechender Auswahl des Trepandurchmessers noch in relativ gesundes Wirtsgewebe eingesetzt werden kann, ist die Aussicht für ein klares Einheilen gegeben.

Diese Bedingungen bestehen auch gelegentlich bei Verätzungsfolgen. Die untere und zentrale Hornhauthälfte können durch das schädigende Agens leukomatös getrübt sein, während die obere durch den Schutz des Lides weitgehend verschont blieb.

Bei einer 40jährigen Frau bestand als Folge einer Verätzung mit Kalkmörtel am linken Auge eine Aplanatio corneae mit massiver Narbentrübung der unteren, temporalen und zentralen Hornhauthälfte. Von unten sproßt ein größeres oberflächliches Gefäß ein. In der nasalen und oberen Hälfte ist die Hornhaut noch annähernd klar.

Es wurde eine perforierende Keratoplastik $\varnothing = 5$ mm vorgenommen. Das Transplantat heilte glatt ein. Visus von 1/100 auf 5/20 gebessert.

Ein 29jähriger Mann hatte aus 50 cm Entfernung eine Gaspistolenverletzung des linken Auges erlitten. Der ätzende Stoff, Chloracetophenon ($C_6H_5COCH_2Cl$), ist bei so geringer Schußentfernung wahrscheinlich nicht in gasförmiger, sondern flüssiger Form ins Auge gelangt und wirkt somit als Säure.

Die Hornhaut ist in der unteren Hälfte leukomatös getrübt und verdickt. Oberflächliche Gefäße sprossen von unten und nasal fast bis ins Zentrum ein, daneben bestehen auch einige tiefere Gefäße. In der oberen Hälfte ist das Hornhautparenchym nur hauchartig getrübt.

Perforierende Keratoplastik $\varnothing = 6$ mm. Das Transplantat wird mit acht Biosuturen fixiert. Der Heilungsverlauf war komplikationslos. Visus von 5/35 auf 5/5 mit korrigierendem Glas (sph $+ 0.5 -$ cyl $+ 1.0$ A 95°) gebessert.

Leider gehören aber in den meisten Fällen die Verätzungen zu den ungünstigen Prognosegruppen. Alberth, der unlängst über 105 Keratoplastiken bei 70 schweren Verbrennungen und Verätzungen berichtete, hält ebenfalls als Erstoperation bei der dritten und vierten Prognosegruppe die totale lamelläre Keratoplastik allein für angezeigt.

Wir haben die lamelläre Plastik in der Regel subtotal vorgenommen im Durchmesser von 9 oder 10 mm. Nur in zwei Fällen wurde ein Durchmesser von 11 und 12 mm gewählt. Ob bei ausgedehnten Leukomen in biologischer Hinsicht ein Unterschied besteht, wenn die lamelläre Transplantation total oder subtotal vorgenommen wird, vermögen wir nicht zu entscheiden. Ein subtotales Transplantat läßt sich besser einnähen. Als Nahtmaterial verwandten wir stets Biosuturen, die reaktionslos vertragen werden und keine Vascularisation provozieren.

Bei ungenügender optischer Verbesserung nach einer lamellären Keratoplastik hatte PAUFIQUE (1950) die nachfolgende perforierende Keratoplastik empfohlen. Es muß aber eine ausreichende Melioration durch den ersten Eingriff erreicht sein, wenn man sich — am besten nach Ablauf eines Jahres — hierzu entschließt. Es bringt der zweite Eingriff nicht immer die erhoffte Verbesserung. Von sechs nachfolgenden durchgreifenden Transplantationen war bei dreien eine Abnahme des Visus eingetreten, in zwei Fällen sogar unter dem Ausgangswert. Man sollte sich deshalb wohl überlegen, ob man nicht besser mit einem bescheidenen Ergebnis sich zufrieden gibt, zumal, wenn es sich um letzte Augen handelt.

3. Nachbehandlung

a) Allgemeine und lokale Behandlung mit Corticosteroiden.

Bei jeder Keratoplastik ist heute die Cortisontherapie zu einem festen Bestandteil der Nachbehandlung geworden. Wenn man bei einfachen Fällen mit lokaler Applikation auskommt, sollte man bei allen schweren Verätzungs- und Verbrennungsfolgen, falls keine Gegenindikation hierfür vorliegt, die lokale mit einer peroralen Cortisontherapie kombinieren. Wir beginnen hiermit 8 Tage post operationem: Lokal: dreimal täglich Ultracortenoltropfen 0,3%, falls notwendig 2stündlich Ultracortenoltropfen, allgemein: Decortin H 30 mg für 4 Tage

25 mg für 4 Tage

20 mg für 4 Tage

15 mg für 4 Tage

10 mg für 4 Tage

5 mg für 4 Tage.

Bei der Entlassung wird ein Mydriaticum für $^1/_4$ Jahr lang weiter verordnet. Ultracortenol-Augentropfen werden im Laufe von 3 Monaten langsam abgebaut.

b) Anwendung ionisierender Strahlen.

Versuche, mit Hilfe ionisierender Strahlen in der Hornhaut vorhandene Gefäße zur Obliteration zu bringen, haben die hierauf gesetzten Erwartungen nicht erfüllt. Bei der Keratoplastik ist eine Vorbestrahlung praktisch wertlos. Sie schränkt zudem die Möglichkeiten für eine ausreichende Nachbestrahlung bei der gegebenen Toleranzdosis ein.

Anders sind die Verhältnisse bei der postoperativen Bestrahlung. Eine strahleninduzierte Hemmung auf frische Capillaraussprossungen steht außer Zweifel. Diese beruht nach VAN DEN BRENK nicht nur in einer Einschränkung des Proliferationsvermögens der Capillaren, sondern auch in einer Zunahme der Gewebsfibrose. SCHUSTER hat letzthin bei Untersuchungen mit S^{35} an der Rattencornea nachweisen können, daß die strahleninduzierte Vascularisationshemmung „weniger auf einer direkten

Störung der Aussprossungsfähigkeit der Gefäße als vielmehr auf Veränderungen im Stroma, besonders im regenerierenden Stroma, zurückzuführen ist".

Wir haben deshalb bei Keratoplastiken immer die Nachbestrahlung, und zwar unmittelbar postoperativ auf dem Tisch vorgenommen. Sehr geeignet ist wegen der geringen Tiefenwirkung eine Beta-Bestrahlung mit St^{90}-Applikator (Tracerlab Medical Applicator RA 1 A. Dosisleistung 60,5 rep/sec). Bestrahlt wurde von vier Feldern aus, in jedem Quadranten mit 600 rep. Falls notwendig, konnte in den folgenden Wochen nachbestrahlt werden. Insgesamt sind wir nie über 6000 rep hinausgegangen.

Die erste Bestrahlung auf dem Operationstisch hat den Vorteil, daß man hiermit häufig auskommt und in der Folgezeit das Auge nicht mehr zu berühren braucht.

Demonstration einiger Fälle

1. 25jährige Frau hatte vor einem Jahr eine schwere Essigsäureverätzung des rechten Auges erlitten. Die Hornhaut ist dicht narbig getrübt und von allen Seiten vascularisiert (s. Abb. 4). Es wurde zunächst wegen der ungünstigen Voraussetzungen eine lamelläre Keratoplastik $\varnothing = 8$ mm vorgenommen. Danach schimmern in der oberen Hälfte Iris und Pupille durch (s. Abb. 5). Nach 2 Jahren wurde eine perforierende Keratoplastik im $\varnothing$ von 5 mm ausgeführt (s. Abb. 6).

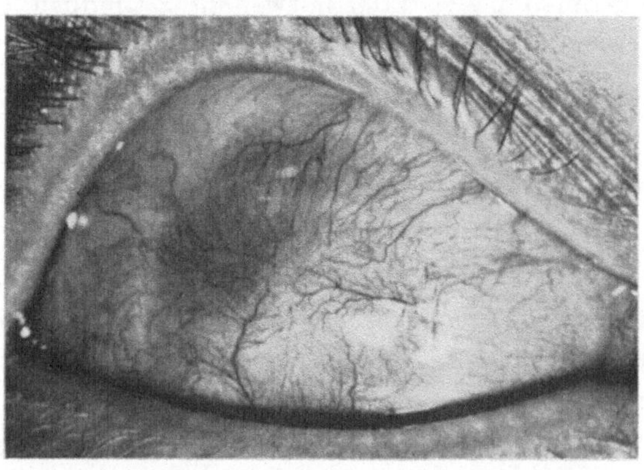

Abb. 4. Zustand nach Verätzung mit Essigsäure vor 2 Jahren

2. 23jähriger Maurer hat eine Kalkverätzung dritten Grades erlitten. Die Hornhaut war vollständig von Conjunctiva überwuchert. Sehvermögen: Lichtschein bei richtiger Projektion (s. Abb. 7). Nach $1^1/_2$ Jahren zunächst präparatorische lamelläre Keratoplastik $\varnothing = 10$ mm (s. Abb. 8). Nach 2 Jahren perforierende Keratoplastik $\varnothing = 5$ mm (s. Abb. 9).

3. 34jähriger Mann erlitt eine schwere Magnesiumverbrennung des rechten Auges (s. Abb. 10). Symblepharonbildung des Oberlides. Eine Übergangsfalte ist in der nasalen Hälfte nicht mehr vorhanden. Der Bulbus ist in seiner Beweglichkeit eingeschränkt. Eine derbe weißliche pterygiumartige Bindehautwucherung ist von nasal über die Hornhaut gewachsen. In einem ersten Eingriff (s. Abb. 11) wird mit einem Trepan $\varnothing = 11$ mm durch verkantetes Aufsetzen die Hornhaut nahe dem

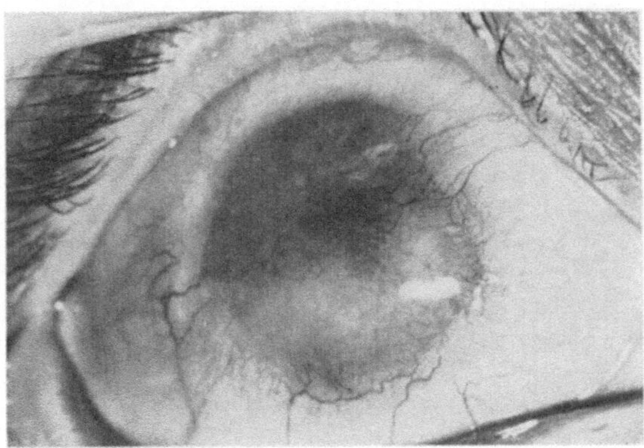

Abb. 5. Zustand nach lamellärer Keratoplastik ∅ = 9 mm

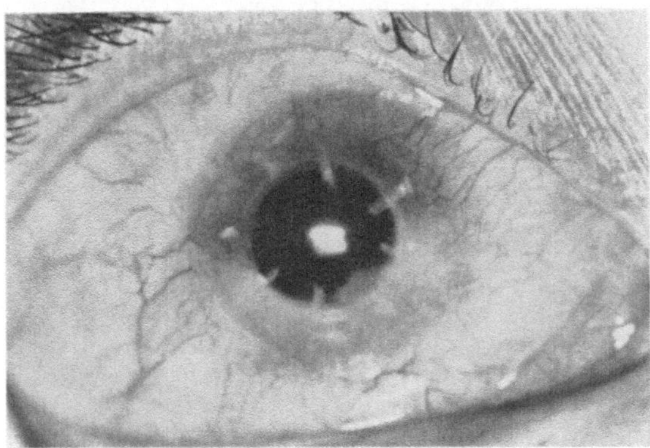

Abb. 6. Zustand nach perforierender Keratoplastik ∅ = 5 mm. Sehschärfe von Erkennen von Handbewegungen auf 5/15 gebessert

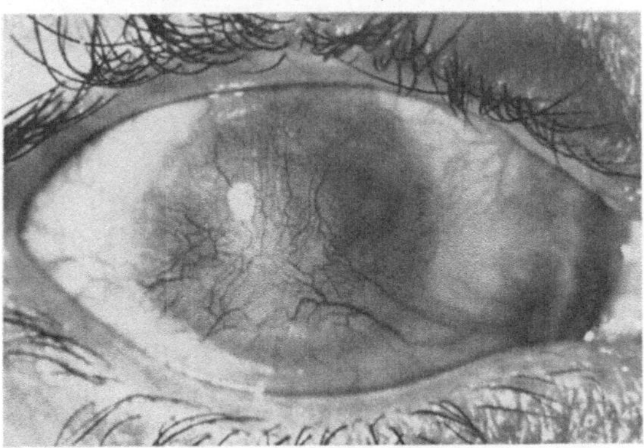

Abb. 7. Zustand nach Kalkverätzung III. Gr. mit starker Vascularisation der Hornhaut

Limbus in der unteren und ganzen temporalen Hälfte bis in eine Tiefe von 0,6 mm eingeschnitten. Mit dem durch Abpräparieren gebildeten Hornhaut-Bindehaut-lappen wird die Innenauskleidung des Oberlides vorgenommen. Auf die Hornhaut

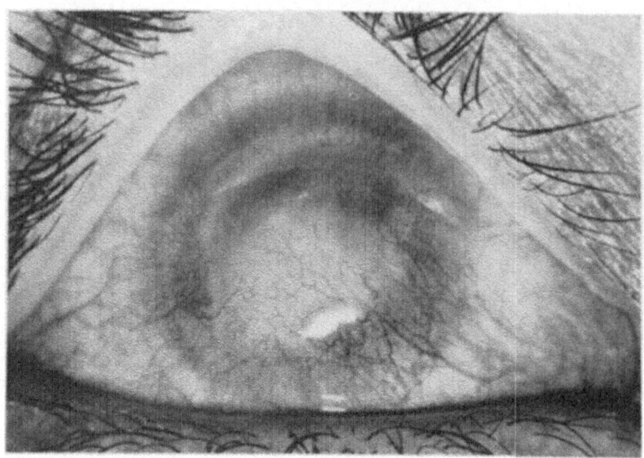

Abb. 8. Nach lamellärer Keratoplastik ∅ = 10 mm hat sich die Hornhaut in der oberen Hälfte soweit aufgehellt, daß Iris und Pupille durchschimmern

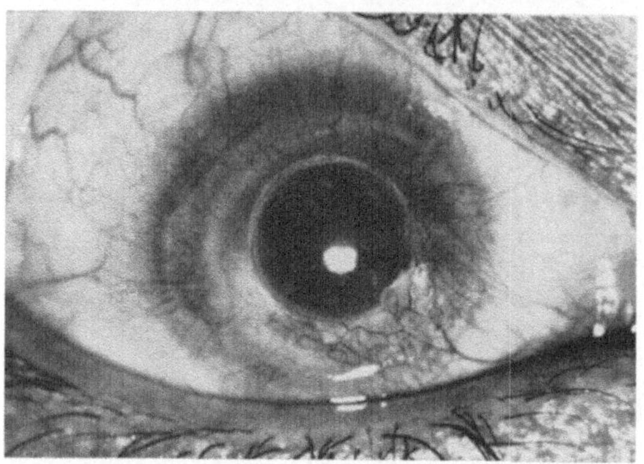

Abb. 9. Zustand nach perforierender Keratoplastik ∅ = 5 mm 2 Jahre später

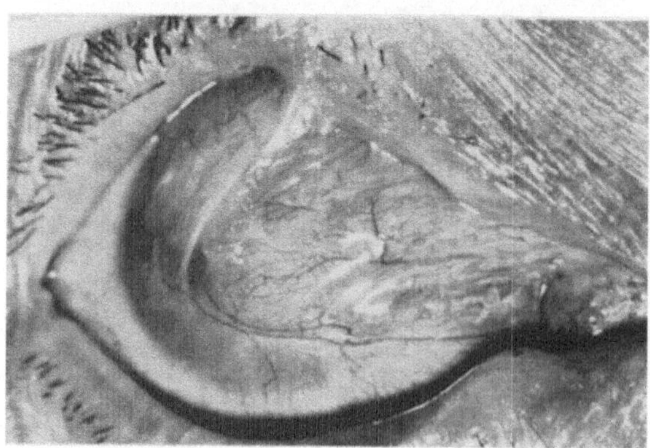

Abb. 10. Zustand nach schwerer Magnesiumverbrennung

wird ein lamelläres Transplantat ∅ = 10 mm genäht, die fehlende Conjunctiva bulbi mit Lippenschleimhaut ersetzt. Nach einem Jahr perforierende zentrale Keratoplastik ∅ = 5 mm (s. Abb. 12).

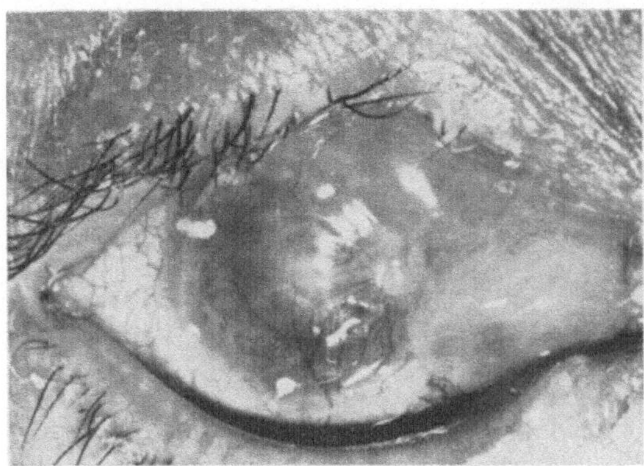

Abb. 11. Nach lamellärer Keratoplastik ⌀ = 11 mm und Transplantation von Lippenschleimhaut

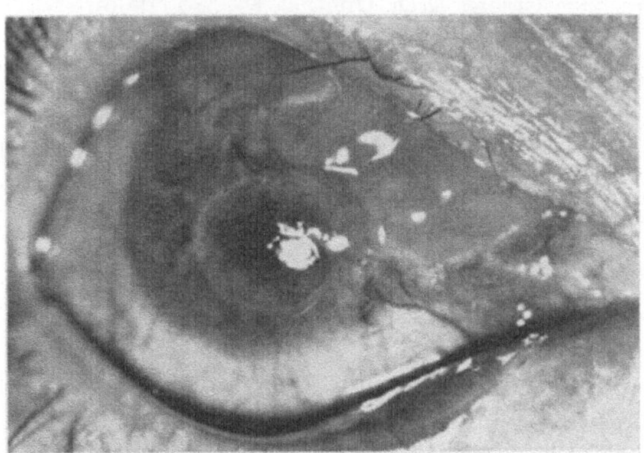

Abb. 12. Zustand nach perforierender Keratoplastik ⌀ = 5 mm

Abschließend muß ich zusammenfassen: Die Keratoplastik bei Verätzung und Verbrennungsfolgen ist in vielen Fällen keine dankbare Aufgabe. Es müssen Mühe und Geduld aufgewandt und oft auch Enttäuschung hingenommen werden. Lassen Sie mich aber schließen mit den Worten, die LÖHLEIN am Ende seines Berichtes schrieb:

„..... der Standpunkt mancher Operateure (ist) unverantwortlich, in dieser Gruppe von Fällen grundsätzlich keinen Versuch der Rettung durch Keratoplastik zu unternehmen".

Literatur

ALBERTH, B.: Albrecht v. Graefes Arch. Ophthal. **163**, 562 (1961).
— „Keratoplastik" Bücherei des Augenarztes. 37. Heft. Stuttgart: Ferd. Enke 1961.
— Klin. Mbl. Augenheilk. **143**, 481 (1963).
BOCK, R. H.: Arch. Ophthal. **44**, 293 (1950).
VAN DEN BRENK, H. A. S.: Amer. J. Roentgenol. **78**, 837 (1957); **81**, 859 (1959).
FILATOV, V. P.: Acta med. URSS **1**, 412 (1938); ref. Zbl. ges. Ophthal. **43**, 182 (1939).
— Arch. biol. nank. (Leningrad) **50**, 21 (1938); ref. Zbl. ges. Ophthal. **43**, 433 (1939).

Franceschetti, A.: Trans. ophthal. Soc. U.K. **69**, 17 (1949).

—, and G. Maeder: In Rycroft, B. W.: Corneal Grafts. London: Butterworth & Co. Ltd. 1955.

Friede, R.: Albrecht v. Graefes Arch. Ophthal. **152**, 140 (1951).

Kurz, J.: Čs. Oftal. **8**, 101 (1952).

— Excerpta med. (Amst.) Sect. X. **7**, 73 (1953).

Levy, R.: Bull. Soc. franç. Ophtal. **1953**, 132; ref. Zbl. ges. Ophthal. **62**, 170 (1954).

Löhlein, W.: Albrecht v. Graefes Arch. Ophthal. **151**, 1 (1951).

D'Osvaldo, E.: Congr. Soc. ital. oftalm. **1939**, 261; ref. Zbl. ges. Ophthal. **46**, 390 (1941).

Paufique, L.: Zit. nach Castroviejo, R.: Amer. J. Ophthal. **33**, 18 (1950).

Puchkovskaya, N. A.: Keratoplasty, Symposia CSAV Prag 1960.

Schuster, R.: Strahlentherapie **121**, 580 (1963).

Shulghina, N. S.: Keratoplasty, Symposia CSAV Prag 1960.

Sourdille, G. P.: Ann. Ottal. **73**, 499 (1947).

— Excerpta med. (Amst.) Sect. X. **3**, 48 (1949).

Zirm, E.: Albrecht v. Graefes Arch. Ophthal. **64**, 580 (1906).

Die chirurgische Behandlung von Verbrennungen der Lider und Augenbrauen

Von

T. Skoog-Uppsala/Schweden

Mit 8 Abbildungen

Überläßt man Verbrennungen der Lider und Augenbrauen der Spontanheilung, so offenbaren sie bald ihre ernsthafte Natur. Die erschreckenden Entstellungen und funktionellen Störungen, die sich infolge Narbenschrumpfung und Gewebsverlust rund um das Auge ergeben, stellen sehr wesentliche und schwierige Probleme der Wiederherstellungschirurgie dar.

Es ist nicht der Sinn dieser Publikation, besondere Operationsverfahren im Detail zu besprechen oder die verschiedenen Möglichkeiten der Widerherstellung zu erörtern; hier soll nur kurz über die Erfahrungen, die wir auf diesem Gebiet an der Verbrennungsabteilung der Klinik für Plastische Chirurgie des Universitätskrankenhauses Uppsala mit bestimmten Methoden gewonnen haben, berichtet werden. Was die Allgemeinprinzipien der Behandlung frischer Verbrennungen anbelangt, so verweise ich auf eine ausführliche Arbeit, die von dieser Klinik veröffentlicht wurde (Skoog).

Lider

Bei Gesichtsverbrennungen ist die dünne Haut der Augenlider häufig mitbetroffen. Die Bildung von *Ektropien* und die Gefahr eines ungenügenden Augenschutzes sind meist die Folge. Von insgesamt 789 Verbrennungspatienten, die während der Jahre 1951 bis 1962 in unsere Abteilung eingewiesen wurden, hatten 23% Gesichtsverbrennungen erlitten. Davon mußte bei 19 Patienten ein Hautersatz an den Lidern in Form einer Transplantation vorgenommen werden. Dabei führten Verbrennungen, die die Lidhaut in voller Dicke schädigten, regelmäßig zu starken Schrumpfungen und zur Bildung von Ektropien. Es ist charakteristisch für diesen Bereich, daß, infolge des lockeren Bindegewebes der Lider, Schrumpfungen auch während des Heilungsprozesses tiefer zweitgradiger Verbrennungen entstanden sind. Manchmal wurden die Lider auch durch Narbenzüge an anderen Gesichtsteilen vom Bulbus abgehoben.

Bei durchgehenden Hautzerstörungen der Lider traten die Narbenschrumpfungen bereits zu einem frühen Zeitpunkt ein. Eine rechtzeitige Transplantation hätte das verhindern können, jedoch erlaubten es die lokalen Bedingungen nicht immer, da die Lider gewöhnlich von mehr minder infizierten Verbrennungswunden des übrigen Gesichtes umgeben waren. In Fällen, wo die Bildung von Ektropien nicht vermieden werden konnte, legten wir bis zur Rekonstruktion der Lider großen Wert auf einen genügenden Schutz der Cornea. Dazu verwendeten wir Augensalben und feuchte Kammern besonders in der Nacht. Eine Tarsorraphie wurde bei unseren späteren Fällen nicht mehr gemacht, da wir fanden, daß diese höchstens zu weiteren Gewebszerstörungen führt: die so früh wie möglich vorgenommene Hauttransplantation scheint uns das Mittel der Wahl zu sein. Bei den wenigen schweren Fällen, wo wir eine Tarsorrhaphie versuchten, kam es infolge von Infektionen und/oder Auftreten von Spannungen zum Durchschneiden der Nähte. Unsere Serien von frischen Verbrennungen zeigten nur selten Verletzungen der Cornea, die auch niemals schwer waren, ausgenommen natürlich diejenigen Fälle, bei denen das Trauma selbst (z. B. eine Explosion), die mechanische Läsion bedingte. Immer wenn die Bulbi mitgeschädigt waren, wurde die Behandlung von einem Augenfacharzt überwacht.

Trat ein Ectropium auf, so wurde das Lid durch möglichst baldige Narbenexcision und vollständigen Hautersatz wieder in seine normale Form und Lage gebracht. Dieselben Überlegungen gelten auch für teilweise verbrannte Augenlider (Abb. 1). Die chirurgische Wiederherstellung erfordert eine große Erfahrung, und einige wenige Punkte sollen besonders hervorgehoben werden.

Die Schnittführung, die sich entlang des Lidrandes bis einige Millimeter an dessen Außenseite erstreckt, wird über den inneren und äußeren Canthus hinaus verlängert. Dabei muß man trachten, so viel wie möglich vom margo palpebralis und den Wurzeln der Wimpern zu erhalten. Die Präparation erfolgt im lockeren Unterhautgewebe, über dem musculus orbicularis oculi, und es ist nur selten nötig, viel Narbengewebe zu excidieren, um das Lid ausbreiten zu können. In manchen Fällen muß zur Entfaltung der Lider eine ziemlich ausgedehnte Präparation vorgenommen werden. Da der dem Limbus gegenüberliegende Wundrand oft sehr

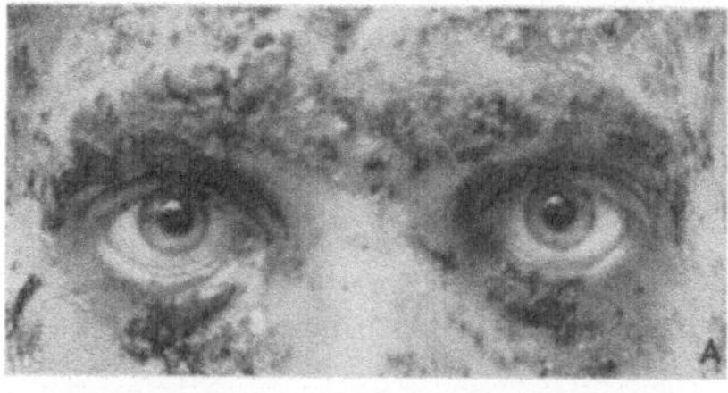
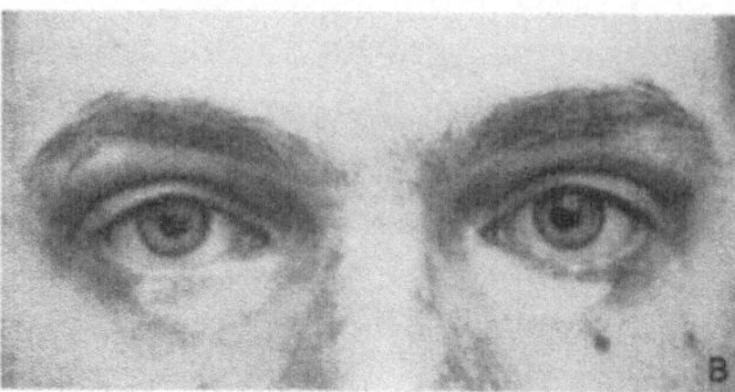
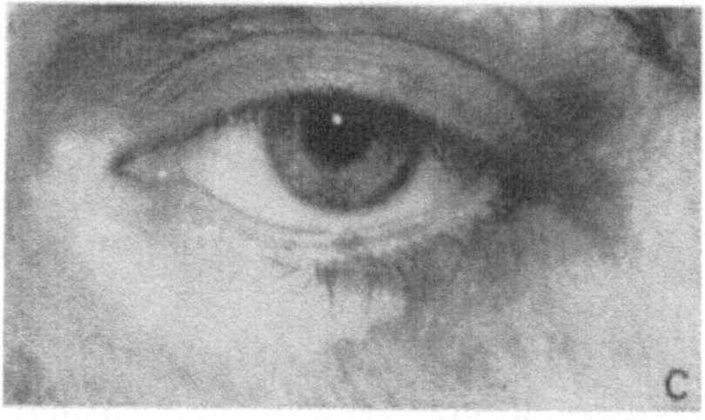

Abb. 1. I. E., 18jähriger Mann. Tiefe, sich auf die Dermis erstreckende Gesichtsverbrennung, mit teilweise noch tiefer reichender Verletzung der Augenlider, verursacht durch eine Explosion in einer Werkstätte. 3 Wochen später zeigte sich eine deutliche Tendenz zur Bildung eines Ektropiums an den Unterlidern (A). Durch frühzeitige Transplantation von Vollhaut aus der regio supraclavicularis konnte die Funktion der Lider wiederhergestellt werden (B). Die Transplantate sind nach 8 Jahren noch ein wenig sichtbar (C)

kurz und gespannt ist, muß das Gewebe durch einen winkeligen Entlastungsschnitt am medialen und lateralen Ende entspannt werden. Es ist wünschenswert, einen Defekt zu schaffen, der groß genug ist, eine

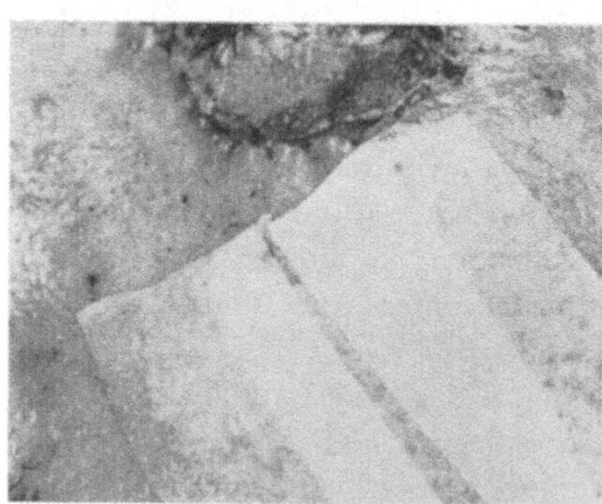
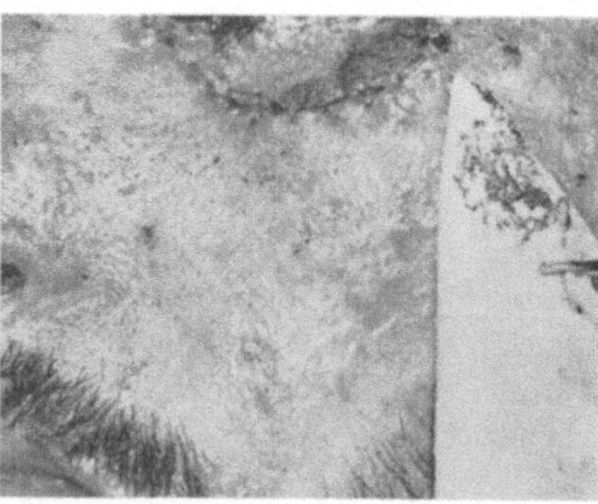

Abb. 2. Erster Verbandswechsel 7 Tage nach einer Vollhauttransplantation am Unterlid. Man sieht keinerlei Anzeichen einer Maceration, Irritation oder Folliculitis unter dem feinporigen Wundpflaster (3 M micropore surgical tape)

gewisse Schrumpfung des Transplantates zu erlauben, d. h. also, daß das Lid in seiner Größe etwas überkorrigiert werden soll. Sind Ober- und Unterlid derselben Seite gleichzeitig geschädigt, so werden sie deswegen in zwei Sitzungen operiert. Die Wunde wird mit einem Vollhauttransplantat gedeckt, das entweder von der regio retroauricularis oder supraclavicularis entnommen wird. Das Transplantat wird so zugeschnitten, daß es der größtmöglichen Wundfläche angepaßt ist. Es wird mit einfachen, fortlaufenden Catgutnähten der Stärke 5-0 fixiert. Zusätzlich werden drei bis vier Paare Einzelnähte angelegt, die, lang belassen, über dem Druckverband geknüpft werden. Der Verband besteht zunächst aus einer einzelnen Lage eines Vaselinegazenetzes, darüber kommt ein Kissen einer elastischen, nicht absorbierenden Kunststoffwatte, Tacryl. Die Allgemeinanwendung und die Vorteile dieses Materials wurden von PONTÉN beschrieben. Zum äußeren Schutz, zur Immobilisation und um einen zusätzlichen Druck auf den Verband zu erhalten, verwenden wir das

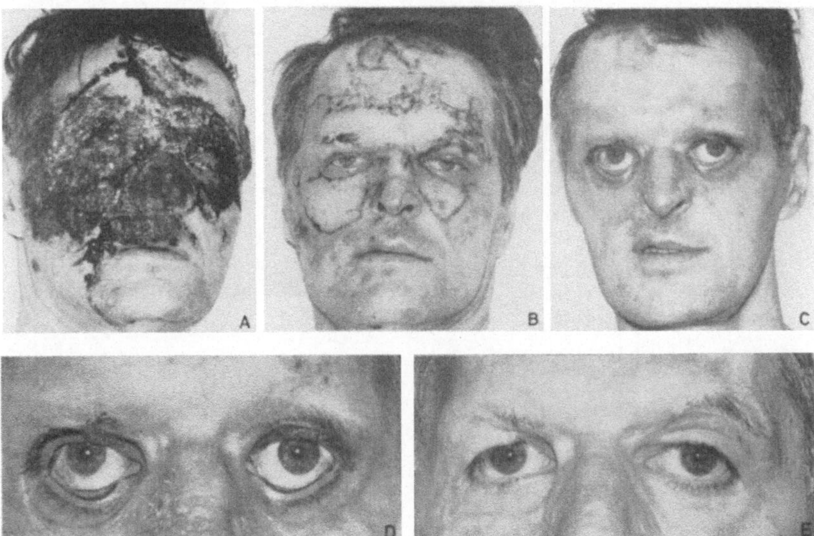

Abb. 3. H. S., A Gesichtsverbrennung, erlitten im Alter von 46 Jahren, verursacht durch brennenden Phosphor. B einen Monat nach der Verletzung; das nekrotische Gewebe wurde excidiert und die Wunden mit Spalthauttransplantaten mittlerer Dicke gedeckt. C und D einen Monat nach der primären Hauttransplantation; an beiden Ober- und Unterlidern sind Schrumpfungen aufgetreten; die freien Ränder der Oberlider sind nahe an die Augenbrauenreste herangezogen worden. E Zustand 2 Jahre nach der Verletzung. Die Funktion der Lider ist völlig wiederhergestellt. Zur Kompensation der sekundären Schrumpfung wurde zweimal an beiden Unterlidern und linken Oberlid sowie dreimal am rechten Oberlid eine Transplantation mit großen Vollhautstücken durchgeführt. Der Pat. lehnte eine Augenbrauenrekonstruktion ab

feinporige, reizlose Wundpflaster (micropore surgical tape), das von der Firma Minnesota Mining and Manufacturing Co (3 M) erzeugt wird und große Vorteile aufweist. Die verbrannten Lider werden nämlich oft von frisch geheilten Verbrennungen der Dermis umgeben. Das regenerierte Epithel ist leicht verletzbar und Heftpflaster der herkömmlichen Art, die über solche Flächen gelegt werden, führen bei der Entfernung zu Epithelläsionen und begünstigen außerdem das Auftreten lokaler Infektionen. Keine dieser Komplikationen trat bei der Verwendung von dem mikroporösen Wundpflaster auf (SKOOG). Tatsächlich war es bei der

Abnahme des Tape von solchen leicht verletzbaren Stellen nur selten möglich, irgendeine Reaktion, die durch das Tape verursacht sein konnte, zu sehen (Abb. 2).

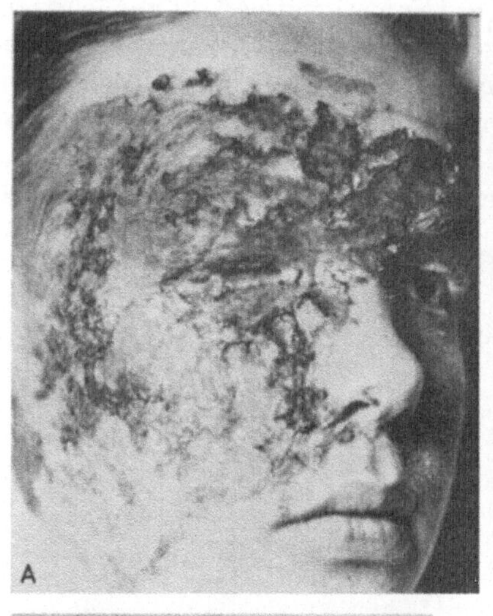
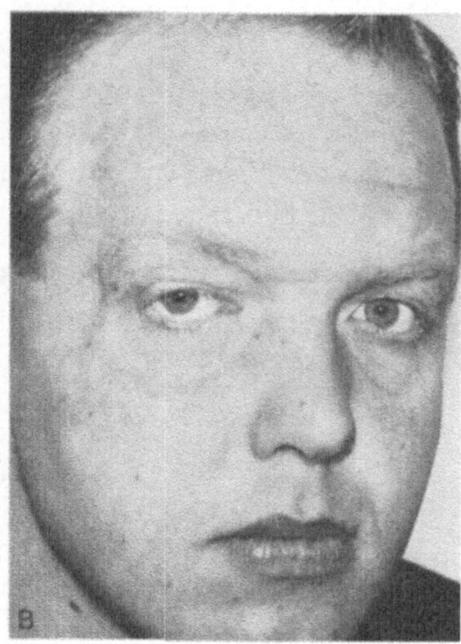
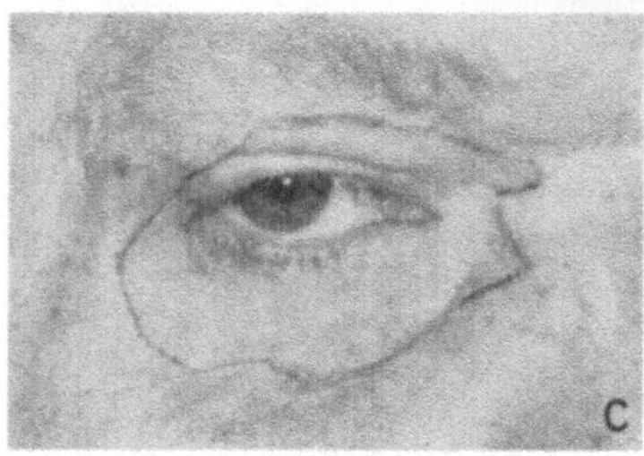
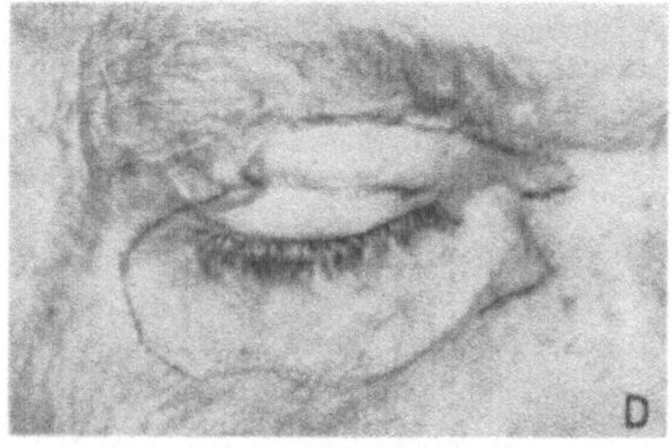

Abb. 4. E. G., A Verätzung durch Schwefelsäure bei einem 15 Jahre alten Knaben, die zu vollständigem Hautverlust an beiden rechten Lidern führte. Zur primären Wiederherstellung wurden in zwei Operationen retroauriculäre Vollhauttransplantate verwendet. Die sekundäre Schrumpfung wurde mittels zweier kleiner Vollhautstücke korrigiert; Narbenzüge, die innen und außen am Canthus aufgetreten waren, wurden mit lokalen Hautverschiebungen ausgeglichen. B Ergebnis nach 9 Jahren. C und D zeigt die Transplantate gekennzeichnet

Um die *Schrumpfungstendenz* im Lidbereich zu verringern und das beste kosmetische Resultat zu erhalten, haben wir wie Thiel und Otto die Vollhauttransplantate den Spalthauttransplantaten vorgezogen. In Übereinstimmung mit Brown und McDowell haben wir gefunden, daß die eher blassen Transplantate der regio supraclavicularis die beste Farbanpassung ergaben. Einige unserer Transplantate konnten tatsächlich nicht von normaler Lidhaut unterschieden werden. Wir machten keinerlei Erfahrung mit der „epithelial outlay graft technique" in der Modifikation von McIndoe (Schofield 1954), die dünne Spalthautstücke verwendeten.

Wurde die Wiederherstellung des Lides frühzeitig vollzogen, zu einem Zeitpunkt also, da der Vorgang der Narbenbildung und Narbenschrumpfung noch im Gange waren, so trat eine sekundäre Schrumpfung, besonders des Oberlides, auf. Obwohl die Lider in den meisten Fällen bereits nach einer Operation einen genügenden Schutz für die Cornea boten, so waren doch wiederholte Transplantationen zur völligen Wiederherstellung nötig (Abb. 3 und 4). Bei sekundären Korrekturoperationen

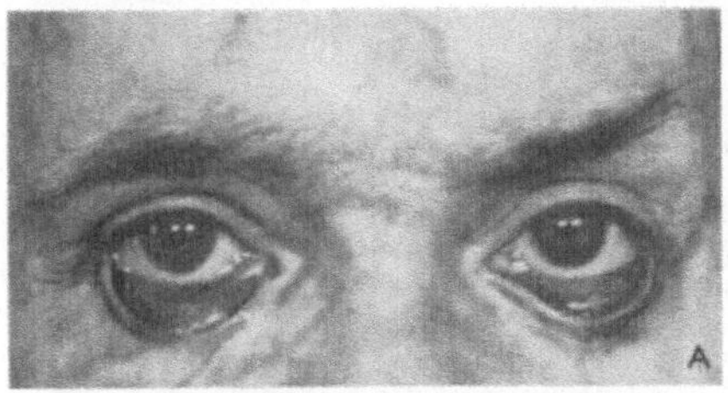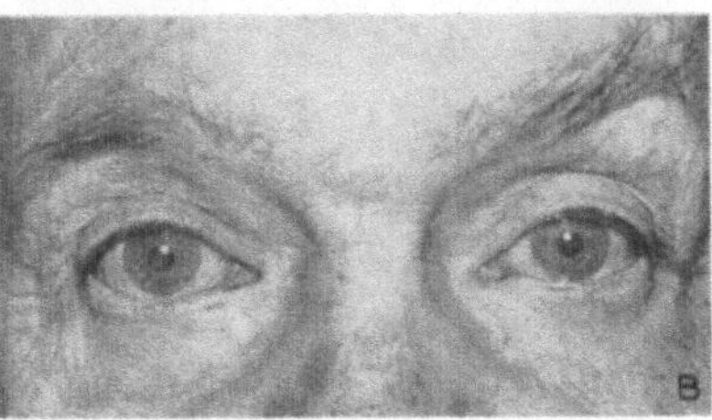

Abb. 5. A. B., 54jähriger Landwirt, wie wir ihn, 4 Monate nachdem er eine Explosionsverbrennung des Gesichtes erlitten hatte, zum ersten Male sahen (A). Die starke Ektropienbildung an beiden Unterlidern wurde, jede Seite in einer eigenen Sitzung, mittels eines Schnittes entlang des Lidrandes behoben. Die daraus resultierenden Defekte (auf der rechten Seite 5 × 3 cm) wurden mit Vollhaut von der regio supraclavicularis gedeckt. B Resultat 9 Jahre später

ist es empfehlenswert, den Schnitt im Bereiche der Augenlidfalte anzulegen, so daß das primäre Transplantat über dem Tarsus das natürliche Aussehen des Lides wiederherstellt. Die Schrumpfung der Transplantate war weniger auffällig, wenn die Operation zu einem späteren Zeitpunkt, da das Narbengewebe schon gereift war, vorgenommen wurde (Abb. 5).

Einige zirkuläre Verbrennungen um das Auge führten nicht zur Umstülpung der Lider, sondern zu Verengungen der Lidspalte. Dadurch erschwerten sich die Probleme der Rekonstruktion, und wiederholte Transplantationen waren zur Korrektur nötig.

Augenbrauen

Die ausgesetzte Lage der Supraorbitalregion führt bei vielen Gesichtsverbrennungen zu teilweisem oder totalen Verlust einer oder beider Augenbrauen. Nach der Ausheilung empfinden die Patienten einen solchen Defekt als ziemlich auffällig und störend. Eine Korrektur muß als wohl begründet erachtet werden, da auch die Funktion der Augenbraue von Bedeutung ist.

Häufig haben Patienten mit Augenbrauenzerstörungen auch Verbrennungsschäden an der Nase erlitten. In solchen Fällen brachte Gillies, wenn er zur Nasenrekonstruktion einen Stirnhautlappen

verwendete, gleichzeitig ein Stück vom behaarten Stiel in die Augen-
brauengegend. Diese Methode wurde bei manchen unserer Patienten mit
großem Erfolg angewandt (Abb. 6). Bei Verwendung eines Teiles des
frontalen Haaransatzes zur Rekonstruktion der Augenbrauen war es

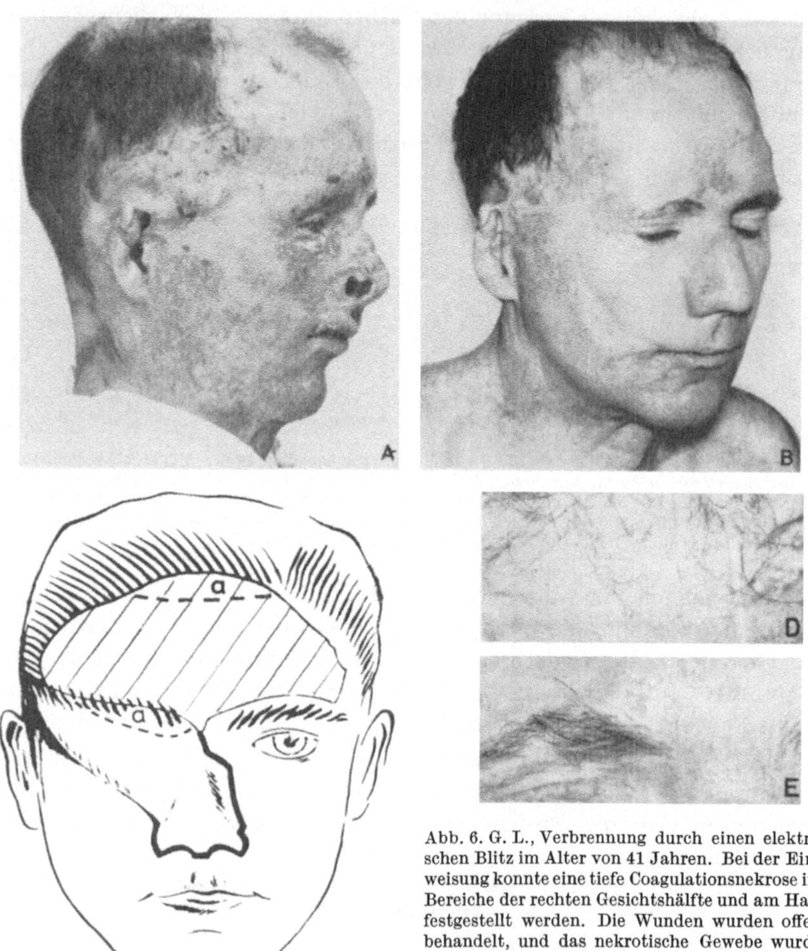

Abb. 6. G. L., Verbrennung durch einen elektrischen Blitz im Alter von 41 Jahren. Bei der Ein-
weisung konnte eine tiefe Coagulationsnekrose im
Bereiche der rechten Gesichtshälfte und am Hals
festgestellt werden. Die Wunden wurden offen
behandelt, und das nekrotische Gewebe wurde
nach 3 Wochen excidiert. Das Ergebnis der
Spalthautverpflanzung ist in A zu sehen. Beachte
die Schrumpfung und das unvorteilhafte Aussehen der Transplantate des rechten Augenlides,
der Wange, Nase und Oberlippe und die Destruktion der Augenbraue und des Nasenflügels. B 3 Jahre
nach der Verletzung. Die Abbildung zeigt einen Rollappen, der die rechte Hälfte der Oberlippe, den
Großteil der rechten Wange und einen Teil des Unterlides ersetzt. Die Lider selbst wurden mit Vollhaut-
transplantaten wiederhergestellt. Die Nasenrekonstruktion erfolgte mit einem Stirnhautlappen. C der
Plan zur Wiederherstellung der Nase und Augenbraue mit demselben Stirnlappen. Ein schmaler
Bezirk der behaarten Kopfhaut (a) ist im oberen Rand des Stirnhautstieles einbezogen und bildet die
rechte Augenbraue. Er wird in derselben Sitzung eingenäht, da die Stirnhaut zur Nase gebracht wird.
Die neugebildete Augenbraue wird dann abgetrennt und eingenäht, wenn der Stirnlappen wieder zu-
rückgebracht wird. D Spenderareal für die Augenbraue. E Die rechte Augenbraue 5 Jahre nach der Rekonstruktion. Beachte, daß die Augenbraue vom Haarverlust in der Spenderregion nicht mitbetroffen ist

möglich, jenes für Kopfhautlappen aus zentrale Regionen so typische, scharf begrenzte Kornfeldaussehen zu vermeiden. Eine überaus interessante Feststellung konnte ich bei einem der Fälle machen: Das transferierte Kopfhautstück blieb nicht nur vom Haarausfall, der später rund um die Spenderfläche auftrat, verschont, sondern zeigte vielmehr postoperativ einen gesteigerten Haarwuchs.

Manchmal benützten wir freie Hauttransplantate der regio temporalis und mastoidea in Form von schmalen Streifen. Waren sie breiter als ungefähr 5 mm, trat regelmäßig eine zentrale Nekrose auf, unabhängig

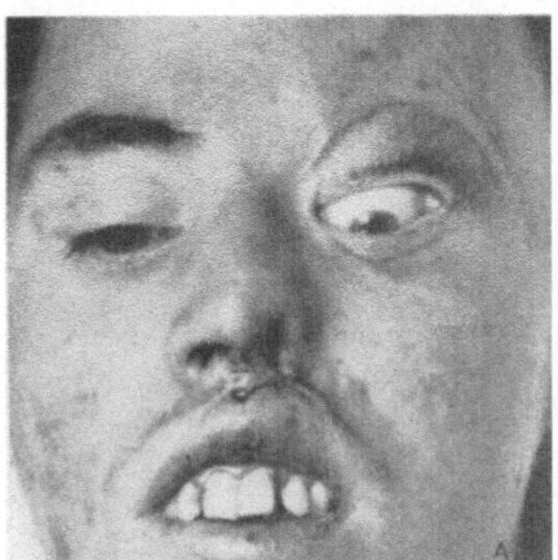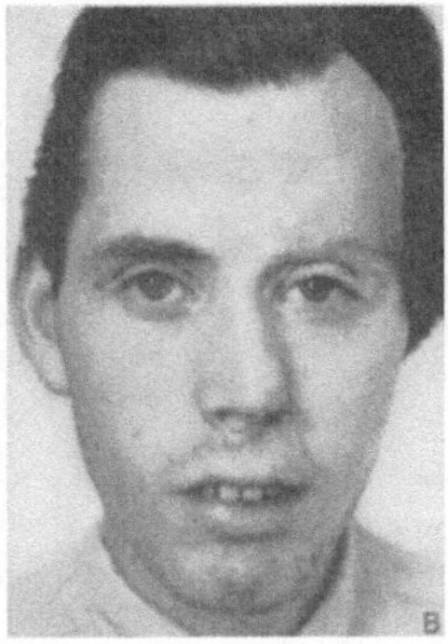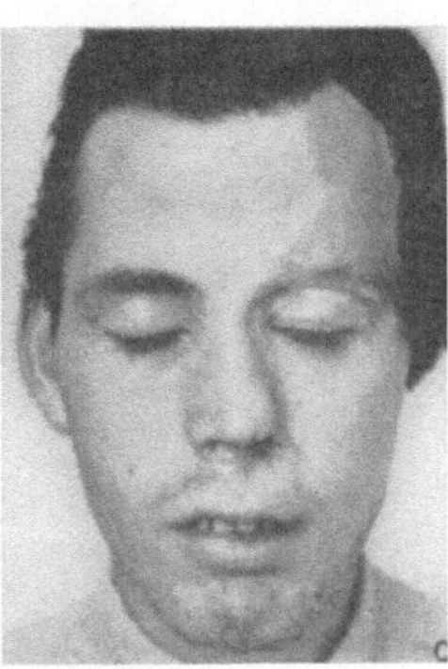

Abb. 7. J. S., verbrannt bei einer Explosion in einer Schießpulverfabrik im Alter von 24 Jahren. A Das Ergebnis nach einfacher Freihauttransplantation. Das linke Auge kann infolge eines Hautmangels nicht geschlossen werden, und die Augenbraue und ein Teil des Nasenflügels fehlen. Die Zähne liegen wegen der Umstülpung der Oberlippe frei. Der Pat. war im Bereiche der regio temporalis haarlos. B und C Das Ergebnis der Wiederherstellung. Der Haaransatz wurde durch Vorbringen eines großen Lappens aus der regio occipitalis korrigiert, die Augenbraue durch ein Freihauttransplantat der behaarten Kopfhaut gebildet, und freie Vollhauttransplantate verwendeten wir zur Korrektur des Oberlides und der Oberlippe. Wie aus diesen Bildern leider nicht gut ersichtlich, wurde der Nasenflügel mit einem, dem rechten Ohr entnommenen Composite Graft neugestaltet.

davon, ob die aufnehmende Fläche vernarbt war oder nicht. Auch wenn die Transplantate eine gute Anheilung zeigten, so war der nach dem anfänglichen Haarausfall einsetzende Haarwuchs gewöhnlich sehr spärlich (Abb. 7). Ergab diese Methode ein unbefriedigendes Ergebnis, oder waren breitere Augenbrauen erwünscht, dann implantierten wir in der Folge mehrmals Freihauttransplantate.

Seitliche Defekte beider Augenbrauen wurden in einem Fall erfolgreich mit freien Transplantaten der unverletzten Teile gedeckt, die bei diesem Patienten breit und buschig waren. Ein zentraler Streifen der erhalten gebliebenen Augenbraue wurde als Transplantat verwendet und wegen seiner Gestaltung und Beschaffenheit in bezug auf die Haarrichtung von einer Seite auf die andere gebracht (Abb. 8).

Die Esser-Technik zur Rekonstruktion der Augenbraue mittels eines arteriell ernährten Insellappens konnte in unseren Fällen nur selten angewendet werden, da die Entnahmestelle — die temporale Haut derselben Seite — ähnliche Verbrennungsschäden wie die Augenbraue erlitten hatte.

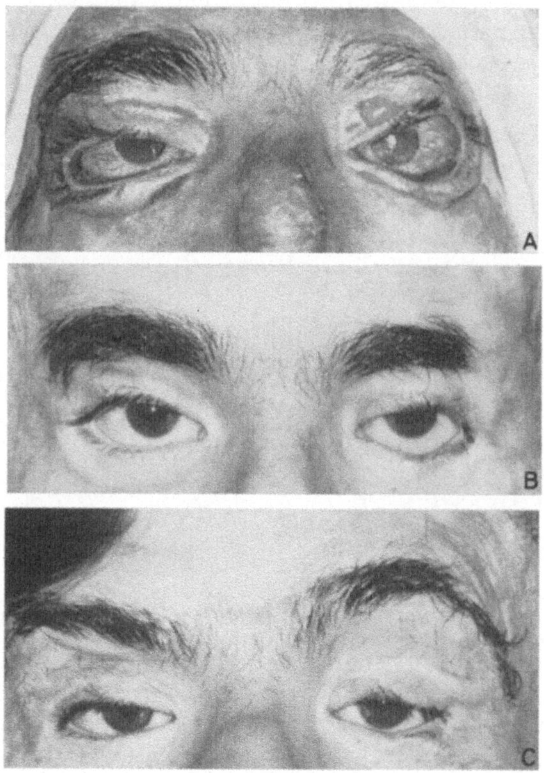

Abb. 8. B. P., Im Alter von 21 Jahren erlitt dieser Pat. ausgedehnte Verbrennungen durch eine Benzinexplosion bei einem Autounfall. A 2 Monate nach dem Unfall, wenn die Ektropien beider Unterlider zum ersten Mal korrigiert wurden. B Ein Jahr nach dem Trauma, nachdem eine Vollhauttransplantation an den Oberlidern vorgenommen worden war. Beachte das Fehlen der halben linken und eines Drittels der rechten Augenbraue als Folge der Verbrennung. C Ergebnis ein Jahr nach der Augenbrauenrekonstruktion. Der mittlere Teil der rechten Augenbraue wurde als Ersatz des fehlenden Teils der linken Braue verwendet; das Mittelstück der linken Augenbraue wurde in ähnlicher Art für die rechte Seite verwendet. Eine zusätzliche Hauttransplantation wurde an Lidern beider Seiten vorgenommen

Zusammenfassung

Es werden die ernsthafte Natur durchgehender Hautverbrennungen im Augenbereich sowie die verschiedenen Komplikationen, die nach solchen Verletzungen auftreten, besprochen. Der Autor legt die Grundsätze der Früh- und Spätbehandlung, die im Laufe der Jahre an der Verbrennungsabteilung des Universitätskrankenhauses Uppsala entwickelt wurden, dar. Er betont die Wichtigkeit eines möglichst frühzeitig durchgeführten, vollständigen Hautersatzes. Bei der chirurgischen Korrektur von Schrumpfungen, die nach tiefen Augenlidverbrennungen auftreten, wird eine ausgedehnte Freipräparation mit anschließendem Hautersatz empfohlen. Vollhauttransplantate zeigten sich dabei den Spalthauttransplantaten überlegen; das beste kosmetische Resultat wurde mit Hautstücken aus der regio supraclavicularis erzielt.

Außerdem werden verschiedene Methoden der Augenbrauenrekonstruktion erläutert. Eine Lappenplastik, die den frontalen Haaransatz als Augenbrauenersatz und die Stirnhaut zur Wiederherstellung der Nase verwendet, wird beschrieben. Im allgemeinen ergibt die behaarte Kopfhaut in Form von Lappen bessere Resultate als in Form von Freihauttransplantaten.

Literatur

Brown, J. B., and F. McDowell: Skin grafting. Philadelphia: J. B. Lippincott Co. 1958.
Gillies, H. D., and D. R. Millard jr.: The principles and art of plastic surgery. Boston-Toronto: Little, Brown and Co. 1957.
Olerud, S., and B. Pontén: Svenska Läk.-Tidn. 60, 2800 (1963).
Pontén, B., and S. Olerud: Brit. J. Plast. Surg., 18, 323 (1965).
Schofield, A. L.: Brit. J. Plast. Surg. 7, 67 (1954).
Skoog, T.: Acta chir. scand. 126, 1 (1963).
— Acta chir. scand. Suppl. 305 (1963).
Thiel, R., u. J. Otto: Fortschr. Kiefer- u. Gesichtschir. 9, 74 (1964).

Sekundärplastik nach Verbrennungsschäden der Nase und der Ohren

Von

R. Meyer-Lausanne/Schweiz

Mit 8 Abbildungen

Nebst den Lidern sind Nase und Ohren die Teile des Gesichtes, deren partielle und totale Rekonstruktion nach Verbrennungen die größten Schwierigkeiten bieten, und zwar

1. weil ihre Struktur so fein ist und ein solches Meisterwerk der Natur darstellt, daß sie von Menschenhand kaum nachgebildet werden kann,

2. weil die vernarbten Defektränder ein schlechtes Einheilungsgebiet für freie Transplantationen und für gestielte Lappen sind und

3. weil die Nachbarschaft meist ebenfalls durch die Verbrennung derart zerstört ist, daß sie als Entnahmegebiet für Hautlappen nicht mehr in Betracht kommt.

Im Prinzip verfahren wir bei der Ersatzplastik von Verbrennungsdefekten der Nase und der Ohren in gleicher Weise wie bei Defekten nach sonstigen verstümmelnden Verletzungen oder nach Tumorabtragungen; nur wählen wir hier im allgemeinen die in bezug auf die Einheilung der Transplantate und der Lappen weniger riskanten Verfahren.

Wenn entstellende Verbrennungsnarben mit überschießender Bindegewebsbildung vorliegen, müssen sie meist zunächst entfernt werden.

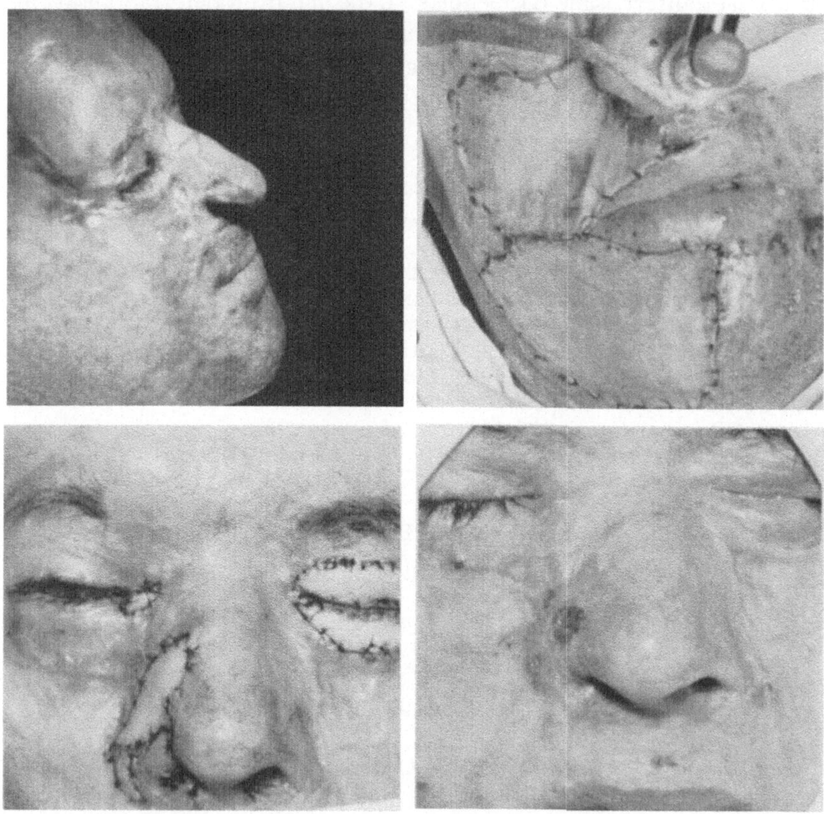

Abb. 1. Junger Mann mit ausgedehnter Gesichtsverbrennung. Deckung der Umgebung der Nase durch Spalthauttransplantation nach regionalen ästhetischen Einheiten. Nach Einheilung der Transplantate Wiederaufbau des Nasenflügels durch Lappen aus der Nachbarschaft und durch äußere Deckung mittels freier Hautüberpflanzung

Ist der Defekt nur oberflächlich und betrifft er die Haut allein, so ist die Deckung durch ein Spalthaut- oder Vollhauttransplantat angezeigt.

Für die Ersatzplastik der *Nase* verwenden wir Transplantate oder Lappen, die wenn möglich im Gesicht entnommen sind.

Obwohl wir mit den Ohrmuscheltransplantaten nach F. König im Gegensatz zu Matthews befriedigende Resultate erzielt haben, ziehen wir heute doch Lappenverfahren vor, weil wir glauben, daß sie eine kosmetisch schönere Modellierung des Ersatzgewebes erlauben.

Bei Nasenflügeldefekten, für deren Ersatz wir zu Transposition- oder Klapplappen aus der Nachbarschaft greifen wollen, müssen wir unter Umständen zunächst durch Narbenexcision und durch Hauttransplantation die Umgebung der Nase so gut wiederherstellen, daß sie als Entnahmegebiet von Hautlappen für den Wiederaufbau der Flügel überhaupt brauchbar wird. Dieser Hautersatz erfolgt im allgemeinen nach regionalen ästhetischen Einheiten, wie sie z. B. von GONZALEZ-ULLOA angegeben worden sind (Abb. 1).

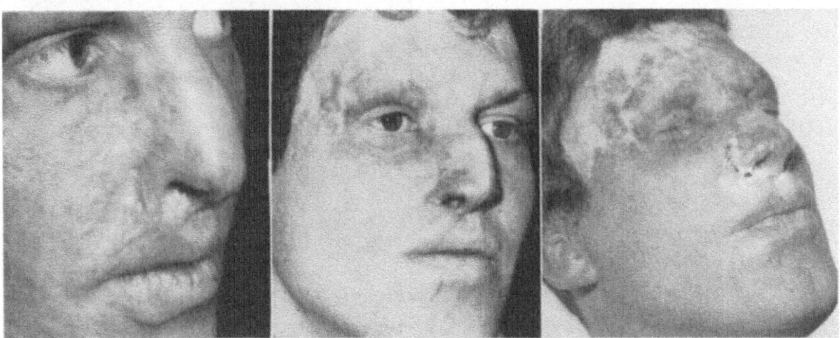

Abb. 2. Junger Mann mit Verbrennungsnarben an Nase, Wange und Lippe. Verwendung einer vernarbten Hautzone zum Wiederaufbau des Nasenflügels. Ergänzung der Plastik durch freie Hautüberpflanzung

Zur Innenauskleidung und zur Bildung des Flügelrandes können manchmal sogar vernarbte Hautzonen der Wange oder der Nasolabialfalte als Lappen Verwendung finden. Sie können dann für die Rekonstruktion des ganzen Flügels durch freie Hauttransplantation ergänzt werden (Abb. 2).

Wenn die Stirn und die Schläfe eine Lappenentnahme zulassen, dann geben wir für die partielle Wiederherstellung der Nase dem frontotemporalen Lappen den Vorzug. Er ist im allgemeinen wenig bekannt und wird wenig gebraucht. Er stammt in seiner ursprünglichen Form von SCHMID aus dem Jahre 1952. Von uns wurden vor 5 Jahren und vor einem Jahr verschiedene Modifikationen und Abwandlungen dieses Lappens publiziert. Es ist eine Methode, die uns erlaubt, die feinen Strukturen der Nase wie auch der Lider am natürlichsten nachzubilden. Wir können den zu ersetzenden Teil bereits an der Schläfe durch Knorpeleinschlüsse und durch Hautunterfütterung aufbauen und dann das „Fertighaus" mittels des superciliaren Brückenlappens an den Defekt heranbringen und dort einnähen (Abb. 3 und 4).

Für die subtotale und totale Ersatzplastik der Nase, die in der Verbrennungschirurgie zum Glück höchst selten ist, weil das knöcherne Skelet kaum am Verbrennungsschaden beteiligt ist, kommen nur

Fernlappen oder große Stirnlappen (GILLIES, NEW) und Skalplappen
(CONVERSE) in Frage.

Bei den Verbrennungen der *Ohrmuschel* sind es manchmal lediglich
Verbiegungen oder Schrumpfungen, die korrigiert werden müssen. Es

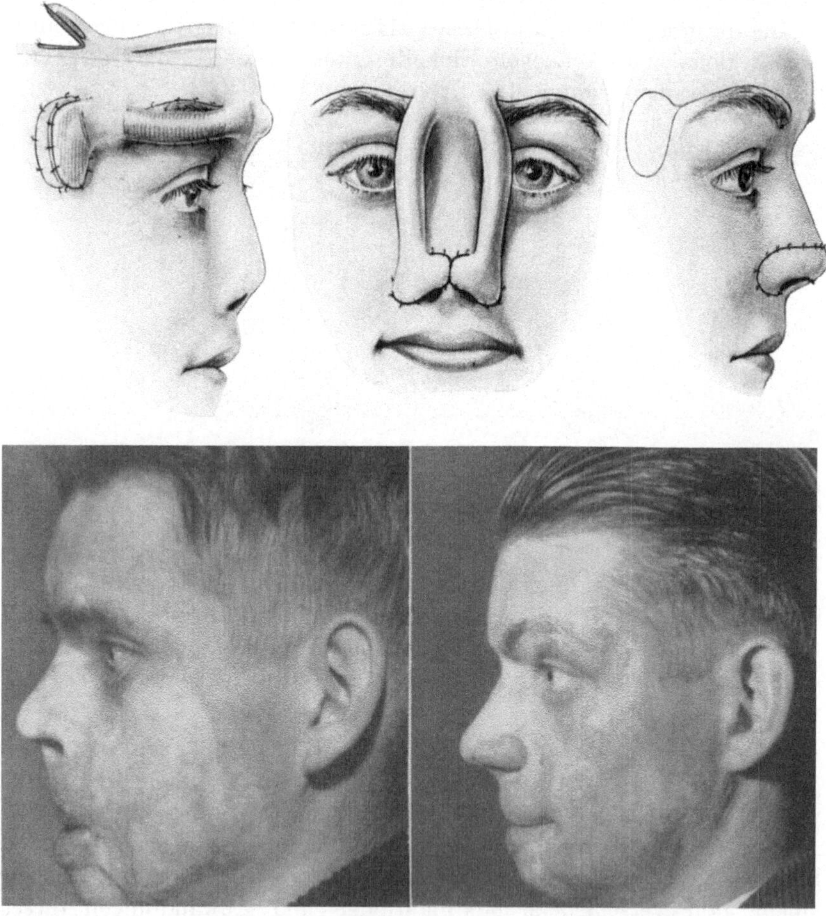

Abb. 3. Schmidscher frontotemporaler Lappen im Schema (aus dem Buch DENECKE, H. J., u. R.
MEYER: Plastiken an Kopf und Hals). Junger Mann mit Gesichtsverbrennung. Nasenflügelrekon-
struktion durch den frontotemporalen Lappen

kommt vor, daß der Knorpel in eine retroauriculäre oder preauriculäre
Hautfalte hinein gezogen wird und zum Teil subcutan verschwindet.

Oft ist die retroauriculäre Umschlagfalte völlig verstrichen und das
Knorpelgerüst klebt, von Narbengewebe umhüllt, am Schädelknochen.

Für die partielle Rekonstruktion können unter Umständen Keloid-
narben der Umgebung, zur Bildung einzelner Teile, wie des Helixrandes,

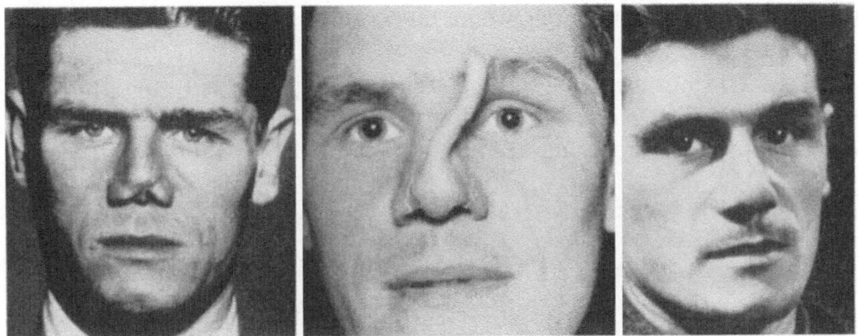

Abb. 4. Junger Mann mit Nasendefekt durch Explosionsverbrennung. Ersatzplastik durch den modifizierten frontotemporalen Lappen

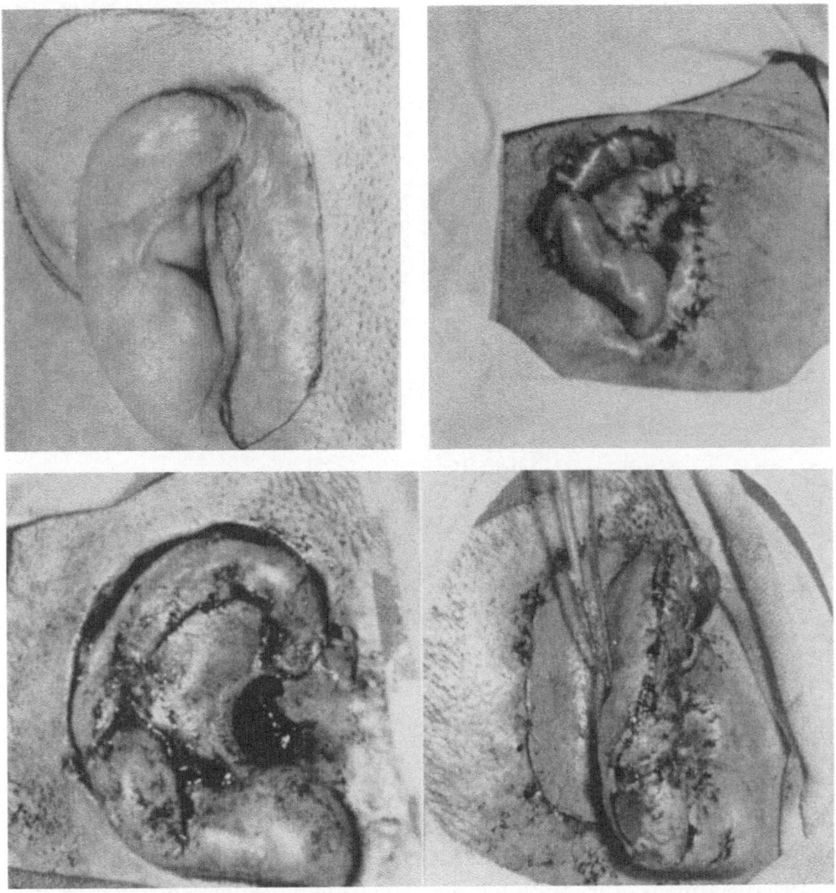

Abb. 5. Junger Mann mit Gesichtsverbrennung. Rekonstruktion des Ohres unter Verwendung von Verbrennungsnarben zur Bildung der Helix. Knorpelersatz durch fein modellierten Rippenknorpel. Bildung der retroauriculären Umschlagfalte mittels Spalthautüberpflanzung

herangezogen werden, auch wenn ihre völlige Einheilung unsicher erscheint (Abb. 5 und 6).

Nach Ohrmuschelverbrennungen kann auch der Knorpel zum Teil oder total zerstört sein, so daß er kaum mehr zum Wiederaufbau benützt werden kann. Als Ersatzmaterial für die Knorpelstütze kommen Teile der

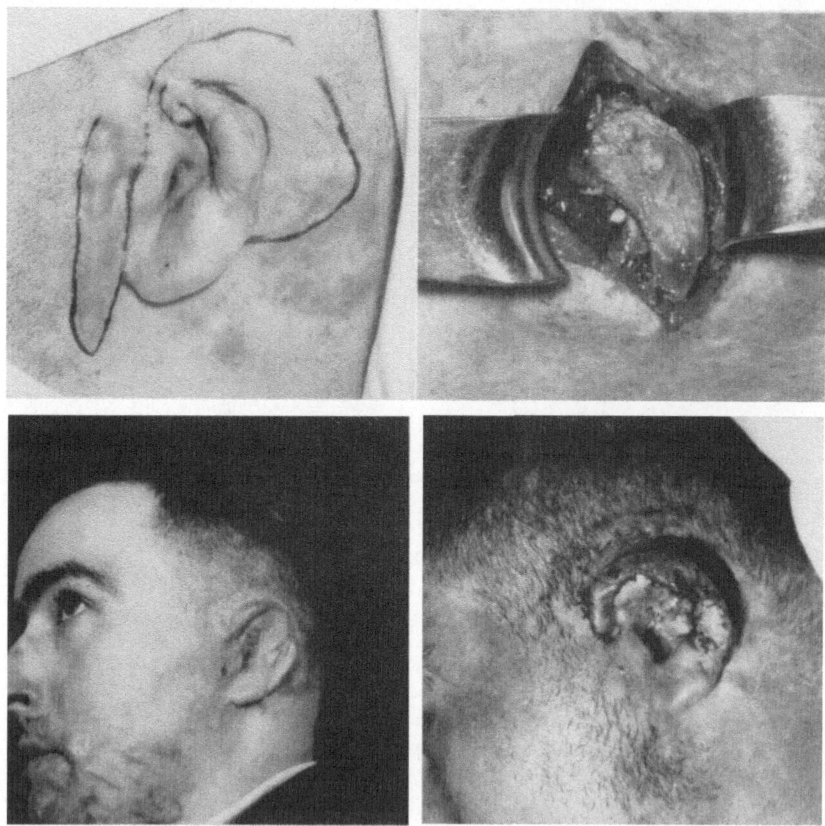

Abb. 6. Ähnliches Verfahren wie in Abb. 5

anderen Muschel, wenn sie intakt zur Verfügung stehen, oder der fein modellierte Rippenknorpel in Frage. Alloplastisches Material ist strikte abzulehnen. Wie für die subtotale und totale Ohrmuschelrekonstruktion bei der Muschelaplasie oder Mikrotie finden auch hier hauptsächlich die Verfahren von Tanzer, Converse, White, Rubin und Walden Verwendung. Die Methode von White, Rubin und Walden, welche durch die teppichartige Verschiebeplastik eines retroauriculär eingenähten Spalthautlappens zur Bildung der Umschlagfalte gekennzeichnet ist, wurde von uns vor 5 Jahren in modifizierter Form veröffentlicht (Abb. 7). Seither haben wir sie durch zusätzliche freie Überpflanzung von Helix-

und Conchaanteilen der anderen Muschel noch weiter entwickelt (Abb. 8).
Dagegen dürfte die Technik von STEFFENSEN und diejenige, die wir von
dieser abgeleitet und 1956 veröffentlicht haben, in der Ersatzplastik

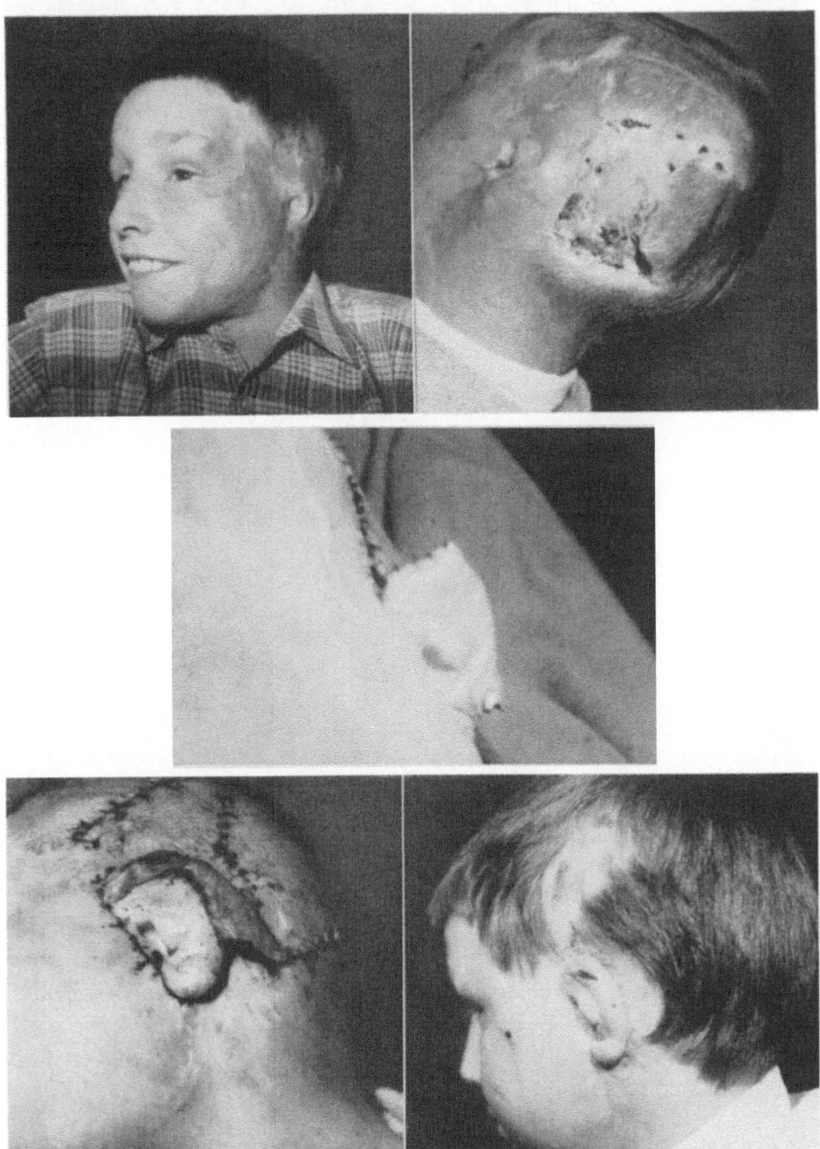

Abb. 7. Knabe mit Verbrennung des Ohres und der behaarten Kopfhaut. Muschelrekonstruktion
mittels Überpflanzung von Rippenknorpel und Spalthaut kombiniert mit dem Verfahren nach WHITE,
RUBIN und WALDEN (teppichartige Verschiebung eines Spalthauttransplantates zur Bildung der
retroauriculären Umschlagfalte)

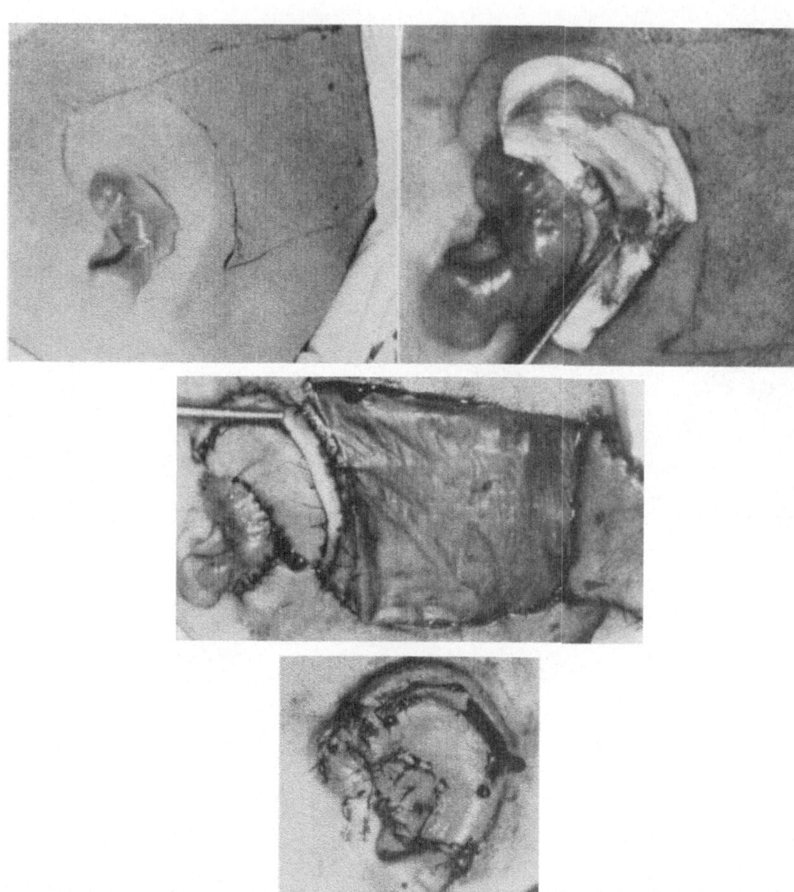

Abb. 8. Ergänzung des modifizierten Verfahrens von WHITE, RUBIN und WALDEN durch Überpflanzung von Helix- und Conchaanteilen aus der anderen Ohrmuschel

nach Verbrennungen kaum in Betracht kommen. Die Helixrekonstruktion nach PIERCE wird hier ebenfalls kaum Verwendung finden, weil die vernarbte Umgebung die Bildung eines feinen Rundstiellappens oder Streifenlappens nicht zuläßt. Für einen zusätzlichen Ersatz des Helixrandes ist eher das originelle Verfahren von DUFOURMENTEL JUN. angezeigt.

Es ist wichtig, diese Techniken zu kennen, um sie im gegebenen Fall kombiniert anzuwenden.

Literatur

BROWN, J. B., and B. CANNON: Surg. Gynec. Obstet. 82, 253 (1946).
CONVERSE, J. M.: Plast. reconstr. Surg. 55, 148 (1950); 22, 150 (1958).
DENECKE, H. J., u. R. MEYER: Plastische Operationen an Kopf und Hals. Berlin-Göttingen-Heidelberg: Springer 1964.
DUFOURMENTEL, C.: Ann. Chir. plast. 4, 311 (1959).

Kihn-Vierheilig, E.: Med. Kosmetik 8, 130 (1959).

König, F.: Berl. klin. Wschr. 39, 137 (1902).

— Brun's Beitr. klin. Chir. 94, 515 (1914).

Lühken, H.: Aesthet. Med. 8, 240 (1960).

Matthews, D.: Fortschr. Kiefer- u. Gesichtschir. 9, 44 (1964).

Meyer, R.: Aesthet. Med. 12, 1 (1963).

— Minerva chir. 15, 1 (1960).

— Pract. oto-rhinolaryng. (Basel) 17, 440 (1955).

— Fortschr. Kiefer- u. Gesichtschir. 2, 176 (1956).

—, u. G. C. Oppliger: Helv. chir. Acta 31, 304 (1964).

Peer, L. A.: Plast. reconstr. Surg. 3, 653 (1948).

—, and J. C. Walker: J. int. Coll. Surg. 27, 290 (1957).

Pierce, G.W., E.H. Klabunde, and H.T. Brobst: Plast. reconstr. Surg. 10, 395 (1952).

Rubin, L. R., G.W. Robertson, and R. N. Shapiro: Plast. reconstr. Surg. 3, 586 (1948).

Sanvenero-Rosselli, G.: Fortsch. Kiefer- u. Gesichtschir. 9, 54 (1964).

Schmid, E.: Brun's Beitr. klin. Chir. 184, 385 (1952).

Schuchardt, K.: Fortschr. Kiefer- u. Gesichtschir. 9, 38 (1964).

Steffenson, W. H.: Plast. reconstr. Surg. 10, 186 (1952); 16, 194 (1955).

Tanzer, R. C.: Plast. reconstr. Surg. 23, 1 (1959).

— Trans. int. Soc. Plast. Surg. 2, 350 (1960).

White, M. F., L. R. Rubin, and R. H. Walden: Plast. reconstr. Surg. 18, 117 (1956).

Sekundärplastik nach Verbrennungsschäden der Lippen

Von

E. Schmid-Stuttgart

Mit 4 Abbildungen

Die Verbrennungsverletzungen der Lippen können sehr vielgestaltiger Natur sein und die operative Planung vor sehr schwere Entscheidungen stellen.

Zur Planung möchte ich die Bemerkung vorausschicken, daß wir heute für die wiederherstellenden Aufgaben im Lippenbereich die Rundstiel-Fernlappenplastik, die wir noch während der Kriegsjahre viel verwendet haben, abgesehen von seltenen und extremen Fällen von Totalrekonstruktionen, nicht mehr gebrauchen.

Abgesehen davon, daß die Behandlungszeit insgesamt eine wesentlich längere ist, sind sowohl die Farbe als meist auch die Struktur der Haut von Fernlappen in kosmetischer Hinsicht weniger vorteilhaft im Vergleich mit freien Transplantaten, die man sowohl hinsichtlich einer zu setzenden Entstellung am Entnahmeort, als auch bezüglich der Farbe und Qualität der Haut viel vorteilhafter auswählen kann.

Bei dem Kind R. z. B., konnten Hals und Unterlippe durch nur zwei Eingriffe befreit werden (Abb. 1a u. b).

Des öfteren ist es, selbst wenn ausgedehnte Verbrennungskeloide vorliegen, noch möglich, ohne Hauttransplantate auszukommen, indem man die entstehenden Defekte mittels etappenweiser Hautverschiebung, entsprechend dem Vorgehen bei den Gesichtsnaevi, deckt. Die Verbrennungsnarben also im Bereich der Mundwinkel sind nur selten so günstig und klein, daß eine einfache Excision oder Z-Plastik genügt. Man sollte dann auf jede Rotations- und Austauschplastik, die erweiterte Schnittführungen fordern, verzichten, da wir mit der Vollhauttransplantation in solchen Fällen günstigere Ergebnisse erzielen können.

Die beste Quelle für den Lippenhautersatz liegt *submental*. Bei den freien Hauttransplantaten, die unter Spannung einzunähen sind,

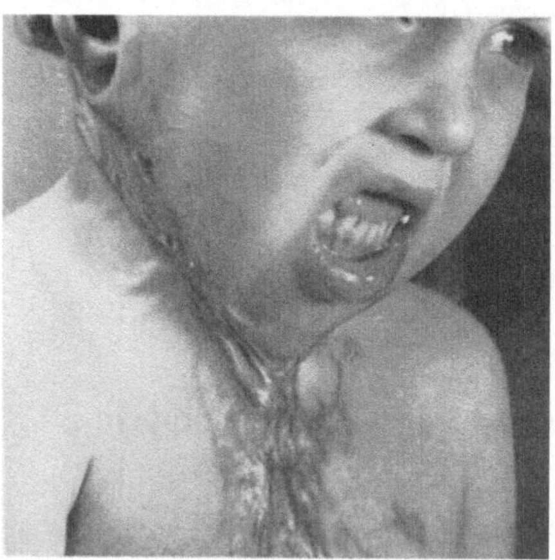 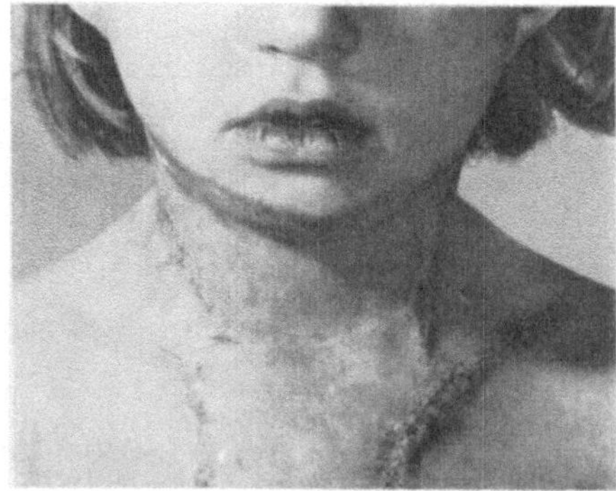

a   b

Abb. 1a u. b. a Aufnahmebefund des Kindes. b Ergebnis der Behandlung nach nur zwei Eingriffen und Versorgung der Wundflächen durch große Vollhauttransplantate

begegnen wir der immer zu erwartenden Gewebeschrumpfung, indem wir in Gewebe versenkte Spannnähte legen, während Schuchardt die Hautnähte des Transplantates über einer Bleiplatte unter Spannung knüpft. Um das Anheilen der Transplantate zu gewährleisten und um der postoperativen Schrumpfungsneigung begegnen zu können, stützen wir den zu transplantierenden Gewebebezirk von Lippe und Wange mit einer elastischen Kunststoffunterlage. Eine solche Unterlage erlaubt nicht nur das Anlegen eines ausgeglichenen Kompressionsverbandes bei gleichzeitiger Ruhigstellung, sondern mit ihrer Hilfe können bei Transplantationen im Mundwinkelbereich die Kiefer während der Einheilungszeit in der notwendigen Öffnungsstellung fixiert werden. Dieses ist aber erforderlich, um lockere, unverspannte und natürlich bewegliche Mundwinkel zu erhalten (Abb. 2a, b). Das Kombinieren einer Verschiebelappenplastik mit einer Hauttransplantation kann vorteilhaft sein, um kostbare Haut einzusparen.

Wenn die submental zur Verfügung stehende Haut nicht ganz ausreicht, so überlegen wir zunächst mit dem Patienten, ob der Schnitt in den Submaxillarraum ausgedehnt werden soll oder in welch anderer Weise ein in Farbe und Struktur optimaler Hautersatz gewonnen werden kann.

Bei noch umfangreicheren Lippen- und Gesichtsdefekten und wenn von submental keine oder zu wenig Haut gewonnen werden kann, verwenden wir zur Transplantation sozusagen primo loco die Haut der Regio prä-axillaris und secundo loco die Haut der Regio post-axillaris. Die Entnahmenarben in der von uns für den Gesichtshautersatz bevor-

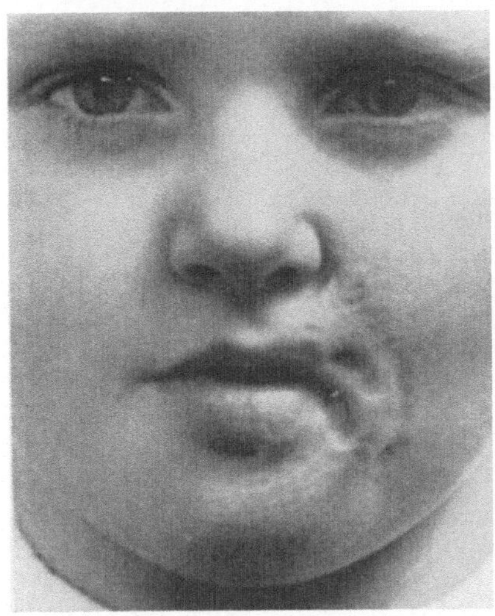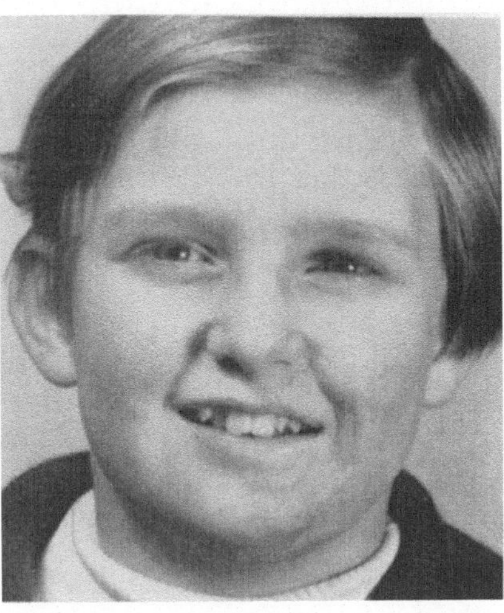

a   b

Abb. 2a u. b. a Schwere Narbenkontraktur am linken Mundwinkel. Die Mundöffnung war so stark eingeschränkt, daß nur mit Hilfe eines Teelöffels gegessen werden konnte. b Zustand nach Narbenexcision und Deckung des Defektes mit Vollhaut aus der Submentalregion. Die Mundöffnung ist völlig zwanglos in normalem Umfang möglich und beim Lachen bildet sich in natürlicher Weise eine Nasolabialfalte

zugten prä- bzw. post-thorakalen Zone legen wir so, daß die Narben von den Trägern der Büstenhalter und Kleider überdeckt werden und ein unvernarbter Brust- und Rückenausschnitt von befriedigender Größe erhalten bleibt.

Bei größeren Gesichtsverbrennungen gehen wir nach einem sehr genauen Plan vor und teilen uns dann die in Struktur und Farbe immer knappe und kostbare Haut sorgfältigst ein (Abb. 3a, b).

Bei Männern stört, wenn nicht die gesamte behaarte Gesichtshaut verbrannt ist, die *Haarlosigkeit der Transplantate*. Wir haben daher, soweit es möglich war, bei jüngeren Patienten behaarte Wangen- und Halshautanteile unter Inkaufnahme von Narben stielverpflanzt. Die freie Verpflanzung behaarter Haut ist manchmal zwar erfolgreich, birgt zur Zeit aber noch ein größeres Risiko in sich. Wir hoffen, durch Verbesserung unserer Transplantationstechnik auch dieses Problem zu lösen.

Wenn bei ausgedehnten Verbrennungen jedoch auch im Bereich des Thorax keine Haut gewonnen werden kann, so finden wir oft, vor allem bei Jugendlichen, daß die Gesäßhaut sich noch am besten eignet. Kommt sie, eventuell auch wegen früherer Hautentnahmen, als Spendequelle nicht in Frage, so kommt, gerade für den Gesichtshautersatz — so überraschend es auch klingen mag — der Fußrücken noch als Hautspender in Frage. Die Entnahmestellen müssen dann allerdings durch ein weiteres Transplantat wieder gedeckt werden.

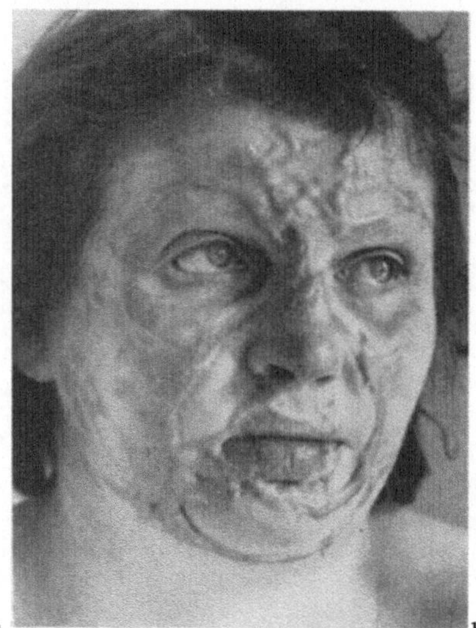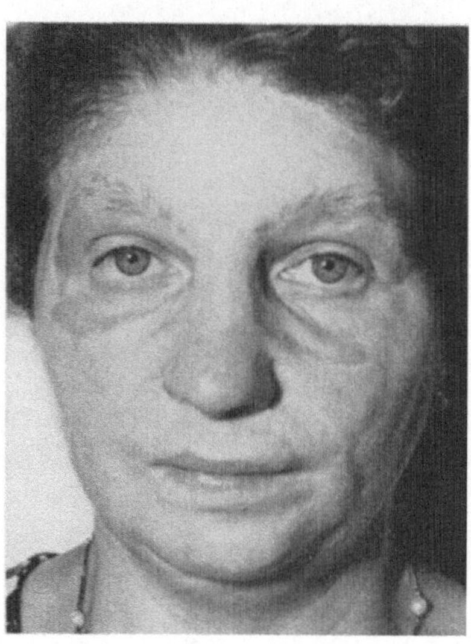

Abb. 3a u. b. Aufnahmebefund nach schwerer Verbrennung. b Ersatz der gesamten Narbenhaut durch farbig und strukturell aufeinander abgestimmte Vollhauttransplantate

Eine individuelle, besonders starke *Keloidneigung*, wie sie bei dem folgenden Patienten vorlag, kann die Behandlung sehr erschweren. In der Tiefe zurückgelassene Haarpapillen sowie solche an den Nahträndern stimulieren zum Keloid.

Nach einer radikalen Säuberung des Wundbettes aber war bei dem Patienten dasselbe mit grobtraubigem Fett ausgelegt, über dem Transplantate schlecht anzuheilen pflegen. Wir ließen daher das Wundbett jeweils erst granulieren, ehe wir die Haut überpflanzten.

Wenn es durch Röntgenstrahlen oder elektrische Verbrennungen zu Substanzdefekten der Lippe gekommen ist, so lassen sich derartige Defekte fast immer ohne Setzen weiterer kosmetisch störender Narben, d. h. ohne Abbé-Plastik, Rotations- und Verschiebeplastiken decken.

Das Beheben von elektrischen Verbrennungsschäden der Lippen, wie sie bei Kindern häufig sind, und von solchen nach Röntgenverbrennungen erfordert wegen der meistens andersartigen Beschaffenheit solcher Verletzungen auch gesonderte Rekonstruktionstechniken.

Ein vorhandenes Narbenfeld kann zur Schleimhautseite umgeklappt werden und mit einem in den Defekt verzogenen Schleimhautlappen von der Gegenlippe vernäht werden.

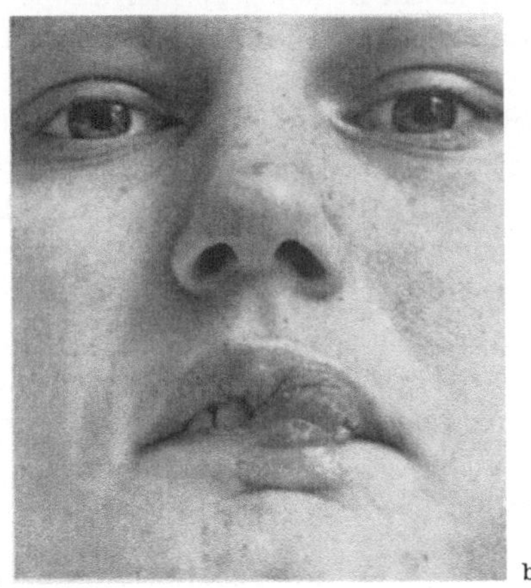
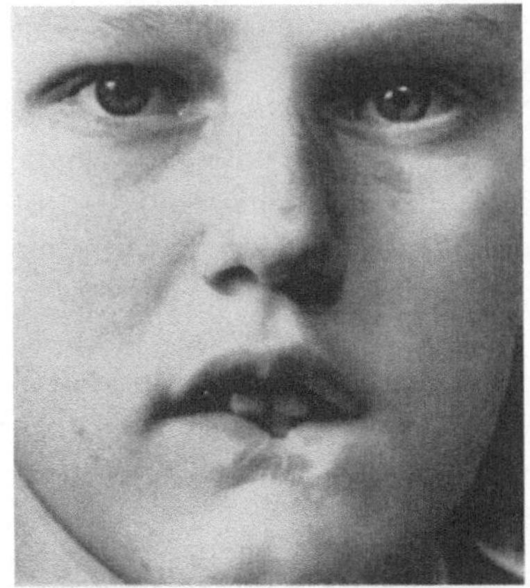
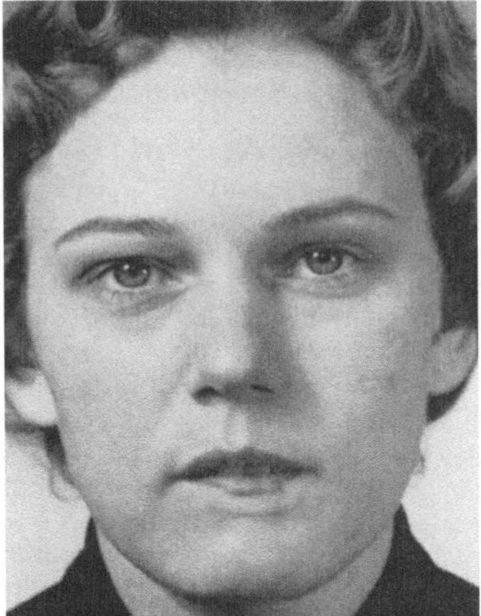

Abb. 4a bis c. Defekt der Unterlippe nach elektrischer Verbrennung. b Befund nach Umklappung der Narbenhaut um den Defektrand zur Schleimhautseite. Zurückrollung des ursprünglich bis zur Mentalfurche reichenden Schleimhautlappens der Oberlippe und Verpflanzung eines Vollhautlappens von submental zwischen neuem Lippenrotsaum und Mentalfurche. c Ergebnis der Behandlung

Es empfiehlt sich manchmal, ein solches Narbenfeld zuvor mit Ohr- oder Konservenknorpel zu unterlegen. Die nun zunächst den ganzen entstehenden Defekt auskleidende Schleimhaut wird später zur Ergänzung des fehlenden Lippenrotes mundwärts eingerollt und der erneut entstandene Defekt mit einem Vollhauttransplantat ausgelegt (Abb. 4a, b, c) oder mit einem Königschen Transplantat vom Ohr, falls erforderlich.

Wenn man den Schleimhautlappen der Gegenlippe vor seiner Verpflanzung ebenfalls mit Knorpel unterlegt, so kann man eine narbig querverengte Lippe aufspalten und weiten. Man kann auf diese Weise dem Patienten die Narbe einer Abbé-Plastik in der gesunden Lippe ersparen und erhält trotzdem ein kosmetisch und funktionell gutes Ergebnis.

Mit einer geeigneten Ohrknorpeleinlage ist es außerdem möglich, häßliche, schwer korrigierbare Lippenwölbungen zu beseitigen und der Lippe ein natürliches Relief zurückzugeben. Mit Hilfe freier Königscher Transplantate dagegen wurde die querverengte und links erheblich zu kurze Oberlippe einer Schwester rekonstruiert.

Mit Hilfe von knorpelunterlegten, paranasalen Schwenkläppchen und weiteren freien Transplantaten kann man selbst schwer verbrennungsgeschädigte Oberlippen wieder aufbauen, wie diese letzten Bilder zeigen.

Literatur

Schuchardt, K.: In Bier-Braun-Kümmel: Chirurgische Operationslehre, 7. Aufl., Bd. II., S. 325. Leipzig 1954.

Aussprache

Schlußwort Hallermann: Die Cortisontherapie — ich erwähnte es ja schon im Referat — beginnt 8 Tage post operationem unter der Vorstellung, daß in dieser Zeit die erste Wundadaptation erfolgt ist und dieser Zeitpunkt noch ausreicht, um die allergischen Reaktionen gegen verschiedene Eiweiße abzufangen, und zwar lokal und allgemein bei schweren Verätzungen und Verbrennungen. Bei den übrigen Keratoplastiken, bei Hornhautulcerationen oder sonstigen kurativen Transplantationen versuchen wir im allgemeinen, mit der lokalen Therapie auszukommen. Aber bei Verbrennungen und Verätzungen würde ich stets raten, auch die allgemeine Therapie gleichzeitig anzuwenden.

Wenn eine Perforation vorhanden ist, dann wird man sofort transplantieren unter der Voraussetzung, daß man ein Transplantat noch in weitgehend erhaltenes Gewebe einsetzen kann. Ich zeigte einen Fall, wo eine Perforation drohte. Da haben wir perforierend transplantiert, weil die Umgebung des Gewebes noch weitgehend gesund war. Gelingt es nicht mehr, ist die Hornhaut so stark geschädigt in der Umgebung, daß man nicht mehr transplantieren kann, dann wird nichts anderes nützen, als eine Bindehautbrückenlappenplastik durchzuführen. Man operiert dann später allerdings unter erschwerten Bedingungen, weil man erst die Conjunctiva wieder abtrennen muß.

Höhler: Rubin und Walden, die in New York meine Lehrer waren, haben dieses Verfahren mit dem behaarten Rundstiellappen entwickelt und haben relativ gute Resultate gehabt. Aber sie sind der Meinung, daß die Resultate nicht gut genug waren, als daß sie das Verfahren noch weiter anwenden.

Schlußwort Meyer: Ich habe mir vor $1^1/_2$ Jahren die Resultate von Rubin in Brooklyn angesehen. Wegen der Unzulänglichkeit haben wir die Technik modifiziert. Aber im Prinzip ist die Idee sehr gut.

SCHUCHARDT: Ich finde es sehr richtig, daß man bei Transplantaten — wie ich eingangs schon einmal kurz erwähnte —, wo die Unterlage aus Fett oder Muskelgewebe besteht, zur Spannung der eingepflanzten Haut ein Material zur Versteifung des Verbandes hineinlegt. Ich habe früher schon — seit 10 Jahren — Bleiplatten verwendet, habe zwischendurch mal wieder Kunststoffplatten genommen. Was immer man auch nimmt, man braucht bei der Verspannung eines Hauttransplantats auf einer weichen Unterlage sicher mit großem Vorteil eine Einlage, sei sie aus Blei oder Kunststoff.

Es hat mich im übrigen auch interessiert, daß Herr SCHMID sagte, daß man bei Beseitigung von Narbenplatten manchmal gut daran tut, den ursprünglichen Zustand der Verbrennung dadurch wieder herzustellen, daß man die Narbe in voller Dicke entfernt und dann eine granulierende Fläche entstehen läßt, die man dann etwa nach dem Prinzip einer frischen Verbrennung behandelt, wiederum unter Verwendung eines versteiften Verbandes. Ich mache das schon seit vielen Jahren und habe mit diesem Vorgehen in vielen Fällen funktionell und ästhetisch befriedigende Resultate erzielt.

Sekundärplastische Maßnahmen nach Verbrennung im Bereich der unteren Gesichtshälfte und des Halses

Von

U. SCHMIDT-TINTEMANN-München

Mit 6 Abbildungen

Das Ziel sekundärplastischer Maßnahmen ist eine Verbesserung der Funktion und des Erscheinungsbildes, wenn bei der Erstbehandlung kein optimales Ergebnis erzielt werden konnte.

Besonders im *Kinn-Halsbereich* sind solche Maßnahmen problematisch: Die Haut liegt hier ohne isolierendes Polster auf der Muskulatur und dieser Körperabschnitt läßt sich nur sehr schwer ruhigstellen. Kleinste Bewegungen des Kopfes, Sprechen und Schlucken beanspruchen die Kinn-Halspartie und stören damit die Wundheilung. Die Erfahrung lehrt, daß Narben in diesem Bereich zu einer außergewöhnlich starken Hypertrophie und Immobilisation führen. Abb. 1 zeigt ein Ergebnis, das recht bezeichnend für diese Problematik ist: Es kommt nicht nur zu einer Bewegungseinschränkung — der Patient wird an einer Stelle verunstaltet, die er nicht mit seiner Kleidung bedecken kann.

Was führt zu dieser außergewöhnlichen Narbenbildung?

Eine hypertrophe Narbe ist oft die Folge einer verzögerten sekundären Wundheilung. Neuere Forschungsergebnisse deuten außerdem auf die Beteiligung von Fremdkörpern hin, unter denen besonders dem Keratin pathogene Bedeutung zukommt. Dieser Stoff befindet sich vor allem in Haarfollikel- und Schweißdrüsenfragmenten. Er dringt leicht von den erhalten gebliebenen Hautschichten aus in die Granulation ein.

Diese Beobachtung wird durch die Erfahrung bestätigt, daß hypertrophe Narben oftmals da entstehen, wo die Haut nicht in ihrer ganzen Dicke zerstört worden ist und wo sie besonders viele Haarfollikel enthält, so z. B. auch in der unteren Gesichtshälfte und im Bereich des Halses.

Ein weiterer Faktor der hypertrophen Narbenbildung im Bereich des Halses ist die Beweglichkeit dieses Körperabschnitts. Die Wundflächen sind einer ständigen Spannung ausgesetzt. Hinzu kommt die allgemeine Retraktionsneigung einer flächigen Wunde. Diese erhöhte Spannung und örtliche Stoffwechselstörungen führen zur Verdickung und Homogenisierung der kollagenen Fasern.

Bei rekonstruktiven Maßnahmen im Kinn-Halsbereich sind unbefriedigende Ergebnisse besonders häufig: Nach der üblichen Verpflanzung freier Transplantate zeigt die Haut eine starke Schrumpfungsneigung. Bei Fernlappenplastiken, bei denen sehr oft Bauchhaut verwendet wird, kommt es zu einer hängenden und sehr plumpen Kinn-Halslinie.

Wichtig ist der *Zeitpunkt des operativen Eingriffs*. Neben verschiedenen Gesichtspunkten ist das Alter des Patienten entscheidend. Narbenkontrakturen als Folge einer Verbrennung im Kindesalter führen häufig zu Wachstumsstörungen im unteren Gesichtsdrittel. Greift der Narbenstrang breitbasig vom Hals zum Unterkieferrand, so kommt es unter dieser Spannung oft zu einer Abflachung des Mandibularbogens vom Kiefernwinkel bis zur Kinnmitte. Der horizontale Unterkieferast wird durch den Narbenzug nach unten aufgebogen und die Kinnregion im Sinne einer Hyperplasie verstärkt. Kontrakturen oberhalb des Unterkieferrandes haben kaum eine Formveränderung des Knochens zur Folge. Sie führen meist zu Zahnstellungsanomalien und zum Ectropium der Unterlippe. Die Gefahr einer Fehlentwicklung ist um so größer, je jünger der Patient und je massiver und unnachgiebiger die Narbenplatte ausgebildet ist.

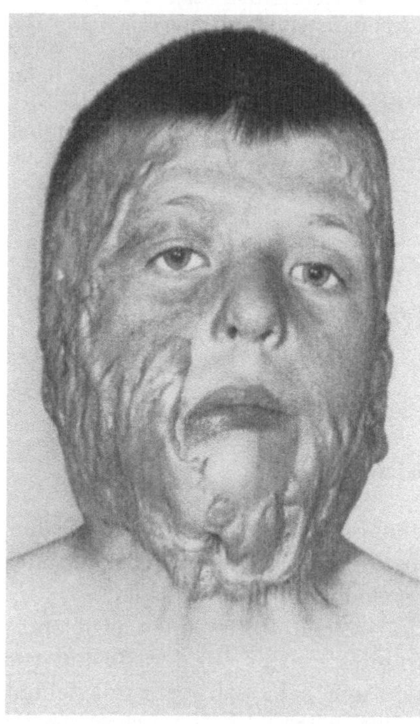

Abb. 1. Zustand nach konservativer Behandlung einer Verbrennung im Bereich der unteren Gesichtshälfte und des Halses

Bei Erwachsenen dürfen rein ästhetische Gesichtspunkte nicht zu überstürzten sekundärplastischen Maßnahmen drängen. Bekanntlich haben hypertrophe Narben eine Neigung zur Regression. Nach dem Stadium der gutartigen regenerativen Überschußbildung wird die Narbe flacher. Es entstehen atrophische Inseln und die Verfärbung nimmt ab. Erst die längere Beobachtung läßt ein Urteil zu, ob es sich um eine hypertrophe Narbe mit der Tendenz zur spontanen Rückbildung oder um ein echtes Keloid handelt.

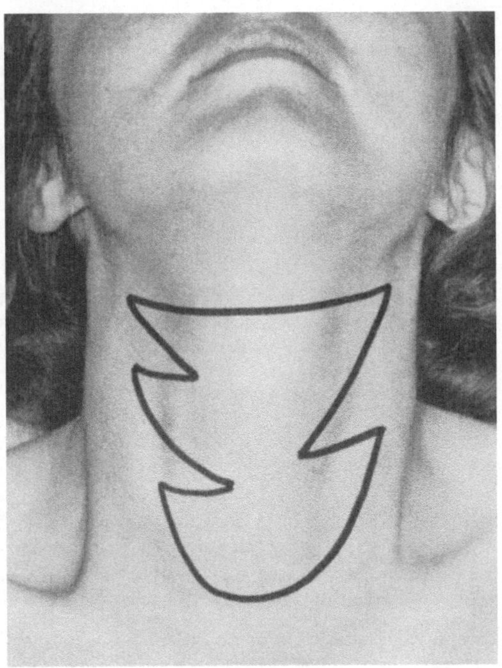

Abb. 2. Schnittführung bei Hautersatzoperationen im Bereich des Halses

Eine wichtige Voraussetzung für den Erfolg ist die *vollständige Entfernung aller Verbrennungsnarben*. Sie muß nicht nur die Haut, sondern im erforderlichen Fall auch die tieferliegenden fibrösen Bindegewebsplatten mit der verkürzenden Muskulatur einschließen. Diese großzügige Excision im Kinn-Halsbereich ergibt meist eine weite Wundfläche. Sie ist ausgedehnter als das Narbengebiet im Zustand der Kontraktion und dementsprechend groß ist auch der Hautbedarf. Dabei ist es wichtig zu beachten, daß die Wundränder nicht senkrecht in Richtung der Muskelwirkung verlaufen. Entscheidend ist auch der Zeitpunkt der Transplantation. Die Wundfläche muß in einem idealen Zustand sein: frei von Infektionen, von überschüssigen Granulationen und größerer Blutungsneigung.

Ein Aufschub ist zu empfehlen, wenn die eben erwähnten Bedingungen
nicht erfüllt sind, wenn die Halsmuskulatur verkürzt ist oder wenn Fett-
nekrosen zu befürchten sind.

Das freie Transplantat wird als dicker Spalthautlappen in gleichmäßiger Stärke geschnitten. Es darf nicht perforiert sein und wird unter
minimaler Spannung eingenäht. Sorgfältige Blutstillung beugt etwaigen
Randnekrosen vor. Um kontrahierende Narbenzüge zu vermeiden,
sollten die Hautschnitte entsprechend der Hautlinien- und Falten-
richtung Z-förmig aufgelöst werden (s. Abb. 2).

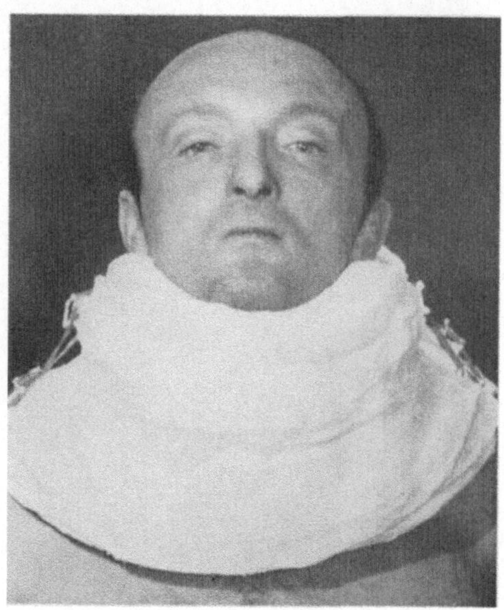

Abb. 3. Postoperativ angelegte Gipsmanschette zur Fixierung von Hals und Kinn bei Verwendung
freier Hauttransplantate

Erfahrungsgemäß heilen freie Transplantate an konvexen Flächen
ohne stärkere Kontrakturen ein, während bei konkaven Flächen die kon-
trahierenden Kräfte ungehindert auf das Transplantat einwirken. Dieser
extremen Retraktionsneigung müssen wir im Kinn-Halsbereich mit
angemessenen orthopädischen Maßnahmen begegnen. Wir verwenden
gepolsterte Gipsmanschetten mit verstärkenden Schienen. Sie haben
nicht nur die Aufgabe, das Operationsgebiet ruhig zu stellen und zu
extendieren; sie wirken auch als gleichmäßiger Druckverband (Abb. 3).

Der postoperativ angelegte *Gipsverband* muß eine tägliche Überwachung des Transplantates ermöglichen. Selbst Nekrosen von Linsen-
größe erfordern eine sofortige Ergänzung durch vorsorglich zurückbe-
haltene kältekonservierte Haut. Nach der Wundheilung wird eine für den
Patienten leichter tragbare Manschette angepaßt, deren Herstellung die

gleiche Präzision verlangt wie der operative Eingriff. Sie muß etwa 6 Monate lang getragen werden.

Gestielte Hautlappen neigen nicht zur Retraktion. Ein erfolgreiches Verfahren ist die Anwendung des Rundstiellappens. Diese Methode ist

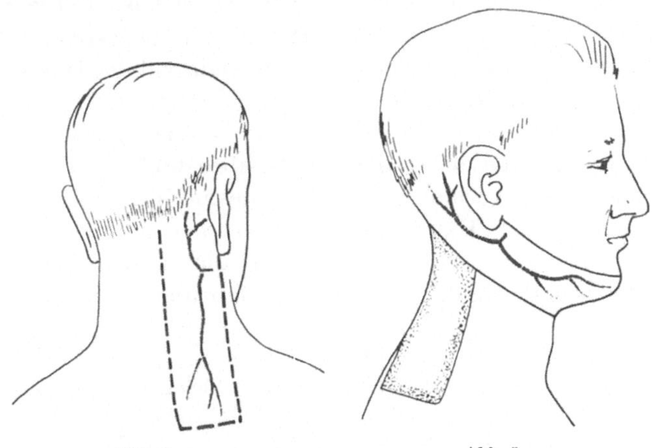

Abb. 4 Abb. 5

Abb. 4. Gestielte Hautlappenplastik am Hals aus der Umgebung

Abb. 5. Gestielte Hautlappenplastik am Hals aus der Umgebung

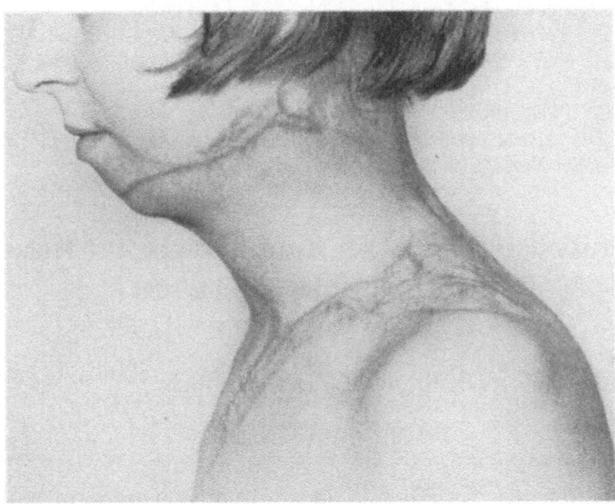

Abb. 6. Zustand nach gestielter Hautlappenplastik aus der mastoid-occipitalen Region. Die Pat. erlitt im Kindesalter Verbrennungen am vorderen und seitlichen Halsbereich beiderseits. Das Kinn war am Sternum durch Narbenzüge fixiert

allerdings langwierig und sie überfordert manchmal die Geduld des Patienten. Die Bauchhaut neigt außerdem leicht zu einer subcutanen Fettanreicherung, die in der Kinn-Halsregion besonders störend sein kann.

Erstrebenswert ist ein *gestielter Lappen aus der Umgebung*, der parallel zum Unterkieferrand manschettenförmig angelegt wird. Diese Ansprüche erfüllt ein Hautlappen aus der mastoid-occipitalen Region, der dank seiner guten Gefäßversorgung länger als üblich geschnitten werden kann (s. Abb. 4 und Abb. 5). Wenn seine Basis frei von Narben und Zirkulationsstörungen ist, läßt er sich in *einer* operativen Sitzung in den Defekt am Kinn-Halsbereich einnähen, während der Hebungsdefekt durch einen Spalthautlappen versorgt wird (Abb. 6).

Es gibt verschiedene sekundärplastische Maßnahmen nach Verbrennungen im Bereich der unteren Gesichtshälfte und des Halses. Es ist kaum möglich, *eine* verbindliche Operationsmethode anzugeben. Das beste Verfahren in der Hand des *einen* Chirurgen muß nicht die allgemeingültige Lösung für *alle* sein. Mehr als die spezielle Methode entscheidet über den Erfolg die persönliche Erfahrung.

Literatur

Brown, J. B., and F. McDowell: Skin Grafting. Philadelphia: J. B. Lippincott Co. 1958.

Conley, J.: Ann. Otol. (St. Louis) **69**, 4 (1960).

Cronin, Th. D.: Plast. reconstr. Surg. **27**, 7 (1961).

Furnas, D. W., and H. Conway: Plast. reconstr. Surg. **31**, 407 (1963).

Gottlieb, E.: Plast. reconstr. Surg. **32**, 600 (1963).

Maurer, G.: Langenbecks Arch. klin. Chir. **309**, 14 (1964).

Matthews, D.: Fortschr. Kiefer- u. Gesichtschir., Bd. IX. Stuttgart: Thieme 1964.

Pfeifer, G., u. C. Vetter: Fortschr. Kiefer- und Gesichtschir., Bd IX. Stuttgart: Thieme 1964.

Tanzer, R. C.: Plast. reconstr. Surg. **33**, 207 (1964).

Zoltan, J.: Die Anwendung des Spalthautlappens in der Chirurgie. Jena: VEB Gustav-Fischer-Verlag 1962.

Operationsverfahren bei Kontrakturen des Halses, Indikation und Ergebnisse

Von

H. Pierer-Graz/Österreich

Mit 4 Abbildungen

Kontrakturen des Halses sind fast immer Verbrennungsfolgen, und zwar an der typischen Lokalisation der Verbrühungen bei Kleinkindern. Gerade im Wachstumsalter droht jedoch bei längerem Bestand der Kontraktur die Gefahr von irreparablen Entwicklungsstörungen vom offenen Biß bis zur Kyphose und Luxation der Halswirbelsäule. Nicht nur kosmetische Entstellungen machen daher die Korrektur zur dringend erforderlichen Operation.

Das Ausmaß des Hautverlustes bedingt die Art und Form der Kontraktur sowie den Zeitpunkt ihres Entstehens. Bei größeren Verbrennungen zeigt sich schon nach 6 bis 8 Wochen die beginnende Deformierung. Mit dem Sprießen der Granulationen — dem Stolz der konservativen Behandler — wächst das Narbengewebe und schwindet die Hoffnung auf Wiedererlangen der freien Beweglichkeit. Nur die Entfernung des ganzen Granulationsgewebes und die frühzeitige Spalthauttransplantation im Verein mit langdauernder Immobilisation vermag die Ausbildung mächtiger Kontrakturen zu verhindern. Der bleibende Zustand ist im allgemeinen nach einem halben bis einem Jahr erreicht.

Die Kontrakturen nach KIRSCHBAUM in zentrale, laterale und totale Synechien einzuteilen vereinfacht die Verständigung, speziell dann, wenn noch zwischen oberen und unteren sowie contractilen und nichtcontractilen unterschieden wird.

Das Ziel der operativen Behandlung liegt in der Wiederherstellung der freien Beweglichkeit des Kopfes, Beseitigung aller Weichteilverziehungen und Rekonstruktion des physiologischen Kinnhalswinkels durch Entfernen der Narbenstränge und Ersatz der fehlenden Haut. Daraus ergibt sich, daß bei horizontalem Durchtrennen der Kontraktur mit Naht der Wundränder in Längsrichtung das erstrebte Resultat ausbleiben muß und dieses so überaus einfache Verfahren besser der Darmchirurgie vorbehalten bleiben soll.

Der operative Eingriff am Hals hat zwei Aufgaben zu erfüllen. Die erste besteht in der Excision des Narbengewebes. Nur bei einfachen Narbenzügen, die bei langem Bestande als schmale Narbensegel in Erscheinung treten, kann das Durchtrennen ohne weitere Exstirpation genügen. In allen anderen Fällen, besonders bei frischen Kontrakturen, muß auf die gewissenhafte Excision des Narbengewebes Wert gelegt werden. Andernfalls läuft man Gefahr, durch weitere Narbenschrumpfung Rezidive in Kauf nehmen zu müssen.

Die zweite Aufgabe liegt in der entsprechenden Versorgung des entstandenen Hautdefektes. Das tatsächliche Ausmaß der fehlenden Haut kann erst nach Lösen aller adhärenten Verziehungen in überstreckter Lagerung ermittelt werden und erweist sich meist größer als erwartet. Nach der Art, wie das eigentliche plastische Problem der Defektdeckung gelöst wird, lassen sich drei Gruppen von Operationsverfahren unterscheiden:

1. Lokale Verschiebelappen (Z-Plastik, gestielte Lappen aus der näheren Umgebung, wie Supraclavicular-, Scapular-, obere Thorax- und Akromialregion).

2. Gestielte Lappen aus der weiteren Umgebung (Rundstiellappen aus der Bauchhaut).

3. Freie Transplantation (Spalt- oder Vollhaut).

Zur Indikation

Die Wahl der Methode wird beeinflußt durch die Form und Ausdehnung des Hautdefektes, die Bestandsdauer der Kontraktur, den Zustand der benachbarten Haut und das Alter des Patienten. Weiters sind
zu berücksichtigen die Anzahl der erforderlichen Einzeloperationen, die
Zeit der stationären Behandlung und die Dauer der Gesamtrekonstruktion.
Es hat zwar jeder Chirurg seine eigene Methode, mi tder er versucht auszukommen. Diese Individualität darf jedoch nicht so weit gehen, daß
jeder schmale Narbenstrang durch eine Wanderlappenplastik korrigiert
wird. Grundsätzlich sollte — Beherrschung der Technik vorausgesetzt —
jenem Verfahren der Vorzug gegeben werden, das mit dem kleinsten
Eingriff und der geringsten Zahl an Operationen in kürzester Zeit und

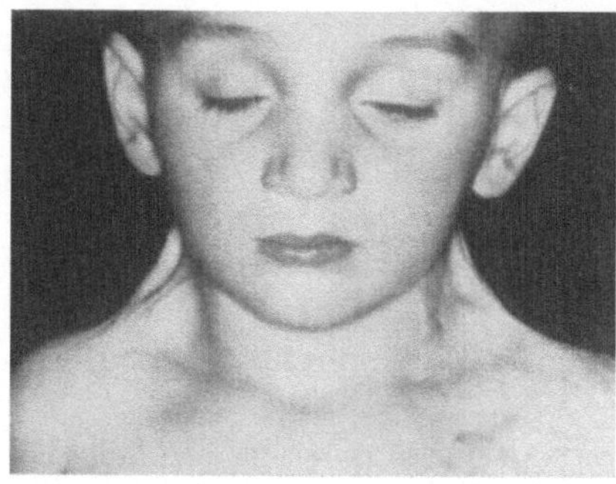 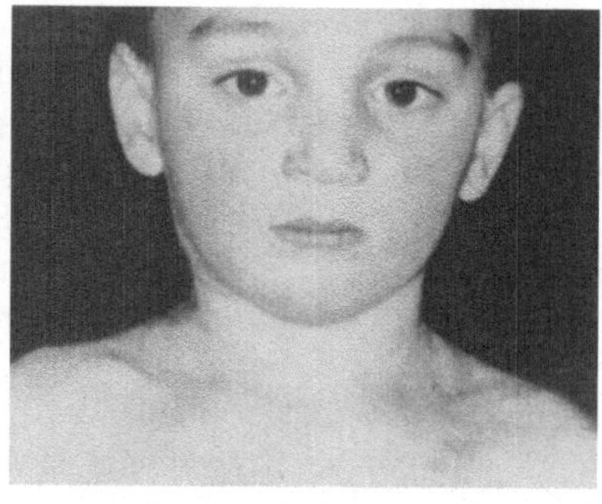

a   b

Abb. 1a u. b. a Ausgedehnte beidseitige Narbensegel vom Mastoid zur Schulter reichend nach spontan geheilter Verbrühung 3 Jahre vorher. b Wiederherstellung normaler Verhältnisse nach multiplen
Z-Plastiken

unter leichtest erträglichen Umständen das funktionell und kosmetisch
beste Ergebnis im Einzelfall erzielen läßt.

Ad 1: Von den Verschiebelappen stellt die Z-Plastik das am häufigsten gebrauchte Verfahren dar. Es gelingt damit längs verlaufende Narben zu unterbrechen und den seitlich vorhandenen Hautüberschuß zur
Verlängerung zu verwenden. Große Lappen erweisen sich effektiver als
viele kleine Z-Plastiken; es können dann auch breitere Narbenbänder
zum Verschwinden gebracht werden. Voraussetzung für diese einfache
Prozedur ist ein Zustand der Haut, der die nötige Unterminierung zuläßt. In der ersten Abbildung aus dem Krankengut der plastischen
Station der Chirurgischen Universitätsklinik Graz sind die beidseitigen
Kontrakturen in der Trapeziusregion durch mehrfache Z-Plastiken
korrigiert.

Wenn die Haut neben der Kontraktur ebenfalls narbig ist und entfernt werden muß, so kann durch Rotation der Schulterhaut, wie in
Abb. 2, Abhilfe geschaffen werden.

Unveränderte Haut der Schulterregion kann als Akromiallappen, dem sog. „Charreteraflap", bei breiten lateralen und auch zentralen Kontrakturen den Hautverlust ersetzen. Das Lappenbett läßt sich primär ohne zusätzliche Transplantation verschließen und es erfreut sich dieser Lappentyp, besonders in Südamerika, großer Beliebtheit.

Kosmetisch günstige Resultate sind bei breiten oberen Kontrakturen durch Verwendung der unteren Halshaut in Form eines doppelt gestielten Lappens zu erreichen. Der verbleibende Defekt in der Clavicularregion wird mit einem Spalthautlappen versorgt (Abb. 3).

Auf alle gebräuchlichen Lappenformen einzugehen, die an der vor-

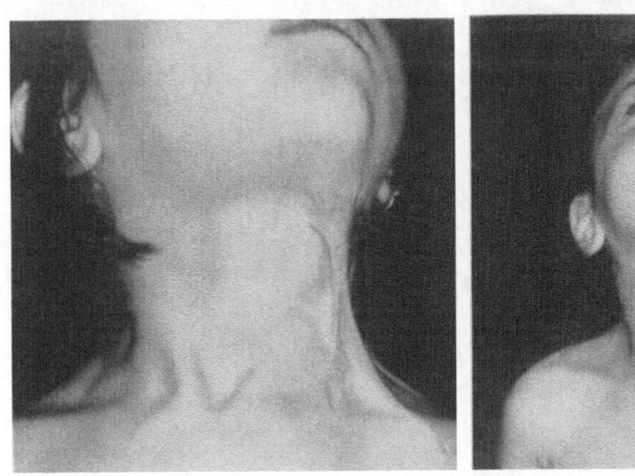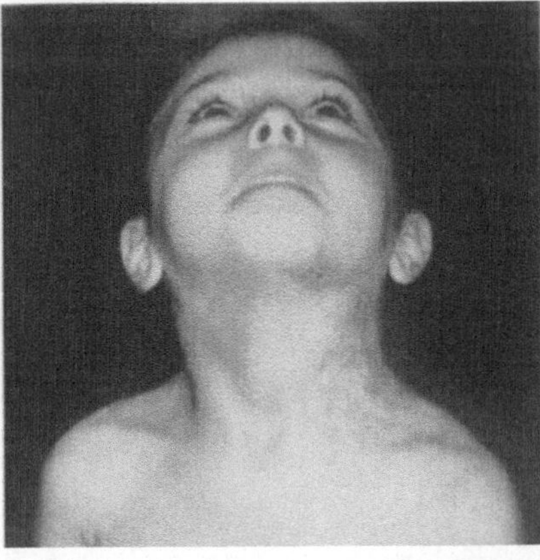

a   b

Abb. 2a u. b. Einseitige Narbenkontraktur 4 Jahre nach konservativ behandelter Verbrennung. b Zustand nach der Korrektur durch lokale Verschiebelappen

deren Thoraxwand unterhalb der Clavicula, in der Schulterblattregion und am Rücken möglich sind, verbietet uns die Zeit.

Ad 2: Wanderlappen mit ihrer großen Zahl von Einzeloperationen und langen Rekonstruktionsdauer sind vor allem nach ausgedehnten Verbrennungen der oberen Thoraxhälfte bei noch fortschreitender Narbenschrumpfung gerechtfertigt. Da die Haut dick und die Subcutis reichlich ist, müssen erst sekundäre Korrekturen das Ergebnis verbessern.

Ad 3: Über den Wert der freien Transplantation herrschen heute noch sehr unterschiedliche Ansichten. Fest steht, daß die Verwendung von Reverdinläppchen oder dünnen Thirschlappen in Briefmarkenform als unverzeihlicher Fehler gilt. Aber selbst wenn es gelingt, einen die ganze Wundfläche deckenden Spalthautlappen zur Einheilung zu bringen und nicht der kleinste Defekt sekundär epithelisiert, kommt es zur Schrumpfung und zum Verstreichen des Kinn-Halswinkels. Aus diesem Grund ist man dazu übergegangen, nur Vollhaut zu transplantieren, die bekanntlich

11*

die geringste Schrumpfungstendenz besitzt, aber die größten Ansprüche
an die Implantationsstelle, Ruhigstellung und Operationstechnik stellt.
Auch stößt die Entnahme von großen Stücken auf Schwierigkeiten.
Eine absolute Ruhigstellung des Halses und die Applikation eines gleich-

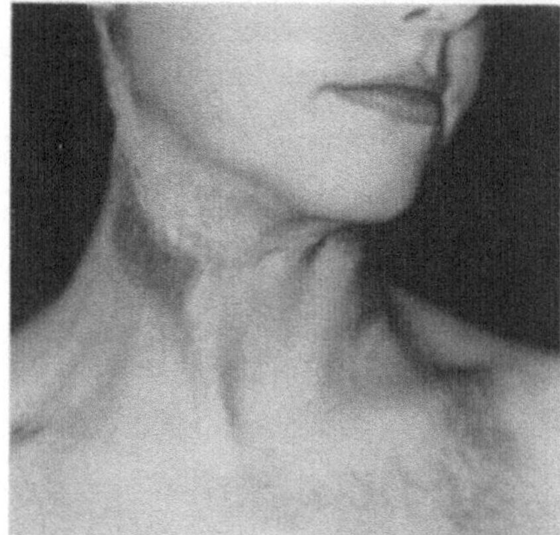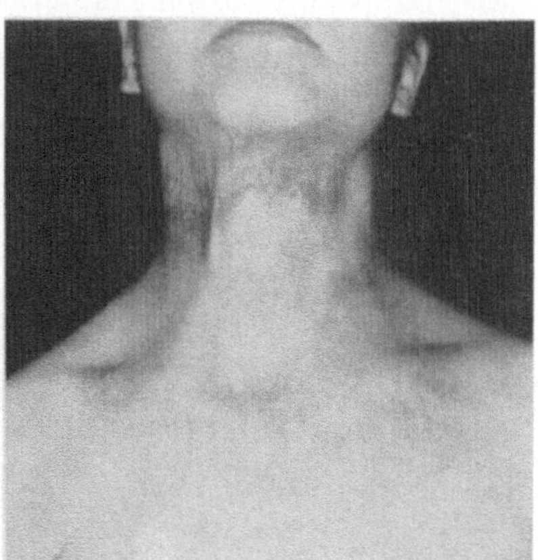

a

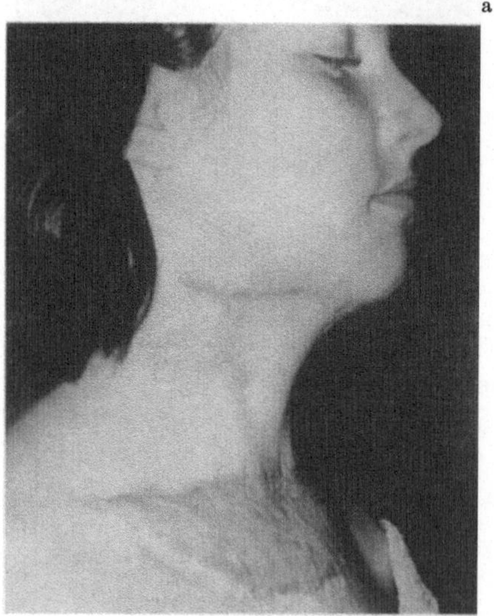

b

Abb. 3a u. b. 15 Jahre nach spontan geheilten Verbrennungswunden besteht neben einem
Narbenfeld an der oberen Thoraxhälfte eine
bandförmige Narbenplatte unterhalb des Man-
dibularandes. b Zustand 5 Wochen nach der
Exstirpation und Verschiebung der unverän-
derten Halshaut als doppelt gestielten Lappen.
Der verbliebene Hautdefekt in der Clavicula-
region wurde mit Spalthaut gedeckt, die der-
zeit noch stärker gerötet ist

mäßigen Druckes ist unmöglich, da die Bewegung des Kehlkopfes beim
Schluckakt nicht ausgeschaltet werden kann. Ein daraus resultierender
hoher Prozentsatz an Nekrosen im Transplantat haben die Methode in
Mißkritik gebracht. Vielerorts wird heute die freie Transplantation an der
Vorderseite des Halses überhaupt abgelehnt und nur zur Deckung des
Lappenbettes bei gestielter Lappenplastik verwendet.

Die Vorteile der Transplantation sind jedoch so groß, daß wir uns durch diesen Unsicherheitsfaktor nicht abbringen ließen, sie weiterhin auszuführen. Allerdings fixieren wir das Transplantat an der Unterlage durch eng nebeneinander liegende Nähte und haben auf diese Weise immer eine vollständige Einheilung erzielt. Abb. 4 zeigt das Ergebnis einer nur durch Transplantation in zwei Sitzungen korrigierten Kontraktur,

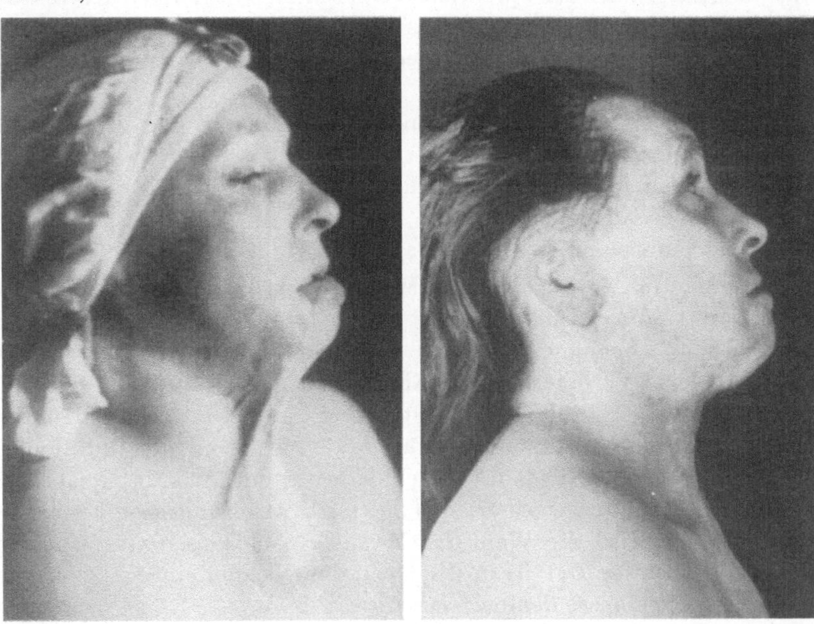

a   b

Abb. 4a. u. b. a Kontraktur mit Verziehung der Unterlippe nach einer in frühester Kindheit erlittenen Verbrennung bei einer 39jährigen Frau. Die Residuen einer vor 20 Jahren mißglückten Wanderlappenplastik sind unter dem Jugulum zu erkennen. b Zustand nach der Korrektur durch Vollhauttransplantation in zwei Sitzungen und Rekonstruktion des Ohrläppchens. Veränderungen der Halswirbelsäule verhindern eine weitere Überstreckung

CRONIN konnte durch seine ausgezeichneten Resultate beweisen, daß auch Spalthaut als Hautersatz vollkommen ausreicht, wenn es gelingt, die Möglichkeit zur Schrumpfung für ein halbes Jahr zu beseitigen. Außer der für den Patienten wenig erfreulichen Tatsache, durch 6 Monate ein eng sitzendes Mieder am Hals tragen zu müssen, gibt es nun kein Hindernis, selbst die ausgedehntesten Kontrakturen durch Transplantation von dicken Spalthautlappen zu korrigieren.

Es bleibt die Indikation für die einfachen und bewährten Operationsverfahren natürlich weiterhin bestehen. Diese Methoden werden ihren berechtigten Platz bei der Korrektur von Kontrakturen auch in Zukunft behaupten.

Zusammenfassung

Die Beseitigung von Narbenkontrakturen des Halses stellt im Wachstumsalter eine dringend erforderliche Operation dar. Nicht aus kosmetischen Gründen, sondern wegen der funktionellen Beeinträchtigung und der Gefahr von irreparablen Fehlentwicklungen der Wirbelsäule und des Gesichtsschädels ist die Operation zu einem möglichst frühen Zeitpunkt angezeigt. Bei der operationstechnisch oft schwierigen Korrektur steht das Problem des Hautersatzes im Vordergrund. Nach den unterschiedlichen Methoden der Defektdeckung sind drei Gruppen von Operationsverfahren zu unterscheiden:

1. Lokale Verschiebelappen (von der einfachen Z-Plastik bis zum großen Rotationslappen).

2. Gestielte Lappenplastik aus der weiteren Umgebung (Rundstiellappen, Wanderlappenplastik).

3. Freie Transplantation (Spalthaut oder Vollhaut).

Die Indikation für die einzelnen Methoden ergibt sich aus der Lokalisation, Form und Ausdehnung sowie Bestandsdauer der Kontraktur und ist weitgehend abhängig vom Alter des Patienten. In der Operationsplanung ist jenes Verfahren auszuwählen, das mit dem kleinsten Eingriff und der geringsten Zahl von Operationen in kürzester Zeit und unter leichtest erträglichen Umständen für den Betroffenen ein funktionell und kosmetisch befriedigendes Ergebnis erwarten läßt. An Beispielen aus dem Krankengut der plastischen Station der Chirurgischen Universitätsklinik Graz wird die Wahl der Methode nach diesen Grundsätzen gezeigt, auf wichtige Details in der Operationstechnik eingegangen und die erzielten Ergebnisse demonstriert.

Literatur

Brown, J. V., and F. McDowell: Skin Grafting. Philadelphia: J. B. Lippincott Comp. 1958.

Calnan, J., and F. L. F. Innes: Brit. J. plast. Surg. 10, 11 (1957).

Cramer, L. M.: Plast. receonstr. Surg. 34, 293 (1964).

Cronin, T. D.: Successful corrections of extensive scar contractures of the neck using split skin grafts. In Transactions of the International Society of Plastic Surgeons. Baltimore: Williams and Wilkins Comp. 1957.

— Plast. reconstr. Surg. 27, 7 (1961).

Frankleton, W. H.: Neck burns-early and late treatment. In Transactions of the International Society of Plastic Surgeons. Baltimore: Williams and Wilkins Comp. 1957.

Gottlieb, E.: Plast. reconstr. Surg. 32, 600 (1963).

Kazanjian, V. H.: The Surgical Treatment of Facial Injuries. Baltimore: Williams and Wilkins Comp. 1949.

Kirschbaum, S.: Plast. reconstr. Surg. 21, 131 (1958).

Smith, F.: Plastic and Reconstructive Surgery. Philadelphia: W. B. Saunders Comp. 1950.

Tanzer, R. C.: Plast. reconstr. Surg. 33, 207 (1964).

Kombination der freien Hauttransplantation und Rundstiellappenplastik bei Verbrennungen des Gesichtes und des Halses (Sekundäre Plastiken)

Von

St. Kritikas-Athen/Griechenland

Verbrennungen im Gesichts- und Halsbereich verursachen, wenn sie ein bestimmtes Ausmaß erreicht haben, nicht nur kosmetische Schäden, sondern auch starke funktionelle Beeinträchtigungen. Die durch die Narbenbildungen bedingten Verunstaltungen sind hinreichend bekannt und bestehen in Verziehungen der typischen anatomischen Substrate des Gesichtes, insbesondere des Mundes. Es kommt zur Ektropionierung der Unterlippe. Dadurch verliert das Gesicht das typische menschliche Aussehen und wirkt schreckerregend. Durch Fesselung der Kinnregion an die Jugulumgegend kommt es zu hochgradiger Beeinträchtigung der Halsbeweglichkeit. Bei längerem Bestehen können derartige narbige Kontrakturen sich auch auf das Knochenwachstum und die Entwicklung der Halswirbelsäule im Sinne der zikatriziellen Skoliose auswirken.

Funktionelle und kosmetische Gesichtspunkte gebieten also eine möglichst baldige Wiederherstellung der Verbrennungsfolgen.

Während man in leichteren Fällen mit einer Umlagerung der Haut im Sinne einer einfachen oder multiplen Z-Plastik zum Ziel kommen kann, ist in schwereren Zuständen die Excision der Narbe bis zum Platysma oder darüber hinaus zur Fascie erforderlich, um den Kopf von seiner Fesselung zu befreien und die typische Kinn-Halskontur wieder herzustellen. In diesen Fällen entstehen große Wunddefekte, die plastisch gedeckt werden müssen. In den meisten Fällen ist es möglich, diese Defekte durch Hauttransplantate zu decken.

Die Defektdeckung durch Hauttransplantation gehorcht den allgemeinen Gesetzen der Hauttransplantation. Es müssen möglichst ebene und bluttrockene Empfängerlager geschaffen werden. Das Hauttransplantat muß unter sanftem Andruckverband befestigt werden und das Operationsgebiet ist durch ein entsprechendes Gipsbett in Reklinationslage des Kopfes ruhig zu stellen.

In schwierigeren Fällen mag es ratsam erscheinen, die Defektdeckung im Kinnbereich mittels Rundstielplastik durchzuführen. Dehnt sich die Verbrennung über den Kopf-Halsbereich noch auf den Thorax aus, so verdient ein Gesichtspunkt Erwähnung, der unseres Wissens nicht immer entsprechend seiner Bedeutung herausgestellt worden ist. Ist die gesamte vordere Thoraxwand von einer großen keloidartigen Narbenplatte umspannt, so drohen auch Thoraxdeformitäten und Beeinträchtigung der Atemexkursion, also Störungen im respiratorischen Bereich. In diesem Falle muß die Behandlung eine, zumindest partielle, Sprengung des Narbenpanzers bewirken, um größere Atemexkursion zu ermöglichen.

Ich möchte Ihnen zur Erläuterung meiner allgemeinen Ausführungen drei Patienten mit verschiedenen Schweregraden von Verbrennungen vorstellen. Die beiden ersten Patienten verdanke ich der Klinik in Ludwigshafen am Rhein, wo ich unter Prof. Gelbke während meiner Ausbildung in Deutschland tätig war. Einen Patienten habe ich in der Chir. Univ.-Klinik Ippokration Krankenhaus in Athen behandelt. Alle drei Patienten sind primär anderweitig behandelt worden.

Beim ersten Patienten handelt es sich um ein 6jähriges Mädchen. Es ist ein relativ leichter Fall, denn es besteht lediglich eine Fesselung des Kinns an die Jugulumregion. Behandlung bestand in einer teilweisen Umlagerung der Narbe durch Z-Plastik. Ein weiterer Teil der Narbe mußte excidiert werden. Der dadurch entstandene Defekt nahm praktisch die gesamte Fläche des Halses und der unteren Kinnregion ein. Dieser Defekt wurde mit dermatomgeschnittenen Spalthautlappen gedeckt. Die Transplantate wurden mit einem eingeknüpften Salben-Schaumgummiverband in der Stellung gehalten. Das Operationsgebiet wurde in einem Reklinationsgipsverband ruhiggestellt, also durch Lagerung der Patienten in einem Gipsbett. Die Heilung war völlig komplikationslos.

Im zweiten Falle handelt es sich um eine sehr schwere Verbrennung bei einem 7jährigen Mädchen. Es besteht ebenfalls eine Fesselung der Kinnregion am Jugulum. Die Unterlippe ist ektropioniert. Außerdem bestehen schwere zikatrizielle Kontrakturen in beiden Schultergelenken. Das linke Schultergelenk ist durch eine Arm-Rumpfnarbe in spitzwinkliger Beugestellung versteift. In der ersten Operation wurden die Narben der Hals- und Kinnregion excidiert und die große Narbe der vorderen Thoraxwand der Länge nach gespalten, um die Einengung der Brust zu beseitigen und damit eine bessere Atemexkursion zu ermöglichen. Die gesamte Kinn-Halsregion wurde durch dermatomgeschnittene Spalthautlappen gedeckt. In Längsrichtung des Thorax — etwa über der Gegend des Brustbeines — wurden ebenfalls Hauttransplantate angebracht. Lagerung im Gipsbett und Verbandsanordnung, wie bereits erwähnt. Glatte Heilung. Intervall von 4 Wochen. In einer zweiten Operationssitzung wurde die Oberarm-Thoraxnarbe entfernt und der Defekt ebenfalls mit Hauttransplantaten gedeckt. Bis auf kleine örtliche Nekrosen war die Einheilung komplikationslos. Das Kind konnte weitgehend gebessert nach Hause entlassen werden.

Der dritte Fall betrifft ein 8jähriges griechisches Mädchen, das mir in folgendem Zustand zur Behandlung überwiesen wurde: Es besteht eine Fesselung der Kinnregion am Jugulum mit Ektropionierung der Unterlippe, so daß die Schleimhaut der Unterlippe in Verbindung mit dem narbigen Gewebe der Incisura jugularis steht. Die typische Kinn-Halskontur ist verschwunden. Dieser Zustand verursacht nicht nur Entstellungen, sondern auch respiratorische Störungen sowie Ernährungsschwierigkeiten. Die Durchführung der Operation erfolgte unter vegetativer Blockade mit sedativen Coctails. Eine Intubationsnarkose war technisch nicht möglich. Bei der ersten Operation wurden die Narben der Hals- und Jugulumeregion excidiert und der entstandene Defekt durch dematonsgeschnittene Spalthautlappen gedeckt. Anlegung eines Reklinationsgipsverbandes. Glatte Heilung.

Die Wiederherstellung der Unterlippe und des Kinnes erschien uns nur durch die Verwendung eines Rundstiellappens möglich, weil der Ringmuskel des Mundes und der Kinnmuskel völlig zerstört waren, so daß nach der Excision der Narbe die Unterlippe nur an der Schleimhaut bestand. Ein Hauttransplantat hätte weder eine gute Ernährungsunterlage gefunden, noch ein Kinnprofil ergeben. Deshalb erschien uns der aufwendigere Weg über den Rundstiellappen in diesem Falle indiziert.

Funktionelle und kosmetische Mißerfolge
bei Sekundäroperationen nach Verbrennungen des Gesichtes
und des Halses infolge mangelhafter Operationsplanung

Von

W. WIDMAIER-Stuttgart

Mit 6 Abbildungen

Die Wiederherstellung der sekundären Verbrennungsschäden des Gesichtes und des Halses bedarf mannigfacher vorbereitender Überlegungen. Schon kleine Fehler in der Behandlung können zu funktionellen und kosmetischen Mißerfolgen führen. Zusätzliche Operationen werden erforderlich, die sowohl den Patienten wie den Operateur belasten. Zu diesen Mißerfolgen käme es nicht bei einer exakt überlegten Operationsplanung.

Die Abb. 1 zeigt einen Zustand nach einer Verbrennung des Kopf-Hals-Bereiches durch eine Benzinexplosion. Der Behandlungsplan bei solchen ausgedehnten Verbrennungsdefekten muß zur Erzielung einer normalen Funktion und eines ästhetisch zufriedenstellenden Aussehens genau durchdacht sein. Er muß die Gesamtwiederherstellung als abschließendes Ergebnis vor Augen haben (MATTHEWS, SANVENERO-ROSELLI, SCHMID, SCHUCHARDT u. a.).

Als erstes muß überlegt werden, welche *Arten von Hauttransplantaten* geeignet sind und wie sie aufgeteilt werden müssen, um ein gutes Ergebnis zu sichern.

Grundsätzlich kann man sagen, daß die gleichzeitige Verwendung von Rollappen, Vollhaut, Spalthaut und Thiersch-Haut im Gesicht nebeneinanderliegend, nie ein befriedigendes Ergebnis bringt. Selbst die Verwendung von einzelnen Hautarten, entnommen an verschiedenen Körperregionen, kann kosmetisch ein vollkommen anderes Bild ergeben durch verschiedene Hautstruktur und Pigmentierung. Deshalb ist der Gesamtwiederherstellungsplan wichtiger als der Detailerfolg.

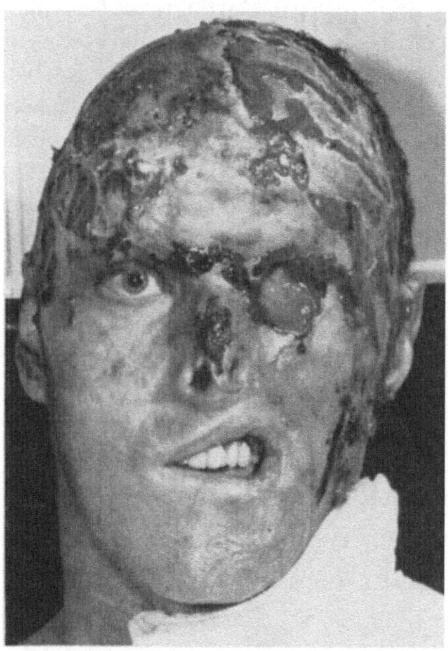

Abb. 1. Zustand nach einer schweren Verbrennung durch Benzinexplosion. Für die Wiederherstellung einer normalen Funktion und eines ästhetisch zufriedenstellenden Aussehens ist bei den schweren Verbrennungsschäden eine exakte Operationsplanung erforderlich

Bei Verbrennungen der Gesichtshaut sollten die Transplantate so *eingelagert* werden, daß die Nahtstellen möglichst in den anatomisch bedingten Falten liegen oder wenigstens den Spaltlinien der Haut entsprechen (Abb. 2a u. b). Muß z.B. die Wangen- oder Oberlippenhaut ersetzt werden, der verbrannte Hautbezirk beginnt aber erst neben der Nasolabialfalte, so ist es kosmetisch besser, den noch gesunden Hautstreifen zu opfern und die Nahtstelle in die Falte zu legen.

Daß diese grundlegenden Prinzipien häufig nicht beachtet werden, zeigt die völlig unmotivierte Hauteinpflanzung der Abb. 3. Auf der rechten Wange wurde ein Rundstiellappen ausgebreitet, der weder funktionell noch kosmetisch befriedigt. Nach dem vorliegenden Befund war nur die Cutis durch Verbrennung zerstört. Bei überlegter Operationsplanung hätte zunächst die Narbenkontraktur im Bereich der Lider beseitigt werden müssen. Daneben wäre es wohl sinnvoll gewesen, auch den Lippenschluß wieder herzustellen und erst später die seitlichen Wangenpartien zu decken. Dazu hätten sich sicher freie Hauttransplantate wesentlich besser geeignet als dieser ausgebreitete Rundstielllappen, der weder an die benachbarte gesunde Haut anschließt noch anatomische Gesichtspunkte berücksichtigt und in der Farbe nicht annähernd ins Gesicht paßt.

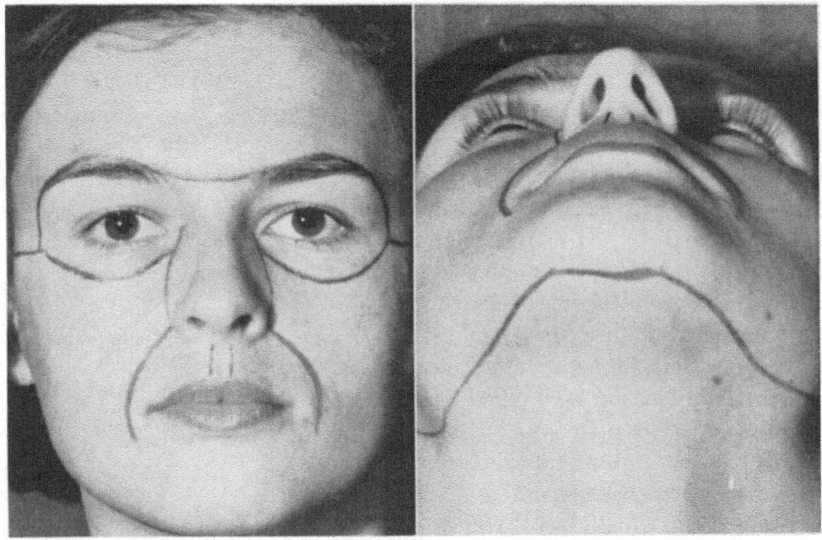

a   b

Abb. 2a u. b. Lage der Nahtstellen von Transplantaten, die den anatomischen Gesichtsfalten entsprechen und dadurch am wenigsten auffallen

Betrachten wir uns kurz die *Hautentnahmestellen*. Wir verwenden zur Wiederherstellung oberflächlicher Verbrennungsschäden als Hautersatz immer Vollhauttransplantate (KRAUSE). Andere Operateure bevorzugen Spalthautlappen. Diese sollten jedoch bei einer ausgesprochenen Keloidneigung, wie sie häufig nach Verbrennungen auftritt, nicht verwendet werden. Das flächenhafte Keloidfeld der Abb. 4 zeigt eine Entnahme von Spalthaut am rechten Oberschenkel mit dem Dermatom. Bei solchen Keloidneigungen ist die Verwendung von Vollhaut geeigneter, da die Entnahmestellen primär verschlossen werden können und nur strichförmige und keine flächenhaften Narbenfelder zurückbleiben.

Die *Verwendung von Rundstiellappen* sollte beschränkt bleiben auf

Abb. 3. Ausgebreiteter Rundstiellappen auf der rechten Wange. Weder funktionelle noch kosmetische Gesichtspunkte sind berücksichtigt, so daß das vorliegende Ergebnis als völliger Mißerfolg anzusehen ist

tiefgreifende Verbrennungsdefekte. Bei allen oberflächlichen Verbrennungen ist die Deckung mit einem Rundstiellappen nach unseren heutigen

Erfahrungen und den Möglichkeiten der freien Transplantation kontraindiziert.

Große Vorteile bringen im Gegensatz zu den Fernplastiken die *Nahrotationsverschiebeplastiken*. Nach genauer Planung und Ausmessung werden benachbarte Hautbezirke rotiert und verlagert zum Ersatz sichtbarer Verbrennungsnarbenfelder. Die dabei entstehenden Defekte sollen an unauffälligen oder durch Kleidung bedeckten Körperpartien liegen und können durch Hauttransplantate gedeckt werden.

Bei der Patientin in Abb. 5 wurden nach der Abheilung der primären Verbrennungsflächen die entstandenen Vernarbungen am Hals mit einem großen Rundstiellappen vom Rücken gedeckt. Die gesamten Halskonturen waren normal vorhanden und an keiner Stelle lagen Muskulatur, Nerven oder Gefäße frei. Trotzdem wurde ein Rundstiellappen mit seinen langwierigen vorbereiteten Operationen der Patientin zugemutet, mit einem weder funktionell noch ästhetisch guten Erfolg. Statt wenigen Eingriffen waren multiple Operationen erforderlich und das Ergebnis steht in keinem Verhältnis zur Zahl der benötigten Eingriffe.

Die *Anfertigung von Modellen* für die einzelnen zu verpflanzenden Hauttransplantate ist unerläßlich. An Hand dieser Modelle wird der Gesamtbehandlungsplan aufgestellt, im Einzelfall die Größe des benötigten Hauttransplantates bestimmt.

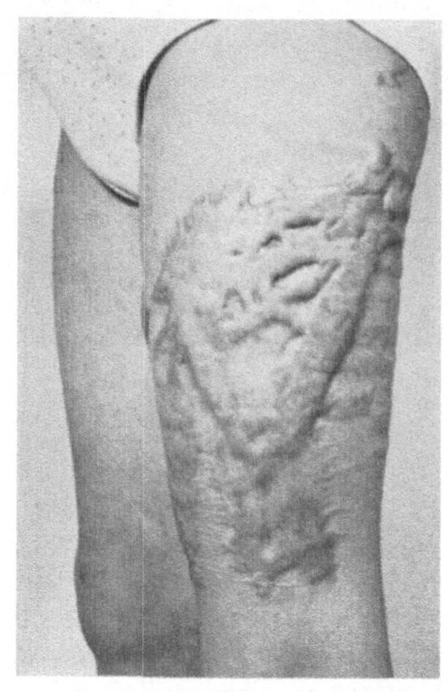

Abb. 4. Großes Keloidnarbenfeld am Oberschenkel nach Spalthautentnahme mit dem Dermatom. Bei so ausgeprägter Keloidneigung ist die Verwendung von Vollhaut mit primärem Wundverschluß der Entnahmestelle geeigneter

Die Ursache *funktioneller Mißerfolge* sind häufig *Schrumpfungen freier Transplantate in der Umgebung von Gesichtsöffnungen*, vor allem an Ober- und Unterlippe und den Augenlidern. Alle Transplantate müssen an diesen Stellen mit Hautüberschuß und unter Spannung verpflanzt werden. Während der Heilung soll die Lippe oder das Lid mit versenkten Haltenähten so lange gestreckt und ruhiggestellt werden, bis das Transplantat angeheilt ist.

Schuchardt hat schon früher auf diese Schrumpfungstendenz hingewiesen und die Transplantate während der Heilung über Bleiplatten ausgespannt.

Als Beispiel sei ein Fall erwähnt, bei dem ein Transplantat zur Beseitigung eines Unterlidectropiums verpflanzt wurde, das in seiner Größe zunächst wohl dem Defekt entsprach, dann aber durch Schrumpfung wieder zum Ectropium führte und nun eine erneute Hauttransplantation erfordert.

Damit kommen wir zu den *Verbänden*. Die Verbandstechnik ist oft noch wichtiger als die Operation selbst. Von der exakten Planung der

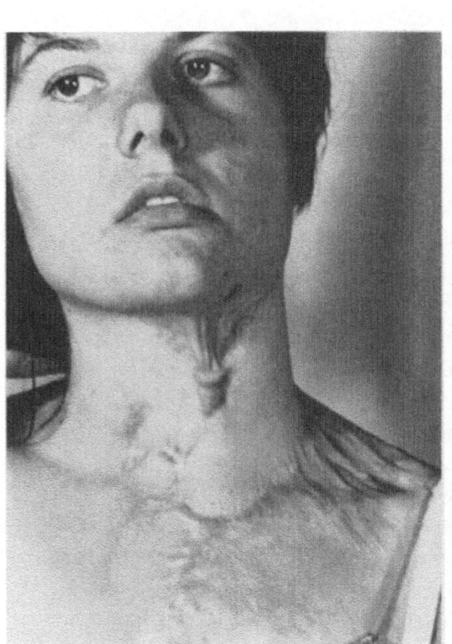

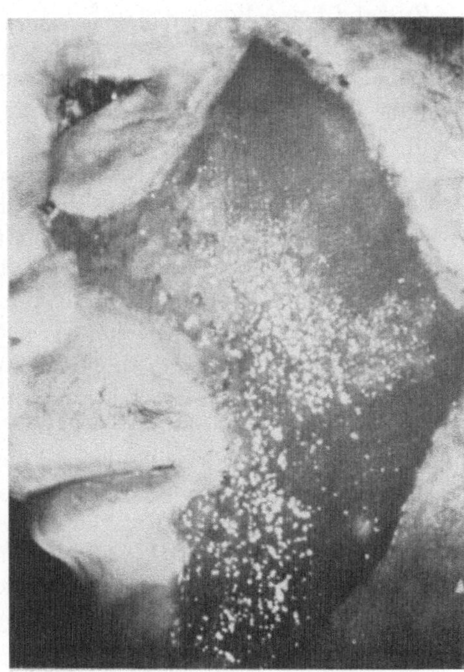

Abb. 5 Abb. 6

Abb. 5. Deckung eines Kontrakturnarbenfeldes am Hals links mit einem Rundstiellappen vom Rücken. Das Ergebnis ist nicht befriedigend, da die Halskonturen verstrichen sind, die Rundstiellappenfarbe nicht zur Haut paßte und nur ein Teil der Vernarbungen ersetzt ist. Eine freie Hauttransplantation nach dem in Abb. 6 gezeigten Vorgehen hätte zu einem besseren Ergebnis geführt

Abb. 6. Vorbereitung eines Transplantatbettes für ein Vollhauttransplantat. Durch Narbenkontrakturen bestand vorher ein sehr starkes Ectropium des Unterlides und eine starke Verziehung des Mundwinkels. Nach der Narbenentfernung lag auf weiteren Flächen das Fettgewebe frei. Hier der Zustand nach 14tägiger Granulation. Nach Abtragen der Granulationsschicht findet sich eine dünne, gleichmäßig durchblutete Bindegewebsdecke, die die beste Grundlage für ein freies Hauttransplantat ist

anzuwendenden Verbände mit Ruhigstellung, mit Spannung der Haut oder mit Überdehnung, mit Hilfe prothetischer Mittel wie intermaxilläre Verschnürungen oder Kunststoffprothesen und -schilder zur Abstützung während der Einheilung, hängt das Gelingen oder der Mißerfolg weitgehend ab.

Als Beispiel dieser Fall: Durch eine Verbrennung mit flüssigem Metall kam es zu einer vollkommenen Verwachsung beider Augenlider mit dem

Bulbus. Mehrere Versuche der Lidlösung wurden anderwärts durchgeführt, jedoch ohne Erfolg. Nach den vorliegenden Operationsberichten stellten wir fest, daß immer versäumt wurde, die verpflanzte Schleimhaut in der Umschlagsfalte mit Haltenähten über längere Zeit zu fixieren. Exakte, ruhigstellende Druckverbände wurden nicht angelegt. Das verpflanzte Gewebe heilte zum größten Teil nicht ein und durch eine wiederauftretende Schrumpfung und Vernarbung trat am ursprünglichen Zustand keine Besserung auf.

Abschließend ein Hinweis auf die *Vorbereitung des Transplantatbettes* (Abb. 6). Ein freies Hauttransplantat erfordert ein geeignetes Wundbett für eine optimale Ernährung. Nachgiebiges, lockeres, schlecht durchblutetes Fettgewebe eignet sich dazu am wenigsten. Das günstigste Transplantatbett ist eine dünne, feine, gleichmäßig durchblutete Bindegewebsschicht, die auf dem Fettgewebe liegt. In vielen Fällen müssen wir aber bei Sekundärplastiken starke Narbenkontrakturen bis auf das Fettgewebe oder die Muskelschicht beseitigen. Viele Operateure verwenden deshalb zur Deckung dieser Defekte gestielte Hauttransplantate. Einfacher ist es jedoch, in einer ersten Operation die gesamten Narbengebiete zu entfernen und anschließend die *Wundflächen etwa 14 Tage granulieren* zu lassen, wie es im Prinzip u. a. von SCHUCHARDT bei frischen Verbrennungen beschrieben wird. Nach Entfernung der Granulationen findet sich über der Fettschicht oder der Muskulatur eine dünne, stabile Bindegewebsdecke, die eine ausgezeichnete Grundlage für ein freies Transplantat ist. Alle schwierigen, vorbereitenden Operationen für gestielte Transplantate können umgangen werden.

In diesen kurzen Ausführungen konnte ich nur auf einige Fehler in der Behandlung von sekundären Verbrennungsschäden hinweisen, die an einigen Fällen demonstriert sind. Auf Mißerfolge in der Rekonstruktion einzelner Gesichtsteile wie Nase, Ohren, Augenlider usw. mußte verzichtet werden.

Zusammenfassung

Funktionelle und kosmetische Mißerfolge bei der Sekundärbehandlung von Verbrennungen sind in den vielen Fällen auf eine mangelhafte Operationsplanung zurückzuführen. Vor Behandlungsbeginn sollte ein Gesamtwiederherstellungsplan an Hand von Modellen aufgestellt werden über die anzuwendenden Hautarten, über ihre Entnahmestellen und über ihre Aufteilung und Einlagerung im Gesicht bzw. am Hals. Dabei müssen anatomisch bedingte Gesichtsfalten und die Spaltlinien der Haut berücksichtigt werden. Gestielte Transplantate verwenden wir nur bei tiefgreifenden Verbrennungsdefekten. Bei allen oberflächlichen Defekten eignet sich nach unseren Erfahrungen Vollhaut am besten. Besonders bei starker Keloidneigung sollte auf die Entnahme von Spalthautlappen verzichtet werden. Die Planung exakter ruhigstellender Verbände ist oft genau so wichtig, wie die Operation selbst, da sonst die Transplantate nur teilweise einheilen oder erhebliche Schrumpfungen auftreten. Das geeignete Transplantatbett für freie Hautverpflanzungen ist eine dünne Bindegewebsschicht, die über dem Fettgewebe liegt. Nach Entfernung von starken Narbenkontrakturen, bei denen das Fettgewebe freiliegt, lassen wir die Wundflächen zunächst granulieren. 14 Tage später findet sich unter der Granulationsschicht eine dünne, gleichmäßig durchblutete Bindegewebsdecke, die die beste Grundlage für ein freies Hauttransplantat ist.

In der vorstehenden Arbeit werden an Hand einiger Fälle und Abbildungen Mißerfolge gezeigt, die bei exakter Operationsplanung nicht aufgetreten wären.

Literatur

KRAUSE, F.: Sammlg. klinisch. Vorträge. Nr. 26—50. Leipzig: Breitkopf u. Härtel 1894—97.

MATTHEWS, D.: Fortschr. Kiefer- u. Gesichtschir. 9, 45 (1964).

SANVENERO-ROSSELLI, G.: Fortschr. Kiefer- u. Gesichtschir. 9, 54 (1964).

SCHMID, E., et W. ROMACKER: Ann. Chir. plast. 1959, 4.

—, u. W. WIDMAIER: Fortschr. Kiefer- u. Gesichtschir. 8 (1963).

SCHUCHARDT, K.: In BIER-BRAUN-KÜMMEL: Chirurgische Operationslehre, 7. Aufl., Bd. 2, S. 325. Leipzig: Joh. Ambr. Barth 1954.

— Fortschr. Kiefer- u. Gesichtschir. 9, 38 (1964).

G. AUFRICHT-New York

Chirurgische Wiederherstellung einer Narbenkontraktur des Gesichts und Halses nach Verbrennung

Manuskript nicht eingereicht (Film).

Aussprache

MEYER: Ich bin erstaunt, daß zwei Lappenformen vorhin nicht Erwähnung fanden bei der Ersatzplastik der verbrannten Hälse, das sind der Marsupialisationslappen von CUTHBERT und der Tennisracket-Lappen von FERRIS, SMITH. Der erste ist eine Art gedoppelter Hautlappen. Er wird an den unteren Teil des Gesichtes herangebracht, aufgeklappt und ausgebreitet. Der zweite wird in Form eines Tennisracket am Rücken gebildet und mittels seines Rundstieles über die Schulter zum Hals hin verlagert. Bei sorgfältiger Ausführung dieser Lappenanwendungen bin ich sicher, daß das Resultat ästhetisch besser ist, als bei der Anwendung von Spalthautlappen.

REHRMANN: Sie erwähnten den Halskragen. Er soll ruhigstellen und er soll auch eine Kontraktion verhindern. CRONIN hat eine Krause aus Leder u. ä. angegeben und gesagt, daß man sie $^{1}/_{2}$ Jahr tragen lassen müsse. Warum so lange? Weil eben auch nach längerer Zeit die Neigung besteht, daß sich dieses Transplantat in Querfalten legt, waschbrettartig, und zwar manchmal mit einer ungeheuren Hartnäckigkeit. Ich denke nur an einen Fall, bei dem ich die Halskrause bei einem großen Transplantat an der ganzen vorderen Seite des Halses ein ganzes Jahr tragen ließ. Jedesmal nun, wenn die Pat. sie entfernte, sah man wiederum leichte Rillenbildungen der Haut genau in transversaler Richtung auftreten, und zwar senkrecht zum Platysma. Aus der Erfahrung mit Fällen aus der Tumorchirurgie, bei denen das Platysma wegfällt, habe ich bei ausgedehnten Transplantationen am Halse eine ähnliche Erscheinung niemals gesehen. Ich führe sie auf das Platysma zurück. Ich überlege mir bei großen Verbrennungen, ob ich es nicht beim nächstenmal entfernen sollte, um das eventuell zu verhindern.

Skoog: Leider ist das Ergebnis ganz gleich, ob man das Platysma wegnimmt oder nicht.

Buck-Gramcko: Wir möchten die Vorbereitung des Defektes im Gesicht mit Granulationsgewebe etwas einschränken und auf eine mögliche Gefahr hinweisen. Es ist ein grundlegender Unterschied, ob dieser Defekt auf einer weichen Unterlage an der Wange liegt, oder auf einer knöchernen, wie etwa an der Stirn. Wir dürfen nicht vergessen, daß die Granulationen ja fibröses Gewebe sind und dieses fibröse Gewebe stets eine Schrumpfungsneigung aufweist. Auch wenn wir die Vollhaut ganz zum Einheilen bringen und die Vollhaut selbst als Gewebe ja nicht so schrumpft, kann es doch zu einer Schrumpfung durch das darunter liegende fibröse Gewebe kommen, wenn es nicht auf knöcherner Unterlage fixiert ist. Wir können im Gesicht und auch an den Händen überall dort Kontrakturen bekommen, wo das Gewebe nachgeben kann. Es soll deshalb nur die gleichmäßige basale Schicht der Granulationen belassen werden.

Schuchardt: Von Csapody, einem ungarischen Ophthalmologen, wurde vor über 30 Jahren die Höhlenplastik beschrieben mit dem Prinzip, die frei transplantierte Haut am Orbitalrand zu fixieren; man braucht dann keine Nähte. Wenn noch Konjunktivalschleimhaut vorhanden ist, die vielleicht bei zu enger Augenhöhle noch brauchbar ist, um die Hinterflächen der Lider zu bekleiden, dann kann man die Wundfläche an der zu schaffenden Prothesenhöhle gut mit Mundschleimhaut bekleiden. Man braucht hinterher nur einen Stents-Kloß einzulegen und die Lider mit Pflasterstreifen aneinander zu fixieren.

Und dann möchte ich noch bemerken, daß es mir aufgefallen ist, daß von Herrn Widmaier wie auch von den anderen Vortragenden, die hier über die Beseitigung von Verbrennungsnarben durch Hauttransplantationen und gestielte Lappen gesprochen haben — speziell Rundstiellappen — eines offenbar vergessen wurde, nämlich die schrittweise Excision flächenhafter Narben am Hals. Wenn man das in etwa halbjährigen Unterbrechungen macht, endet man selbst bei handtellergroßen Flächen schließlich mit einer lineären Narbe, die — wenn man die Verschiebung der mobilisierten Hautränder in Z-Form gemacht hat — noch in ästhetisch einwandfreier Weise korrigiert werden kann.

Schlußwort Widmaier: Herr Prof. Schuchardt, ich glaube, wir haben uns nicht richtig verstanden. Nach der Verbrennung war bei dem Patienten der Bulbus vollkommen erhalten. Die ganze Conjunctiva war zerstört und mit den Lidern verwachsen. Nach der Lösung lag der Bulbus frei, und es bestand sowohl an der Innenseite der Lider, wie auf dem gesamten Bulbus eine Wundfläche. Bei den bisher durchgeführten Operationen wurde dreimal ohne Erfolg Haut verpflanzt. Diese Mißerfolge kann ich auf nichts anderes, als auf eine fehlende Fixation der Transplantate in der Umschlagfalte zurückführen. Die Nähte können dabei entweder am Periost fixiert werden oder auch als Steppnähte durch die Haut gehen. Ein weiterer Fehler war, daß bei den Operationen kein exakter Druckverband angelegt wurde.

Zum Einwand von Herrn Buck-Gramcko: Jedes Transplantat sollte im allgemeinen auf eine dünne Bindegewebsschicht aufgelegt werden. Ungeeignet als Transplantatbett ist das subcutane Fettgewebe. Die Ernährung auf dem Fettgewebe ist nicht günstig. Wahrscheinlich verwenden deshalb viele Operateure zur Deckung dieser Defekte gestielte Lappen. Läßt man die Fettschicht jedoch zunächst granulieren und trägt dann nach etwa 10 bis 14 Tagen die Granulationen ab, so findet sich unter der Granulationsschicht über dem Fettgewebe eine hauchdünne Bindegewebsschicht, die gleichmäßig durchblutet ist und so eine ideale Unterlage für eine freie Vollhauttransplantation ist.

Zu Frau Schmidt-Tintemann möchte ich kurz sagen, daß mein verehrter Lehrer Schmid schon vor über 10 Jahren Vollhaut, u. a. auf Defekte, die vom Kinn bis zur Claviculargegend reichten, in einer Sitzung verpflanzt hat. Die Transplantate sind einwandfrei eingeheilt. Es handelte sich u. a. um ein Kind, bei dem jetzt im Erwachsenenalter nach 15 Jahren keinerlei Schrumpfungen oder Narbenstränge im Bereich der verpflanzten Haut zu finden sind. Ich kann mir nicht denken, daß man hier mit einem gestielten Lappen ein besseres Resultat erzielt hätte.

Frau Schmidt-Tintemann: Ich möchte mich Herrn Buck-Gramcko anschließen und zu dem Thema noch sagen, daß ich glaube, daß — da wir es im Bereich des Halses mit einer konvexen Fläche zu tun haben — wir kaum auf einen gestielten Lappen werden verzichten können, und daß wir mit freien Lappen, freien Transplantaten, in diesem Bereich nicht zu den idealen Ergebnissen kommen werden.

Die strukturellen und funktionellen Gegebenheiten des Harnleiters unter besonderer Berücksichtigung der Genese seiner Mißbildungen

Von

Fr. Körner-Hamburg

Mit 5 Abbildungen

Durch die Verbesserung der diagnostischen Möglichkeiten in der Urologie sind in den letzten Jahren Mißbildungen und baulich bedingte Funktionsstörungen im Bereich des Blasentrigonums und der Harnleiter immer häufiger bereits am Lebenden erkannt worden. Damit war eine Voraussetzung zur operativen Korrektur derartiger Veränderungen gegeben. Die erfolgreiche Durchführung einer solchen Operation setzt aber zusätzlich eine gute Kenntnis des Aufbaues und der Funktion der zu behandelnden Organe voraus.

Alle neueren klinischen und physiologischen Untersuchungen über die Funktion des Ureters sowie seines Verschluß- und Öffnungsmechanismus gegenüber der Blase fußen heute noch auf allzu schematischen Vorstellungen bezüglich der Struktur dieses Organes. Ohne Berücksichtigung der morphologischen Grundlagen aber läßt sich der Funktionsmechanismus nicht erklären.

Die früheren Vorstellungen vom dreischichtigen Aufbau der Muskelwand des Harnleiters sind überholt. Die Untersuchungen Goerttlers über die Struktur der mesodermalen Hohlorgane haben in der *Spiralstruktur der Muskelwand* ein Bauprinzip aufgedeckt, welches es uns ermöglicht, eine Fülle der sehr komplizierten Funktionsabläufe dieser Organe zwanglos zu erklären, die durch getrennte Ring- und Längsmuskelschichten nie zu verwirklichen wären. Dieses am Ductus deferens, den Gefäßwänden und allen bisher beschriebenen derartigen Organen ausnahmslos nachgewiesene Prinzip gilt auch für die Ureteren.

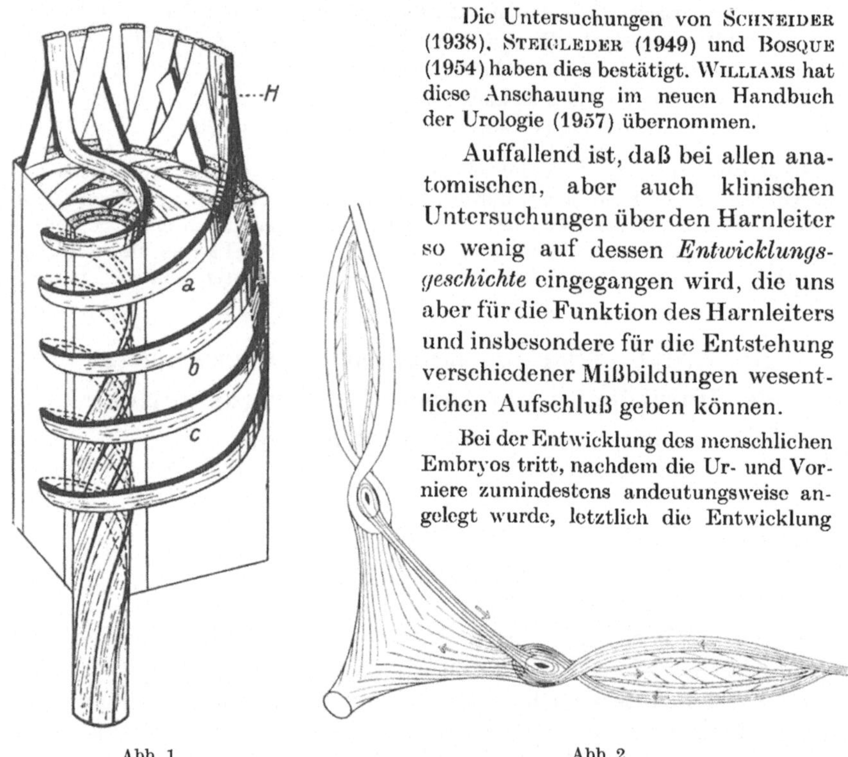

Die Untersuchungen von Schneider (1938), Steigleder (1949) und Bosque (1954) haben dies bestätigt. Williams hat diese Anschauung im neuen Handbuch der Urologie (1957) übernommen.

Auffallend ist, daß bei allen anatomischen, aber auch klinischen Untersuchungen über den Harnleiter so wenig auf dessen *Entwicklungsgeschichte* eingegangen wird, die uns aber für die Funktion des Harnleiters und insbesondere für die Entstehung verschiedener Mißbildungen wesentlichen Aufschluß geben können.

Bei der Entwicklung des menschlichen Embryos tritt, nachdem die Ur- und Vorniere zumindestens andeutungsweise angelegt wurde, letztlich die Entwicklung

Abb. 1Abb. 2

der endgültigen Nachniere ein. Der ursprünglich als Ausführungsgang der beiden ersten Nierenanlagen angelegte Wolffsche Gang wird durch Verbindung mit den Keimdrüsen beim Manne zum Samenleiter und wird bei der Frau ersetzt durch den Müllerschen Gang. Von den Wolffschen Gängen welche in den Kloakenteil der späteren Blase münden, sprossen die endgültigen Harnleiter aus. Distalwärts von diesen „Ureterknospen" verschmelzen die Wolffschen Gänge, dann zu Gewebsinseln innerhalb der Blasenwand. Es entsteht also eine mesodermale Gewebsmasse in der ihrer Anlage nach ektodermalen Blase. In den oberen Ecken dieser mesodermalen Anlage münden die beiden Harnleiter, während die Mündungen der Wolffschen Gänge bzw. der Samenleiter im proximalen Anteil der Harnröhre liegen — beim Mann vereinigt zu den Ductus ejaculatoris, bei der Frau als Utriculus prostaticus. So weit hinunter reicht also das sog. Blasentrigonum. Auch beim Erwachsenen läßt sich dieser mesodermale Blasenanteil ohne weiteres von der übrigen ektodermal angelegten Blasenwand gut abgrenzen. Das Blasentrigonum mit den Mündungen beider Harnleiter und der proximale Teil der Harnröhre entstehen also aus dem Material der Wolffschen Gänge in der Kloake. Die endgültige Struktur dieses Blasengebietes, welches durch seine Entwicklungsgeschichte eine Sonderstellung einnimmt, läßt sich wie folgt schematisch darstellen. Die Muskelwand der Harnleiter hat einen spiraligen Aufbau, der sich durchgehend vom Nierenbecken bis zum Blasentrigonum nachweisen läßt. Die Ausläufer der Harnleiterwandmuskulatur verlaufen an der oberen Kante des Blasentrigonums und vereinigen sich mit der Muskulatur der Gegenseite. Diese Fasern bilden am Ureterostium eine Schlinge. Die übrige Trigonummuskulatur strahlt dagegen mit ihren Ausläufern in die Ureteradventitia ein. Hier bildet sie eine zusätzliche nierenwärts immer dünner werdende Muskelschicht. Auch sie umgreift das distale Ureterende schlingenförmig, aber so, daß diese Schlinge als Antagonist der Ureterschlinge wirken kann. Beide zusammen regeln den Verschlußmechanismus des Harnleiters gegenüber dem Blasenvolumen.

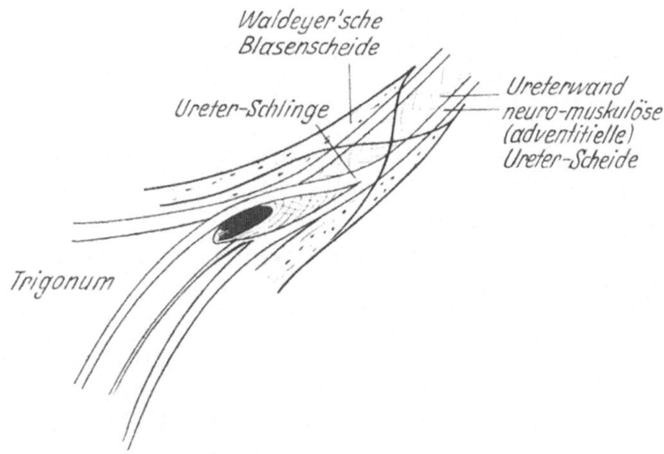

Abb. 3

Der Harnleiter mit seiner Adventitia tritt deutlich abgesetzt durch die Blasenwandmuskulatur hindurch. Eine kleine muffenförmige Ausstülpung der muskulären Blasenwand nimmt als sog. Waldeyersche Scheide Verbindung zur Ureteradventitia auf.

Die *Ureterperistaltik* kann in ihrem Ablauf als ein rein *myogener Automatismus* aufgefaßt werden. Im Trigonum lassen sich ebenso wie in der Ureteradventitia zahlreiche kleine multipolare Ganglienzellen nachweisen. Weiterhin findet man am Ureterblasenwinkel stets ein relativ großes Ganglion mit bipolaren Nervenzellen, das sog. Ganglion ureterovesicale. So ist die Ureteradventitia praktisch eine Fortsetzung des neuromuskulären Systems des Trigonums, das über die von der Ureterperistaltik ausgelösten Dehnungsreize den Peristaltikablauf im Harnleiter und den Öffnungs- und Schließungsmechanismus des Ureterostiums steuert. Ähnliche Funktionen sind auch für die innere Harnröhrenmündung anzunehmen.

Fassen wir das bisher Gesagte zusammen: *Nierenbecken und Harnleiter bestehen aus einer Muskelwand, in der die Muskelzüge spiralige Anordnung haben.* Die beiden Harnleiter treten durch die eigentliche Blasenwand deutlich abgesetzt, ohne nähere Verbindung zu der eigentlichen

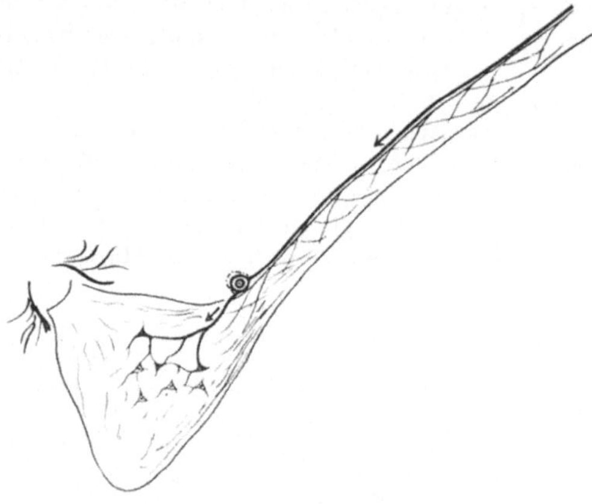

Abb. 4

Blasenmuskulatur aufzunehmen. In der Ureteradventitia finden sich zusätzlich feine spiralig verlaufende Muskelzüge, die nach distal an Stärke ständig zunehmen und deren Ausläufer die Trigonummuskulatur bilden. Der obere Rand des Trigonums besteht aus den Muskelfasern der

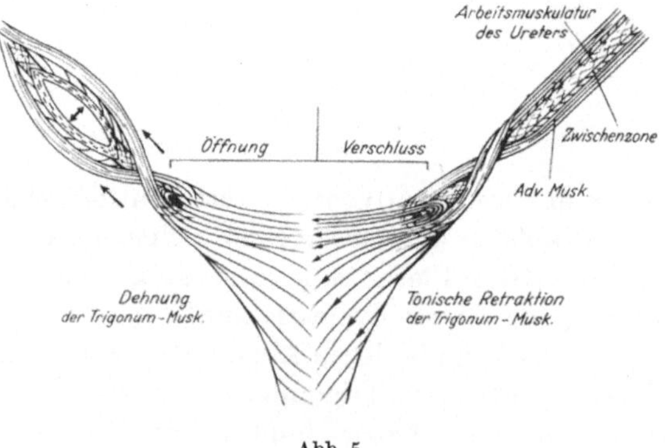

Abb. 5

Arbeitsmuskulatur beider Harnleiter. Im Blasentrigonum finden sich zahlreiche multipolare Ganglienzellen, die enge Verbindung zu ähnlichen Zellen in der Ureteradventitia haben. Als Schaltstelle zwischen Trigonum und Harnleiter finden wir das Ganglion vesico-uretale am Harnleiter-Blasenwinkel. Die Ureterperistaltik wird durch die spiralige Muskulatur des Harnleiters im Sinne eines myogenen Automatismus abgewickelt. Auf die verschiedenen Funktionsmöglichkeiten der spiraligen Muskulatur des Harnleiters, die von dem jeweiligen „Steigungswinkel" der Muskelspiralen abhängt, kann ich hier leider nicht mehr eingehen. Wichtig ist, daß dieser schon myogen gesicherte Automatismus von zahlreichen Ganglienzellen, deren Hauptschaltstelle offensichtlich im Blasentrigonum liegt, zusätzlich beeinflußt werden kann. Der Verschluß- und Öffnungsmechanismus des distalen Ureterendes wird sicher *nicht* durch die Blasenmuskulatur der eigenlichen Harnblase bewirkt, sondern läßt sich wie folgt erklären: Erreicht eine peristaltisch vorwärts getriebene Harnspindel das distale Ureterende, dann wird das Ureterostium in der Blase im Zusammenhang mit der Erweiterung des Ureterlumens einge- zogen. Die Ureterleiste wird nach beiden Seiten hin gedehnt, ebenso die Trigonummuskulatur, welche durch die Ureterscheide mit der primordia- len Uretermuskulatur verbunden ist. Das Ureterostium bleibt geschlossen.

Die als *Reaktion* darauf erfolgende Kontraktion der kräftigen Trigonummuskulatur und der zu ihr gehörenden Ureterscheide stülpt das Ostium dann in die Blase hinein und öffnet es zugleich. Die „Schlinge" wird in diesem Moment undicht, zumal der gleichzeitig zunehmende Druck der gedehnten Ureterwand die Harnspindel blasenwärts aus- treibt. Der Harn wird mit einem plötzlichen „Stoß" in die Harnblase gespritzt. Der ganze Vorgang läßt sich unter Voraussetzung eines nor- malen Tonus mechanisch als muskulärer Automatismus verstehen.

Kontrahiert sich also die Ureterscheide zusammen mit der zu ihr gehörenden Trigonummuskulatur nicht mehr, dann muß es zu Öffnungs- schwierigkeiten kommen.

Kontrahiert sich umgekehrt die Ureterleiste nicht genügend, dann muß das Ostium undicht werden, so daß ein Reflux von der Blase aus mit der entsprechenden Infektionsgefahr zustande kommt.

Sie sehen also bei der Betrachtung der Morphologie und der Funktion der Harnleiter nimmt das *Blasentrigonum eine zentrale Stellung* ein. Die zahlreichen Fehlfunktionen, Variationen, Fehlbildungen und Mißbil- dungen im Bereich des Blasenhalses, der Harnleitermündungen sowie der gesamten Harnleiter lassen sich unter diesem Blickwinkel betrachten.

Die sog. Blasenhalsstenose mit und ohne Ostiuminsuffizienz sowie Stenosen prävesical und subpelvin des Harnleiters können als Entwick- lungsstörungen des Trigonums und seiner Anhangsgebilde aufgefaßt werden. Weiterhin sind die verschiedenen Arten des Megaureters wahr- scheinlich ebenso Folgen einer primären Schädigung des Blasentrigonums, Auch die Doppelbildungen des Harnleiters sind von der Ureterknospe ausgehend letzten Endes als Entwicklungsstörungen im Trigonumbereich aufzufassen.

Die Schädigung kann ebenso die Entwicklung der Wandmuskulatur und die der Adventitiamuskulatur des Ureters betreffen wie die nervöse Versorgung im Trigonumbereich. Versuche amerikanischer Autoren den

Megaureter nach einem ähnlichen Mechanismus wie die Hirschprungsche Erkrankung am Dickdarm durch das Fehlen eines sog. aganglionären Segment zu erklären, sind nicht sehr überzeugend ausgefallen. Sicher wissen wir über die feineren Funktionszusammenhänge des Harnleiters noch zu wenig, um unsere operative Therapie, die besonders von Herrn Bischoff bei den Kindern so entscheidend befruchtet wurde, immer richtig zu begründen. Nach den bisher bekannt gewordenen Zusammenhängen muß man aber immer wieder auf die Gefahr hinweisen, die eine vollständige Durchtrennung der Harnleiter an ihrer Blasenmündung mit sich bringt. Derartige Eingriffe sind immer mit einem erheblichen Tonusverlust der Harnleiter verbunden, da die Fasern des Ganglion vesico-ureterale dabei stets mitdurchtrennt werden. Besonders bei plastischen Eingriffen im distalen Ureterbereich sollte man tunlichst die Adventitia so weit wie möglich schonen, um eine ausreichende Nerven-, aber auch Blutversorgung zu gewährleisten.

Über die Genese der verschiedenen Mißbildungen und Dysfunktionen der Harnleiter weiß man auch heute noch relativ wenig. Offensichtlich müssen Schädigungen, welcher Art sie auch sein mögen, um den 30. Tag nach der Befruchtung des Eies wirksam werden, um abnormale Zustände hervorzurufen. Die außerordentlich komplizierte Entwicklungsgenetik der beiden Nieren und der ableitenden Harnwege macht die hohe Mißbildungsquote im Bereich dieser Organe verständlich. Theoretisch ist anzunehmen, daß der überwiegende Teil aller Miß- und Fehlbildungen einschließlich verschiedener Dysfunktionen in diesem Gebiet von Störungen in der Entwicklung des Trigonums seinen Ausgang nimmt. Neben gewissen Virusinfektionen der Mutter während der ersten Schwangerschaftswochen können auch Medikamente, die von der Mutter in der kritischen Zeit genommen werden, Mißbildungen bei dem Kind bewirken. Am eingehendsten untersucht ist wohl die Wirkung des Thalidomids bei der Genese von angeborenen Mißbildungen. Nach unseren bisherigen Erfahrungen ruft dieses Medikament isolierte Fehlbildungen an den oberen ableitenden Harnwegen nicht hervor. Wohl sind aber Mißbildungen in diesem Bereich in Kombination mit anderen Mißbildungen beschrieben worden. Herr Bischoff hat ja aus seinem Krankengut einige Fälle publiziert. An der ursächlichen Wirkung des Thalidomids bei der Entstehung dieser Mißbildungen besteht auch nach der Ansicht von Lenz kein Zweifel. Bei einer zeitgerechten Einwirkung von keimschädigenden Substanzen muß es eben zu Schädigungen in der Entwicklung des Trigonumbereichs kommen.

Andere Möglichkeiten, die zur Entstehung von Mißbildungen führen können, sind noch zu wenig untersucht. Für die operative Korrektur derartiger Veränderungen wäre es aber dringend wichtig, Näheres über diesen Fragenkomplex zu erfahren, denn trotz aller Verbesserung unserer urologischen Diagnostik und der zum Teil so erfreulichen Erfolge der plastischen Eingriffe an diesen Organen finden sich noch große Lücken in unserem Wissen, um wirklich in allen Fällen eine gezielte Therapie treiben zu können.

Die operative Korrektur der angeborenen Harnentleerungsstörungen im frühen Kindesalter und ihre Spätergebnisse

Von

P. F. Bischoff-Hamburg

Mit 3 Abbildungen

In diesem Rahmen soll nicht auf die Problematik, auf die Genese und auf die Einteilung der kindlichen Harnentleerungsstörungen eingegangen werden, sondern vielmehr über die Ergebnisse, insbesondere die Spätergebnisse operativer Korrekturen bei Harnentleerungsstörungen berichtet werden. Dabei sollen die Klinik und die Indikation zum operativen Vorgehen sowie die Technik der einzelnen Operationsverfahren, nur, soweit zum Verständnis erforderlich ist, am Rande gestreift werden.

Die Domäne korrektiver Operationen bei Harnabflußstörungen sind die *angeborenen Obstruktionen*, wie primäre Hydronephrosen, Megaureter, primärer Reflux und Ureterocele, ferner die angeborenen Blasenhalsobstruktionen und Urethralklappen. Zu den angeborenen Obstruktionen rechnen wir aber auch die Entleerungsstörungen, die auf dem Boden von Anomalien und Mißbildungen entstanden sind, so durch Doppelungen, Dystopien und Verschmelzungen der Nieren.

Die Ergebnisse operativer Korrekturen bei neurogenen Entleerungsstörungen sind wesentlich ungünstiger und erfordern meist auch andere Verfahren. Sie sollen deshalb in diesem Zusammenhang keine Berücksichtigung finden.

Als wichtigste Sofortmaßnahme bei den oft durch wochenlanges Erbrechen ausgetrockneten, suburämischen und urämischen und in der Entwicklung schwer geschädigten Kindern ist die Flüssigkeitszufuhr unter besonderer Berücksichtigung des Elektrolytausgleichs und die Sorge für eine ungehinderte Harnableitung.

Dabei hat es sich gezeigt, daß die Nierenfistel ungenügend ist. So notwendig und so zweckmäßig diese z. B. bei einer Steinanurie ist, so ungenügend ist die Nierenentlastung durch eine Fistel bei vielkammerigen Harnstauungsnieren, Blasenentleerungsstörungen mit Riesenblasen, Reflux und Megaureteren.

Auch die Blasenfistel ist hierbei unzweckmäßig. Einmal werden die oberen Harnwege nicht genügend abgeleitet, zum anderen wird die

Vorderwand der Blase geschädigt, deren Intaktheit bei späteren Korrekturmaßnahmen am Blasenhals unbedingt erforderlich ist. So wird die sog. Young- oder Y-Plastik durch eine vorher angelegte Blasenfistel nahezu unmöglich gemacht.

Bei Harnstauungsnieren — auch wenn sie doppelseitig und hochgradig sind — sollte die Korrektur, z. B. durch eine asymmetrische Nierenbeckenplastik, auch als Notoperation ausgeführt werden. Die Freilegung der Niere nur zur

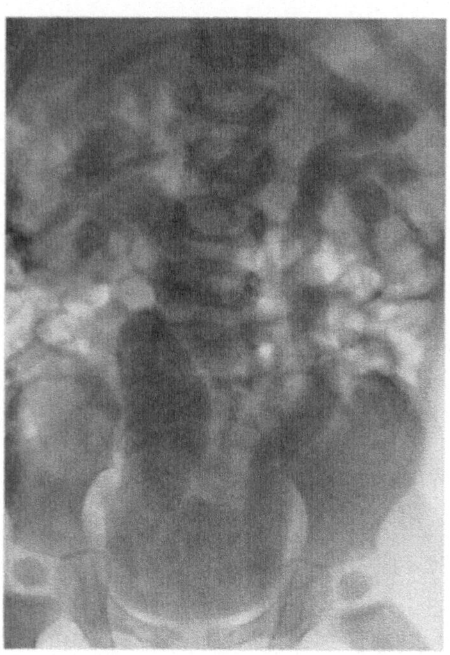
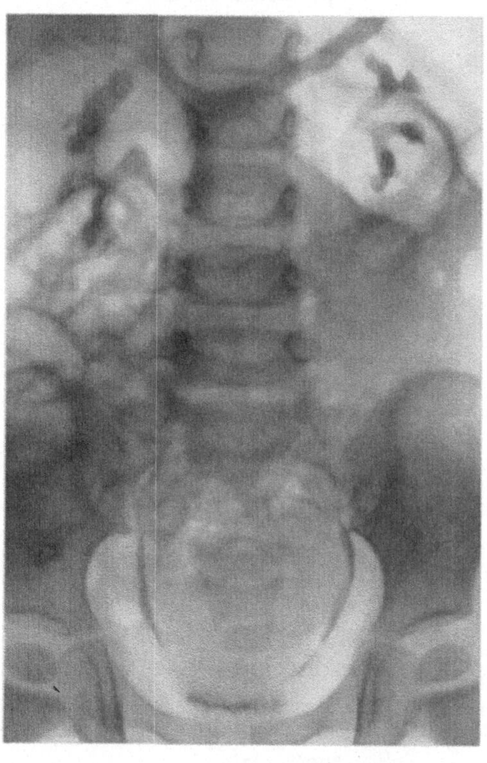

a   b

Abb. 1a u. b. H. P. G., ein Jahr, männlich. a Beiderseitiger Megaureter, kein Reflux (i. v.Pyelogramm). b Der gleiche Fall 2 Jahre nach beidseitiger Megaureterresektion mit Modellage (i.v. Pyelogramm)

Anlegung der Nierenfistel ist ein nahezu ebenso großer Eingriff und erschwert die Zweitoperation, die ja viel wichtiger ist, außerordentlich.

Liegt die Abflußstörung tiefer — z. B. beidseitige Megaureteren —, so führen wir die erforderlichen Korrekturmaßnahmen in zwei Sitzungen aus und bewerkstelligen dabei die Harnableitung durch eine in die Niere nach oben geschobene Schiene.

Haben die Kinder Restharn, so wird von vornherein ein Dauerkatheter angelegt. Diese Maßnahme genügt in den meisten Fällen als Erstmaßnahme.

Wenn das urämische Geschehen im Vordergrund steht, operieren wir stets zuerst die bessere Seite, um eine möglichst rasche Entgiftung zu erzielen. Stehen Fieber und Infektion im Vordergrund, wird erst die schlechtere Seite operiert. Ist das Geschehen nicht dramatisch, so daß wir Zeit zum Handeln haben, operieren wir stets erst die schlechtere Seite.

Für alle Korrekturmaßnahmen gilt der Satz, daß die mutigste Lösung auch immer die beste ist, und daß halbe Maßnahmen vom Übel sind.

Bei der Korrektur von Harnstauungsnieren verbinden wir die bei uns vorwiegend ausgeführte subtotale asymetrische Nierenbeckenresektion bei Bedarf häufig mit der Resektion des unteren oder des oberen Nierenanteils. Die Verbindung zwischen Nierenbecken und Harnleiter bleibt als Brücke bestehen. Freie Einpflanzungen — die bei Erwachsenen unbedenklich sind — vermeiden wir bei Kindern möglichst wegen der Zartheit der Ureter und Nierenbeckenwandung.

Die operativen Maßnahmen beim Megaureter bestehen darin, daß der Ureter gekürzt, gestreckt und, wie wir sagen „modelliert" wird. In jedem Fall wird der Ureter nach unten geschient. Wenn eine Verengung am Blaseneintritt vorliegt, wird diese erweitert, wenn ein Reflux vorliegt, wird in der gleichen Sitzung eine Antirefluxplastik angeschlossen.

Große Ureterocelen soll man total resezieren, wobei man gleichzeitig oder auch später mit der Modellage des Ureters eine Antirefluxplastik verbinden soll. Wir halten es für falsch, bei *großen* Ureterocelen mit Megaureter allein das Ostium zu schlitzen. Durch diesen Eingriff wird die meist sterile Harnabflußstörung in eine infizierte verwandelt, wozu sich die Folgen des vesico-ureteralen Refluxes addieren.

Bei Doppelnieren resezieren wir in der Regel den zerstörten Nierenanteil mitsamt dem Ureter, führen also eine Ureteroheminephrektomie aus. Nur bei rückbildungsfähigen Dilatationen wird das Hindernis — z. B. eine Blaseneinflußbehinderung oder eine sonstige Abflußstörung — korrigiert. Haben die Ureteren beider Nierenanteile einen vesico-ureteralen Reflux, resezieren wir den zum schlechteren Nierenanteil gehörenden Ureter und pflanzen ihn oben in den besseren Ureter ein. Anschließend wird die Antirefluxplastik des nunmehr nur noch einen Ostiums von der Blase aus ausgeführt. Mein Mitarbeiter, Herr KETELS-HARKEN wird in seinem Referat auf diese Fragen im einzelnen näher eingehen.

Bei multiplen Harnentleerungsstörungen beginnen wir mit den Korrekturen, stets unter dem Schutz einer sicheren Harnableitung, von oben und beseitigen ein Hindernis nach dem anderen nach unten, in der Regel in mehreren Sitzungen. Selbstverständlich muß der Harn so lange künstlich abgeleitet werden, bis sämtliche Hindernisse korrigiert worden sind.

Bei den Kleinkindern führte in für mehrere Monate wegen einer Blasenentleerungsstörung oder Urethralklappen eingelegter Dauerkatheter

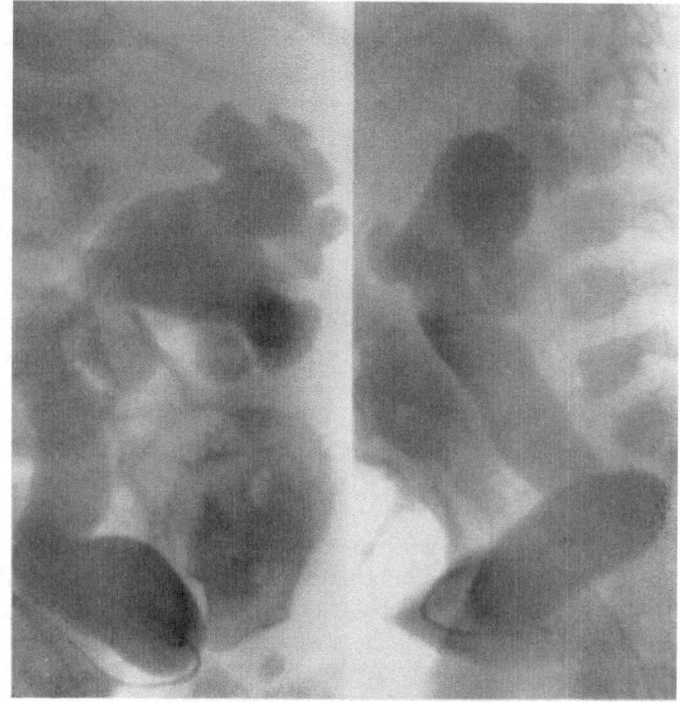

Abb. 2 a u. b. U. F., ein Jahr, männlich. a Megaureter mit Reflux rechts. Nierenagenesie links (retrogrades Pyelogramm). b Der gleiche Fall ein Jahr nach Megaureterresektion mit „Modellage" und Antirefluxplastik (i.v. Pyelogramm)

nicht selten zum Einschmelzen der Klappen oder des Abflußhindernisses, so daß der Restharn für dauernd schwinden kann. Nicht jeder kindliche Restharn sollte also sofort mit einer Blasenhalsoperation versorgt werden. Deshalb führen wir auch erst *nach* Abschluß aller Korrekturmaßnahmen der oberen Harnwege und nur, wenn das Kind nicht restharnfrei geworden ist, als *letzten* Eingriff eine Y-Plastik nach YOUNG oder eine Elektroresektion, letztere insbesondere bei Knaben, durch. Mitunter müssen auch beide Eingriffe kombiniert werden.

Zur Behandlung des vesico-ureteralen Refluxes ist es natürlich von außerordentlicher Bedeutung, ob es sich um einen Reflux sui generis handelt, oder ob er neben verschiedenen anderen Störungen im Rahmen einer komplexen Blasenabflußbehinderung sozusagen nur *einen* Aspekt bietet. Nicht jeder Reflux beim Kleinkind muß operiert werden; in einer Reihe von Fällen genügt eine antibiotische Behandlung, um einen Reflux zum Schwinden zu bringen. Deshalb sollte grundsätzlich jeder Refluxoperation bei Kleinkindern eine mindestens halbjährige antibiotische Behandlung vorausgehen.

Über den vesico-ureteralen Reflux und die verschiedenen Operationsmethoden zu ihrer Beseitigung ist in den letzten Jahren eine lebhafte Diskussion entbrannt. Jede Methode hat ihre Vorzüge und ihre Nachteile. Sicher ist es nicht richtig, wie es heute leider vielfach geschieht, daß ein Operateur, der einen oder zwei Mißerfolge mit der einen oder der anderen Methode hat, sofort daran geht, selbst eine neue zu ersinnen, statt zu versuchen, die vorhandenen Methoden erst wirklich zu beherrschen und ihre Tücken und Vorzüge kennen zu lernen. Die Technik aller Refluxoperationen ist schwierig und erfordert ein sehr genaues, subtiles Arbeiten. Man kann mit der Methode von HUTCH, man kann mit unserer Methode und man kann mit der Methode von LEADBETTER-POLITANO gute Ergebnisse erzielen. Aber man muß die Problematik der verschiedenen Formen des vesico-ureteralen Refluxes so weit beherrschen, daß man weiß, welche Methode in diesem Fall gerade die richtigste ist. So ist z. B. die Methode von LEADBETTER-POLITANO ganz ausgezeichnet für den einfachen Reflux ohne Megaureter. Führt man die Methode aber bei hochgradigen Megauretern aus, wird man schwere Mißerfolge und Verschlechterungen erleben. WILLIAMS hat z. B. in einer neueren Arbeit geschrieben, er hätte mit der Leadbetter-Politano beste Ergebnisse, schränkte aber diesen Satz gleich damit ein, daß er angibt, allerdings nur den einfachen Reflux operiert zu haben. Er schreibt, er hätte mit meiner Methode nach einigen guten Ergebnissen eine Reihe von sehr schlechten Erfahrungen gemacht, und hat nun diese Operationsmethode ganz verlassen. Er schreibt aber, daß er zugeben müßte, daß er meine Operationsmethode als erste, und mangels Erfahrung ausschließlich bei schweren Fällen angewandt habe.

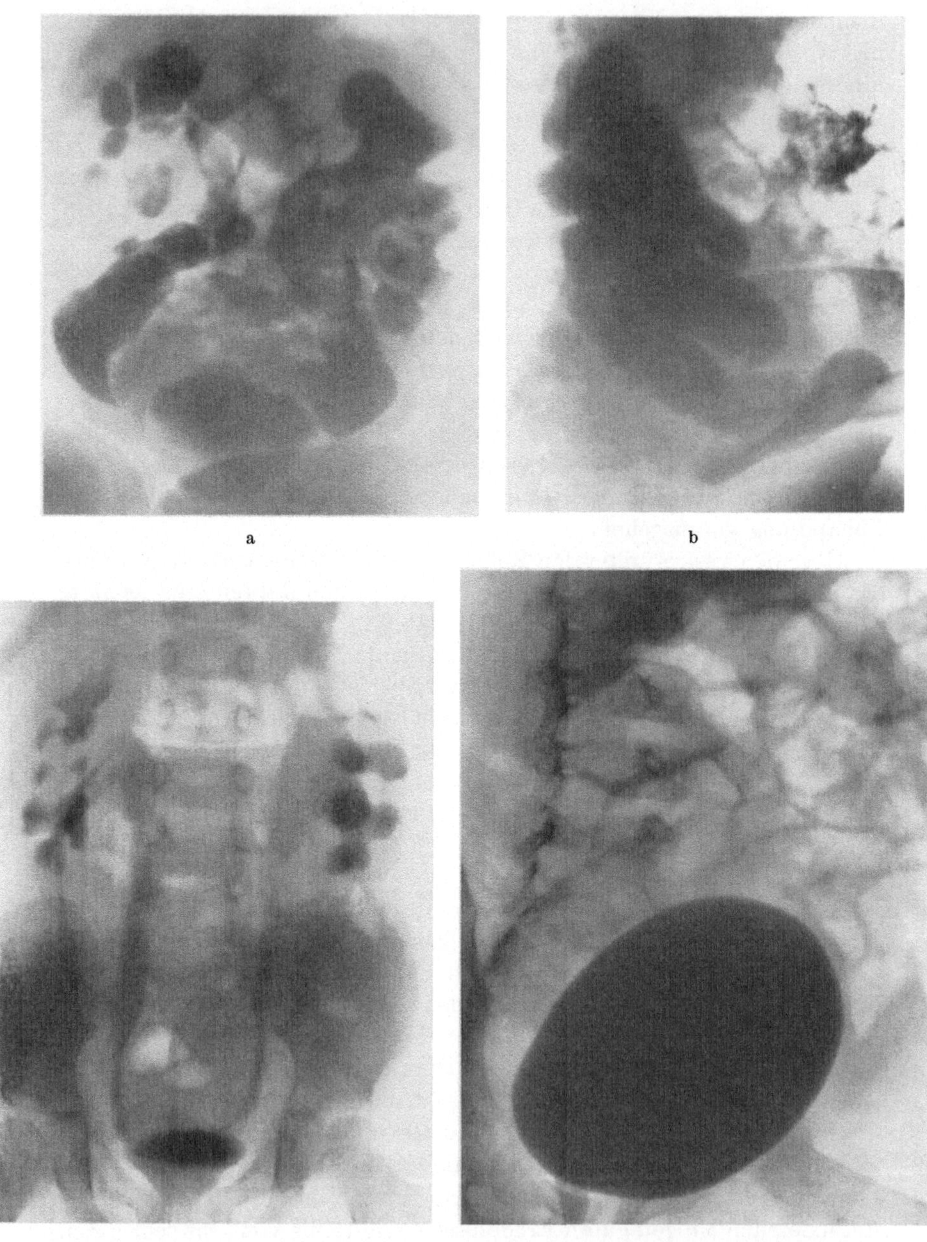

a

b

c

d

Abb. 3 a—d. S. A., 8 Monate, weiblich. a Beiderseitige Megaureteren mit vesico-ureteralem Reflux und Blasenentleerungsstörung (150 g Restharn) (Cystogramm). b Der gleiche Fall im Schrägen (Cystogramm). c Der gleiche Fall 1$^{1}/_{2}$ Jahre nach beiderseitiger Megaureterresektion mit Modellage, beiderseitiger Antirefluxplastik (Bischoff) und Y-Plastik des Blasenhalses (Young) (i.v. Pyelogramm). d Der gleiche Fall im Cystogramm

Ich kann dazu nur sagen: jeder Kuh gefällt ihr Kalb, und ich fühle mich nicht frei von dieser Schwäche. Ich sehe einen großen Vorteil unseres Verfahrens darin, daß wir bei Mißerfolgen nie eine Verschlechterung erleben, und daß die Antirefluxplastik, wie wir sie ausführen, wiederholbar ist. Unser Verfahren eignet sich nicht nur für einfache Refluxfälle, sondern besonders für schwere und schwerste Entleerungsstörungen, insbesondere in Kombination mit hochgradigen Megaureteren. Statistische Vergleiche über die Ergebnisse mit den einzelnen Methoden sind sehr problematisch und verführen leicht zu falschen Schlüssen.

Nach meiner Meinung ist das *technische Problem der Korrektur kindlicher Harnentleerungsstörungen als gelöst zu bezeichnen.* Mißerfolge bei operativen Maßnahmen haben andere Ursachen:

Einmal sind plastische Operationen in ihrem Erfolg immer unsicherer als routinemäßige Eingriffe, wie z. B. die Entfernung von Harnsteinen. Zum anderen gehört für die Ausführung plastischer Operationen außerordentlich viel Geduld und eine besondere persönliche und manuelle Geschicklichkeit. Entscheidend ist, daß man bei Harnentleerungsstörungen für die Korrekturmaßnahme die richtige Indikation stellt, d. h. im richtigen Augenblick an der richtigen Stelle und in der richtigen Reihenfolge die richtigen Operationsmaßnahmen durchführt. Viele Mißerfolge beruhen darauf, daß das Parenchym nicht mehr erholungsfähig, oder daß die Infektion unheilbar war. Es sind dies alles Dinge, die vorher etwas unwägbar sind, und bei denen es einer großen Erfahrung bedarf, um das Ergebnis einigermaßen voraussehen zu können.

Schließlich sind ja auch die Erfolge relativ. Wenn wir aus vitaler Indikation schwerste Entleerungsstörungen operieren, so müssen wir uns auch mit Teilerfolgen und begrenzten Besserungen zufrieden geben, und wir werden mehr Mißerfolge einhandeln, als wenn wir nur die schönen, glatten, leichten Operationen ausführen. Aber auch bei hochgradigen und fortgeschrittenen Harnentleerungsstörungen erleben wir immer wieder überraschende Restitutionen, die uns den Mut geben, auch schwerste und aussichtslos erscheinende Krankheitsfälle immer wieder anzugehen.

Ich darf Ihnen nun eine Reihe *verschiedenartiger Abflußstörungen und die Ergebnisse ihrer Korrekturbehandlung* zeigen. Unter ihnen werden Sie eine Reihe von Beispielen schwerer und schwerster Entleerungsstörungen sehen, deren Korrektur nicht immer und oft erst über einen oder mehrere Umwege erfolgreich war. Zuvor aber lassen Sie mich Ihnen kurz die bei uns angewandten verschiedenen plastischen Vorgehen demonstrieren.

Es folgen Demonstrationen der Foley-Plastik, der asymmetrischen Nierenbeckenresektion nach BISCHOFF, der Culp-Plastik und der asymmetrischen Nierenbeckenresektion mit Resektion des unteren Nierenpols. Ferner die Technik der Antirefluxplastik nach BISCHOFF, die

Resektion und Modellage des Megaureters, die Technik der Y-Plastik nach
Young, die Boari-Plastik und ein modifiziertes Antirefluxverfahren bei der
Boari-Plastik nach Bischoff. Sodann werden 20 Fälle verschiedenster
Harnentleerungsstörungen vor und einige Jahre nach ihrer Korrektur
demonstriert, von denen hier nur drei Fälle wiedergegeben werden sollen.

Doppelniere und Ureterocele beim Kleinkind

Von

H. Ketels-Harken-Hamburg

Mit 4 Abbildungen

Mißbildungen im Bereich des Urogenitaltraktes gehören zu den
häufigsten Mißbildungen überhaupt. So findet man nach amerikanischen
Statistiken allein bei den Doppelbildungen eine einseitige Verdoppelung

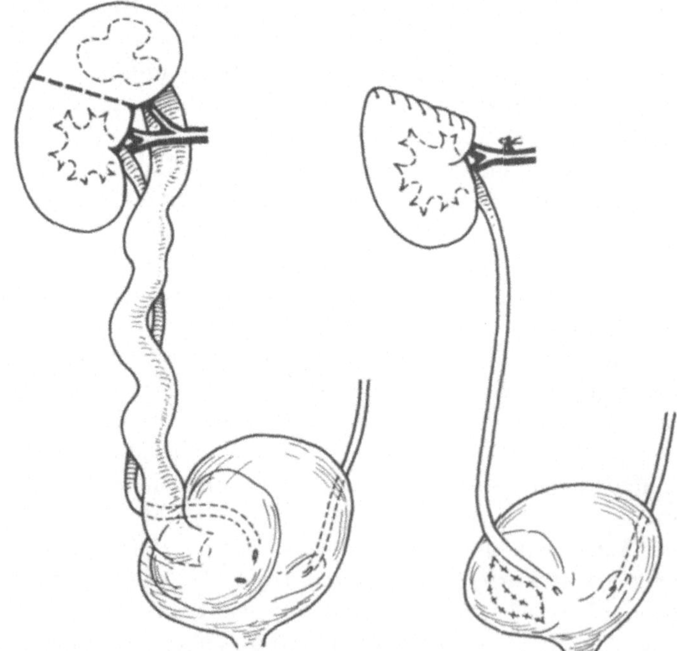

Abb. 1. Schematische Darstellung des Befundes vor und nach Heminephrektomie mit Ureterektomie
und Ureterocelenresektion

einmal auf 157 und eine beidseitige einmal auf 700 Menschen. Zwei
Drittel dieser Fälle weisen eine vollständige Doppelung mit doppeltem
Ostium auf, während in einem Drittel eine unvollständige Doppelung,
d. h. mit Ureterfusion vor der Blaseneinmündung vorliegt.

Wenn auch Doppelnieren in vielen Fällen als Zufallsbefund gefunden werden, klinisch keine Erscheinung machen und somit keiner Therapie bedürfen, so sind doch in einer großen Anzahl die Doppelbildungen mit pathologischen Befunden gekoppelt. Als häufigste gilt die therapie-resistente-rezidivierende Pyurie. Hier ist eine intensive Therapie unumgänglich. Als Ursache der Komplikationen sind jedoch nicht die Doppelbildungen selbst anzusehen, sondern weitere Fehlbildungen wie Ureterocele, Reflux und Megaureter.

Wir haben in den letzten 10 Jahren insgesamt 51 Patienten mit Doppelnieren, kompliziert durch Abflußstörungen, operativ behandelt. 25 davon im Alter bis zu 5 Jahren. Herr BISCHOFF hat unsere Ergebnisse bereits erwähnt. Auf diese Fälle möchte ich nun näher eingehen.

Bei sämtlichen 25 Kindern führten rezidivierende Pyurien zur klinischen Durchuntersuchung, hierbei wurden zehnmal beidseitige Doppelbildungen gefunden, achtmal zeigte sich eine rechtsseitige und siebenmal eine linksseitige Doppelniere. Als Ursache der Pyurien wurden jeweils pyelonephritische Veränderungen eines bzw. mehrerer Nierenanteile gefunden.

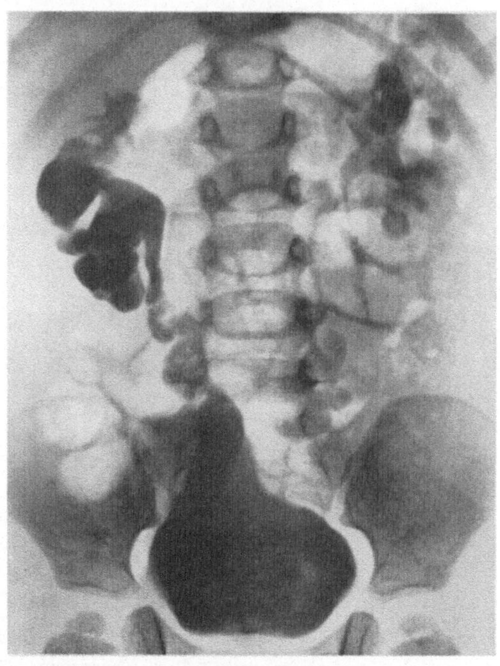

Abb. 2. Kind K., $2^{1}/_{2}$ Jahre. Kombiniertes i.v. Pyelogramm mit Cystogramm: Doppelniere beiderseitig, Ureterocele links. Links: Oberer Nierenanteil zerstört, unterer Reflux und etwas gestaut. Rechts: Oberer Nierenanteil gut, unterer Reflux und schwer zerstört

Wie bereits erwähnt, führten jedoch nicht die Doppelbildungen selbst zu diesen pathologischen Veränderungen, sondern Kombinationen mit weiteren Fehlbildungen. So fanden wir bei unseren 25 Kleinkindern zusätzlich insgesamt 20mal eine Ureterocele, 18mal einen vesico-ureteralen Reflux und 21mal einen Megaureter. Wie die Zahlen schon erkennen lassen, lagen in den meisten Fällen nicht nur eine, sondern meist mehrere weitere Fehlbildungen nebeneinander vor.

Die Erfahrung zeigt, daß eine konservative Therapie, eben auf Grund der Abflußstörung, nicht zu einem Erfolg führen kann und daß somit eine *operative Korrektur unumgänglich* ist. Wir versuchen hierbei in allen

Fällen möglichst konservativ-chirurgisch vorzugehen und jede Art Abflußstörung zu korrigieren. Nur in drei Fällen mußten wir eine Totalnephrektomie vornehmen, in 24 Fällen konnten wir entweder eine Heminephrektomie bzw. eine Ureterenanastomose in Verbindung mit einer Abflußkorrektur ausführen.

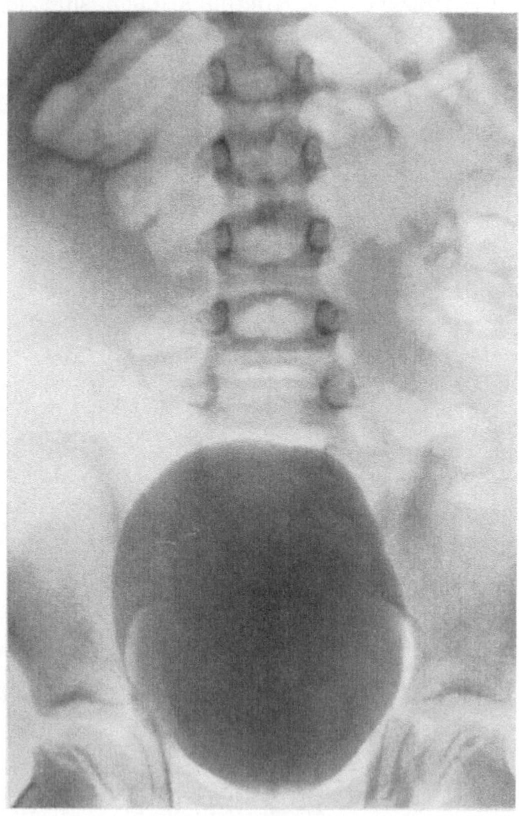

Abb. 3. Kind K. 2 Jahre nach Heminephrektomie des linken oberen Anteils mit Ureterektomie und Ureterocelenresektion sowie Ostiumplastik des zweiten Ostiums und Heminephrektomie des rechten unteren Nierenanteiles. Cystogramm: Kein Reflux

Die Kriterien für eine Ureterenanastomose, die bei fünf Kindern durchgeführt wurde, waren: Doppelniere, Reflux, röntgenologisch noch keine wesentlichen Veränderungen, so daß eine Heminephrektomie nicht erforderlich war. Wir setzen hierbei den Ureter, dessen Ostium einen Reflux aufweist, hoch unter dem Nierenbecken ab und implantieren diesen End-zu-Seit in den gesunden Ureter, ein Vorschlag, der schon 1950 von Küss gemacht wurde. Weisen beide Ureteren einen Reflux auf, wird an der besseren Seite eine Ostiumplastik angeschlossen.

19mal führten wir eine Heminephrektomie mit Ureterektomie sowie Ureterocelenresektion durch (Abb. 1), da eine Anastomose, auf Grund der fortgeschrittenen pathologischen Veränderungen eines Nierenanteiles, sicher keinen Erfolg gebracht hätte. Wir beginnen mit der Freilegung der Niere von einem Zwischenrippenschnitt aus, führen nach Ligatur des Gefäßstieles die Heminephrektomie durch (15mal oberer Anteil, viermal

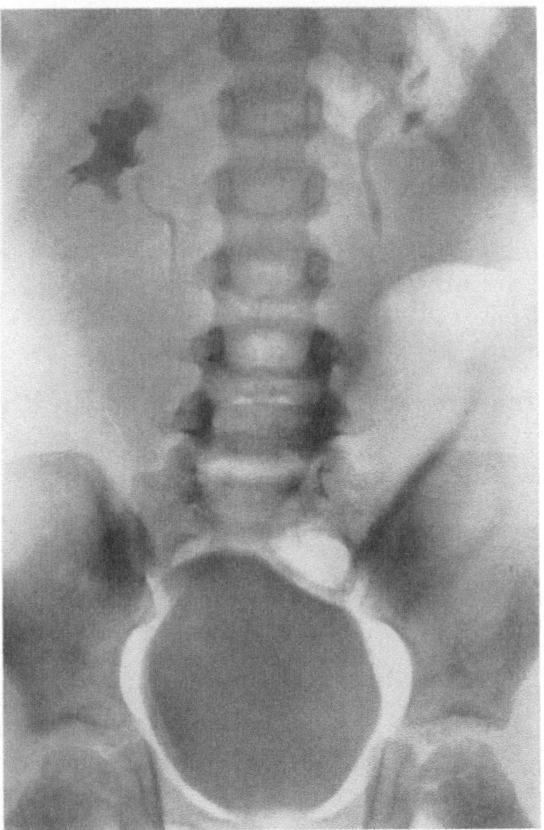

Abb. 4. Kind K. i.v. Pyelogramm: Rechte Niere o.B., linke Niere mit pathologischen Veränderungen. Da Restinfektion, Kontrolle und eventuell Entfernung der Restniere

unterer Anteil) und isolieren dann den Nierenanteil mitsamt dem Ureter. Der Eingriff von oben wird mit der Pexie der Restniere beendet. Von einem tiefen Inguinalschnitt aus wird dann der resezierte Nierenanteil mit dem Ureter nach unten durchgezogen und unmittelbar über der Blase abgesetzt. Schließlich wird die Blase eröffnet und die Ureterocele entfernt. Falls der verbliebene Ureter Reflux zeigt, wird gleichzeitig an diesem Ostium eine Refluxplastik nach unserem Vorgehen angeschlossen (Abb. 2, 3, 4).

Insgesamt wurden bei unseren 25 Kleinkindern 29 Operationen durchgeführt, ein Kind verstarb auf Grund eines Narkosezwischenfalles. Bedenkt man, daß von 29 Operationen allein elf im ersten Lebensjahr vorgenommen wurden, so scheint uns offensichtlich, daß selbst große chirurgische Eingriffe von Säuglingen und Kleinkindern ebensogut toleriert werden wie von Erwachsenen. Dieses, zusammen mit der Kenntnis, daß nur ein frühes Eingreifen weiteren Schaden verhüten kann, spricht eindeutig für eine möglichst frühzeitige Korrektur der Fehlbildungen. Als Methode der Wahl bei den Doppelbildungen erscheint uns dabei, auf Grund unserer guten Erfolge, je nach Lage des Falles die Ureterenanastomose bzw. die Heminephrektomie in Verbindung mit einer Abflußkorrektur.

P. BISCHOFF-Hamburg

Die operative Korrektur des Megaureters, des vesico-ureteralen Reflux und der Blasenentleerungsstörung (Film)

Manuskript nicht eingereicht.

Die Ureterplastik beim retrokavalen Ureter

Von

A. GACA-Freiburg i. Brsg.

Mit 5 Abbildungen

Der hinter der unteren Hohlvene verlaufende Ureter ist keine Mißbildung in der Entwicklung der ableitenden Harnwege, sondern läßt sich ontogenetisch als Ursache einer Gefäßanomalie erklären. Schon 1888 hat HOCHSTETTER, später im Jahre 1935 insbesondere ROTTER, auf den dorsalen Ureterverlauf bei Abnormitäten der Vena cava inferior hingewiesen.

In der frühembryonalen Phase der Entwicklung fließt das Blut über je zwei paarige Venenstämme zentralwärts (Abb. 1), die Vena cardinalis et supracardinalis dextra et sinistra.

Im Verlaufe der weiteren Entwicklung obliterieren normalerweise drei dieser vier Venenstämme (A, C und D). Aus der Vena supra-

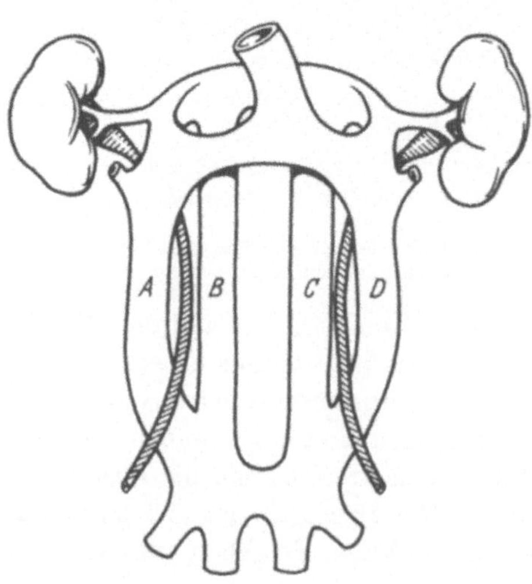

Abb. 1

cardinalis dextra wird die Vena cava inferior (Abb. 2), so daß der Uretertopographisch-anatomisch vor oder neben dem Gefäß, d. h. normal liegt. Bildet sich die untere Hohlvene aber atypisch aus der Vena cardinalis dextra, die vor dem Ureter verläuft, resultiert aus dieser Gefäßanomalie der postkavale Ureter.

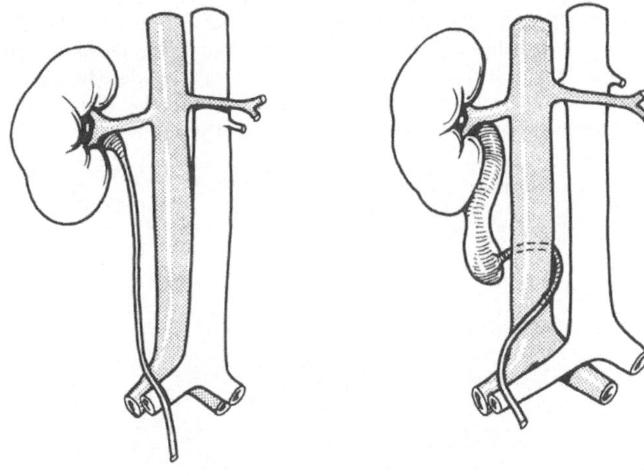

Abb. 2

In der Literatur sind etwa 90 Fälle bekannt geworden (NIELSEN), viele wurden erst ganz zufällig bei Sektionen entdeckt. BROOKS beschrieb 1962 erstmals auch einen linksseitigen retrokavalen Ureter beim Situs inversus.

Das Krankheitsbild ist nicht sehr häufig, es hat aber ein praktisch klinisches Interesse. Selten wird die Diagnose schon beim Kind gestellt.

Unter Berücksichtigung der fetalen Voraussetzungen hat der postkavale Verlauf des Harnleiters ein ganz typisches Röntgenbild (Abb. 3). In der Regel sind Nierenbecken und oberes Harnleiterdrittel dilatiert. Der ektatische Ureter verläuft infolge der zusätzlichen Elongation zunächst nach lateral, um an der Kreuzungsstelle mit der Cava scharf nach medial-cranial und dorsal abzuknicken. Hier besteht durch Kompression der Hohlvene von vorn her eine relative Stenose. Zwischen Cava und Wirbelsäule zieht der Ureter zunächst leicht nach medial und dann nach lateral ab-

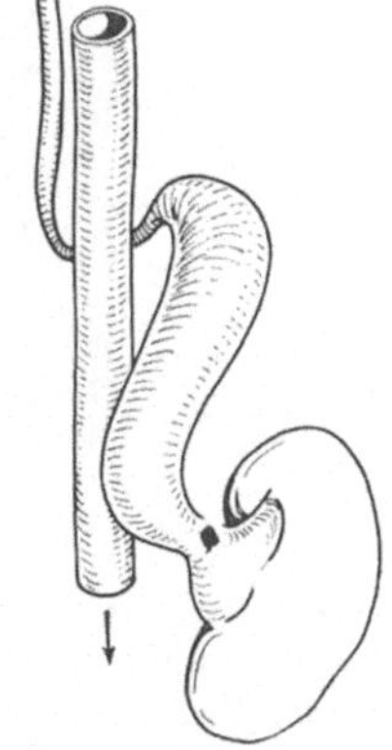

Abb. 3

wärts und zeigt im kleinen Becken wiederum einen normalen Verlauf. Die Diagnose kann durch kombinierte retrograde Pyelographie und Kavographie mit Schräg- oder seitlichen Aufnahmen gesichert werden.

Eine Korrektur der Anomalie ist nur durch eine *Ureterumpflanzung* mit Resektion des erweiterten Anteils und Nierenbeckenausgangsplastik oder einfacher End-zu-End-Anastomose möglich.

13*

Ein 25jähriger Pat., der seit Jahren über unklare Rückenschmerzen, vor allem aber rechts klagte. Da eine orthopädische Behandlung keine Besserung brachte, wurde er hausärztlich als „Pyelitis" behandelt. Eine genauere Nierenuntersuchung wurde nie durchgeführt. Im Urinsediment ließen sich lediglich Leukocyten nachweisen, keine Proteinurie, kein Harnwegsinfekt.

Eine Ausscheidungsurographie zeigte ein dilatiertes oberes Harnleiterdrittel ohne Darstellung der distalen Ureteranteile. Wegen einer Hypospadia glandis mit Meatusenge und Harnröhrenstriktur konnte eine retrograde Pyelographie nicht durchgeführt werden. Die Kontrastdarstellung der Hohlvene lehnte der Pat. ab. Die Diagnose wurde präoperativ durch das Späturogramm gestellt.

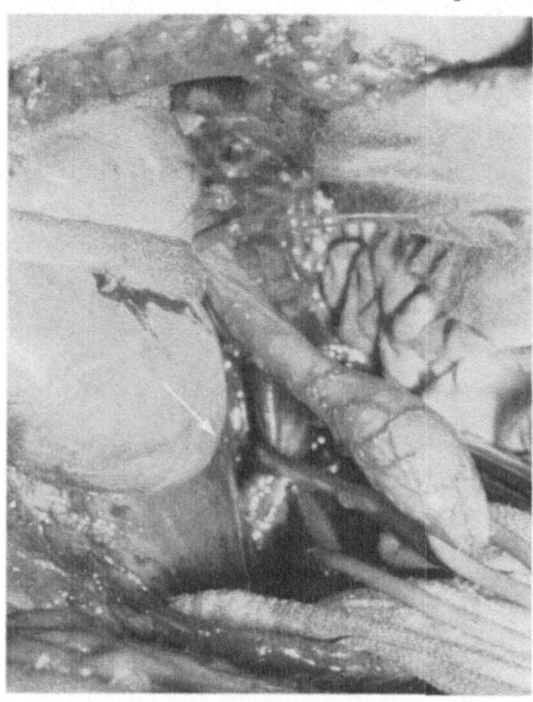

Abb. 4

Bei der Freilegung des rechten Harnleiters (Abb. 4) bestätigte sich unsere Diagnose, auch eine durch Nierenangiographie vorher gesicherte doppelte Nierenarterie. Ein akzessorisches venöses Gefäß mußte unterbunden werden, um eine Strangulation des Nierenbeckenausganges zu vermeiden. Ich habe den Ureter weit nach distal präpariert, ihn kurz vor seinem retrokavalen Verlauf durchtrennt, das dilatierte obere Ureterdrittel am pyeloureteralen Übergang reseziert und den Ureter antekaval im Sinne einer Pokalplastik mit dem Nierenbeckenausgang (Abb. 5) über einen transrenalen Splint wiedervereinigt. Die Naht erfolgte mit atraumatischen Catguteinzelnähten. In diesem Fall erübrigte sich eine zusätzliche Nephrostomie.

Je nach Ausgangslage und Größe der Hydronephrose wird man in Einzelfällen entscheiden müssen, ob zusätzlich eine Nierenbeckenresektion mit asymmetrischer oder symmetrischer Plastik erforderlich wird.

Die Erfahrung lehrt, daß im Hinblick auf die Nierenbeckenureterdynamik eine weitreichende Skeletierung und Denervierung der ableitenden Harnwege zu funktionell schlechten Ergebnissen führt und deshalb vermieden werden sollte.

Wenn eine beginnende rückbildungsfähige Hydronephrose vorliegt, ist es zweckmäßig, die einfache End-zu-End-Naht des Ureters nach Resektion des dilatierten Segmentes durchzuführen. Sie muß mit atraumatischem Catgut über einer Ureterschiene durchgeführt werden, die unter Umständen zur Kontrolle des Harnflusses auch transurethral herausgeleitet werden kann. Die Schiene bleibt etwa 2 Wochen liegen.

Die postoperativen Komplikationen sind bei exakter Nahttechnik und legitim durchgeführter Antibioticatherapie gering. Auch kann die Gefahr einer afebril verlaufenden chronischen Pyelonephritis durch wochenlange Überwachung der Kranken gebannt werden. Infektionen müssen entsprechend dem Antibiogramm hochdosiert und intensiv bekämpft werden. Die Spätergebnisse — auch im i.v. Ausscheidungsurogramm 2 Monate nach der Plastik — sind im allgemeinen gut.

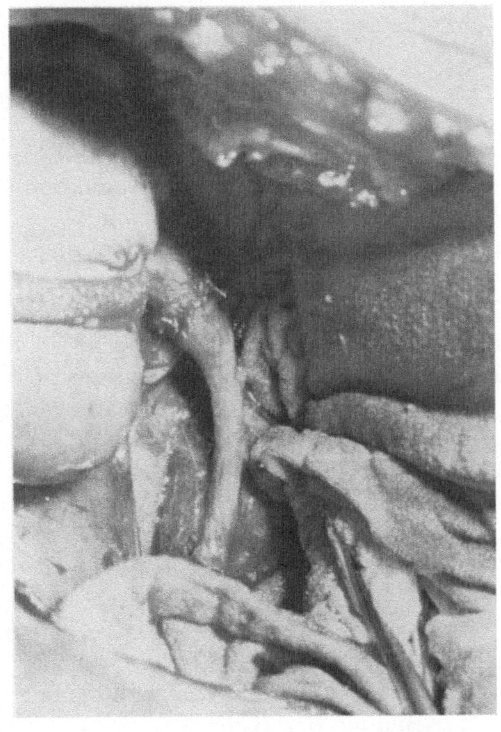

Abb. 5

Die Ureterkorrektur beim retro- oder postkavalen Ureter ist eine nützliche und dankbare Operation, wenn man das Krankheitsbild kennt, rechtzeitig die Diagnose stellt und den atypischen Harnleiterverlauf operativ korrigiert.

Korrekturoperationen des äußeren Genitales
beim adrenogenitalen Syndrom

Von

D. Kronberger-Schönecker-Graz (Österreich)

Mit 4 Abbildungen

Als *Adrenogenitales Syndrom (AGS)* wird das Krankheitsbild bezeichnet, das durch eine Überproduktion von androgenen Nebennierenrindenhormonen hervorgerufen wird.

Es ist nicht so selten, wie vielfach angenommen. In der Schweiz wurde auf etwa 3000 stationär aufgenommene Kinder eine derartige Erkrankung festgestellt, in Amerika ein AGS auf knapp 80000 Geburten. Es überwiegen die Mädchen, jedoch ist zu bedenken, daß bei diesen die Diagnose wesentlich leichter zustellen ist.

Ein kurzer Überblick über Pathogenese und Klinik dieses Krankheitsbildes sei zum besseren Verständnis unserer therapeutischen Möglichkeit und Maßnahmen vorausgeschickt.

Von Interesse ist hier nur das *hereditäre, angeborene* AGS. Geschwistererkrankungen sind dabei relativ häufig, Erkrankungen in der Aszendenz kommen nicht vor, der Erbgang ist wahrscheinlich recessiv. Die Pathogenese ist nicht genau bekannt. Es steht jedoch fest, daß die primäre Störung nicht eine Überproduktion von Androgenen ist, sondern eine fehlerhafte Synthese der Glucocorticoide. Daraus resultiert eine Verminderung des Cortisols, das bei normalen endokrinen Verhältnissen die ACTH-Bildung der Hypophyse bremst. Beim Krankheitsbild des AGS finden wir daher eine Erhöhung des ACTH, das wiederum seinerseits die Hyperplasie beider NN hervorruft. Diese sind jedoch nicht in der Lage, auf den ACTH-Reiz mit der Bildung großer Mengen von Cortisol, sondern nur mit der von Androgenen zu antworten. Diese Überproduktion von Androgenen hemmt dann die Gonadotropinsekretion, so daß die normale Reifung der Gonaden ausbleibt.

Das *klinische Bild* des AGS ist durch die androgenen Symptome gekennzeichnet.

Im Vordergrund steht die virilisierende Wirkung, die naturgemäß beim Mädchen viel stärker auffällt. Als Zeichen der bereits im Fetalleben einsetzende Störung des Hormonhaushaltes findet sich schon bei der Geburt ein weitgehend vermännlichtes äußeres Genitale beim Mädchen, in weiterer Folge starkes Wachstum des äußeren Genitales bei beiden Geschlechtern, das Auftreten einer Pseudopubertas präcox und schließlich männlicher Körperbau und Behaarungstypus beim Mädchen bereits ab dem 4. Jahr.

Die anabole Wirkung der Androgene erstreckt sich auf das Knochenwachstum, das stark beschleunigt abläuft. Das Knochenalter der Kinder ist ihrem chronologischen Alter um etwa 5 Jahre voraus. Demzufolge kommt es auch zu einem frühzeitigen Schluß der Epiphysenfugen, so daß dem kindlichen Riesenwuchs ein ausgesprochener Kleinwuchs der unbehandelten Erwachsenen folgt.

Die gonadotropinhemmende Wirkung schließlich führt zum Ausbleiben der Entwicklung der sekundären Geschlechtsmerkmale, zu Amenorrhoe und Sterilität.

Die intellektuelle, psychische und psychosexuelle Entwicklung der Kinder ist nicht gestört, die körperliche Leistungsfähigkeit und Lebenserwartung normal.

Kommt zu dem recht typischen klinischen Bild bei den Laborbefunden noch eine stark erhöhte Ausscheidung von 17-Ketosteroiden, so ist die Diagnose des AGS gesichert.

In die *Therapie* hat WILKINS 1950 als großen Fortschritt die Dauerbehandlung mit *Cortison* eingeführt. Wird sie zeitgerecht, nämlich noch im Säuglingsalter begonnen, so kann eine vollkommen normale Entwicklung der Kinder erreicht werden. Bei Klein- und Schulkinder gelingt es noch, das beschleunigte Knochenwachstum etwas aufzuhalten. Wenn das Knochenalter des Kindes jedoch bei Behandlungsbeginn bereits das sonstige Pubertätsalter erreicht hat, so tritt unter Cortison häufig die Gonadenentwicklung und Ausbildung der sekundären Geschlechtsmerkmale vor dem normalen Pubertätsalter ein. Menarche und Spermiogenese können schon mit 6 Jahren einsetzen. Beginnt die entsprechende Therapie erst nach dem 10. Lebensjahr, so ist eine Beeinflussung des Knochenwachstums wegen der zu diesem Zeitpunkt bereits geschlossenen Epiphysenfugen nicht mehr zu erreichen, die Gonadenreifung und beim Mädchen die wenigstens teilweise Rückbildung des männlichen Behaarungstypus sind jedoch noch möglich.

Die einzige Veränderung, die auch bei Beginn der Cortisonbehandlung im Säuglingsalter mit konservativen Maßnahmen nicht zu beeinflussen ist, stellt die Mißbildung des äußeren Genitales beim Mädchen dar.

Wir hatten an der Station für plastische Chirurgie der Chirurgischen Univ.-Klinik Graz Gelegenheit, zwei Fälle von AGS zu operieren.

Die beiden Mädchen waren zum Zeitpunkt des internen Therapiebeginnes und der operativen Maßnahmen 11, bzw. 4 Jahre alt, die Laborbefunde typisch für das AGS. Beide hatten mehrere gesunde Geschwister. Die Kinder waren sehr groß, sie hatten eine Überlänge von + 23, bzw. + 17 cm, die Stimme war tief, die Entwicklung der Knochenkerne dem wirklichen Alter um einige Jahre voraus.

Abb. 1 und 2 zeigen die typischen Veränderungen des äußeren Genitales: Es fand sich ein ungefähr 5 cm langer Penis, die großen Labien erinnerten an ein geteiltes Scrotum, während die kleinen Labien fehlten. An der Unterseite des penisartigen Gebildes fand sich eine seichte Rinne, an seiner Basis die Öffnung des Urogenitalsinus, so daß Ähnlichkeit mit einer Hypospadie bestand.

Wir haben nun versucht, ein so weit wie möglich normales äußeres Genitale bei diesen Mädchen zu rekonstruieren und sind dabei folgendermaßen vorgegangen (Operationen Dr. PIERER bzw. Dr. D. KRONBERGER): Nach einer Incision an der

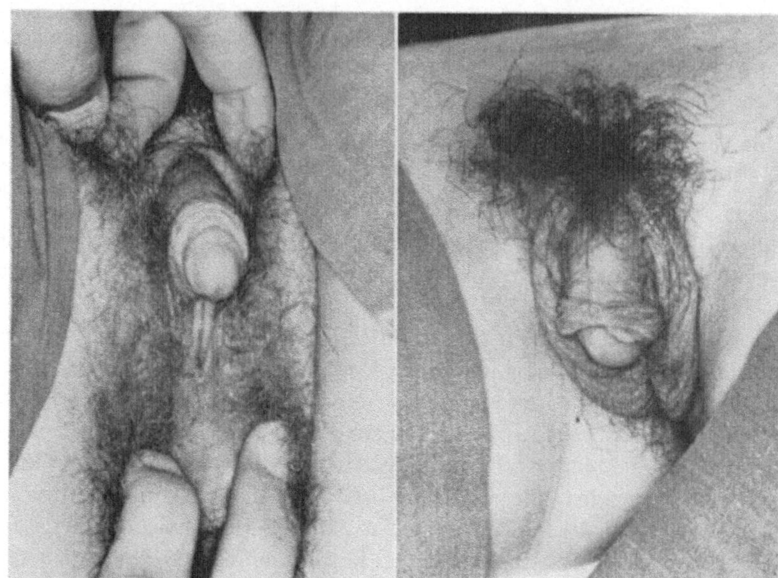

Abb. 1   Abb. 2
Abb. 1. Äußeres Genitale des 11jährigen Mädchens
Abb. 2. Äußeres Genitale des 4jährigen Mädchens

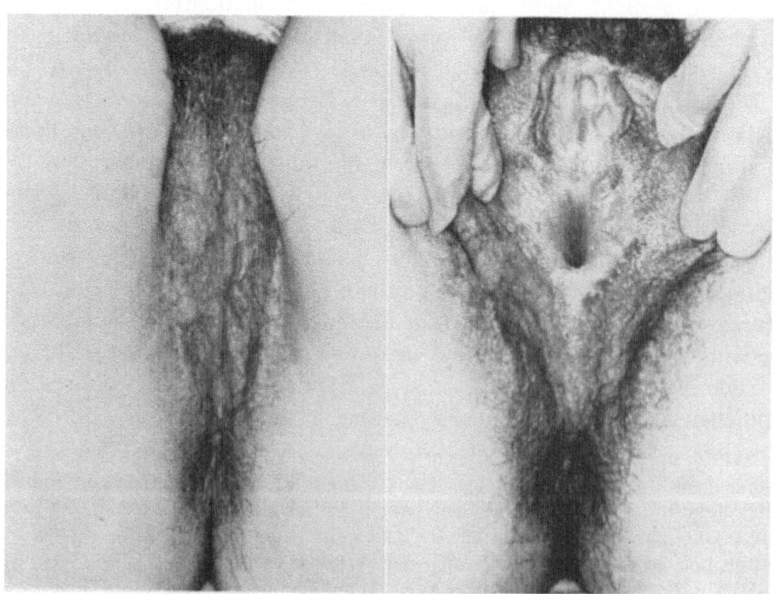

Abb. 3   Abb. 4
Abb. 3 und 4. Zustand 3 Jahre nach der Korrekturoperation

Dorsalseite des Penis wurde die Haut in drei Viertel seiner Circumferenz abpräpariert, eine schmale Brücke zur möglichsten Erhaltung der Sensibilität der späteren Klitorisspitze belassen. Die Corpora cavernosa wurden in toto exstirpiert und aus dem gewonnenen Hautüberschuß haben wir die Labia minora rekonstruiert und schließlich die Glans verkleinert. Dann wurde noch die Hautbrücke, die den Sinus urogenitalis überdeckte, gespalten und ein Introitus vaginae hergestellt.

Abb. 3 und 4 zeigen das Operationsergebnis beim älteren Mädchen 3 Jahre später.

Mit diesem Vorgehen ist es gelungen, ein weitgehend normales weibliches Genitale zu bilden. Es empfiehlt sich, derartige Korrekturen bereits im Kleinkindesalter vorzunehmen, um den betroffenen Kindern die sonst wegen ihrer Andersartigkeit auftretenden Konfliktsituationen möglichst zu ersparen.

Die Wiederherstellungschirurgie der Harnblase
(ausschließlich der Verwendung von Darm)

Von

W. Lutzeyer-Aachen

Mit 7 Abbildungen

Die Wiederherstellungschirurgie der Harnblase, ohne Verwendung von offenen oder geschlossenen Dünn- oder Dickdarmsegmenten, kennt in der Regel *drei* Wege:

1. Autologe Gewebe, die gestielt oder frei transplantiert große Blasendefekte abdecken und vorübergehend als Matrize für den Aufbau des Uroepithels dienen.

2. Homoiologe oder heterologe Gewebe, die natürlich frei transplantiert, sich mit der immunbiologischen Abwehr des Empfängers auseinandersetzen müssen.

Ferner verschiedenartige Kunststoffe, die meist wie homoio- oder heterologes Material nach verschieden langer Zeit abgestoßen werden.

3. Die Regeneration des Blasencavums in seinen sämtlichen Wandschichten.

Wenn auch theoretisch und im Tierversuch die Regenerationskraft des Uroepithels fast an das Übernatürliche grenzt, so finden diese Beobachtungen, übertragen auf den klinischen Bereich, damit auf die Grundkrankheit des Patienten, sein Alter, ferner zusätzliche Faktoren wie schlechte Harndrainage und Harnwegsinfekt, nicht immer günstige Voraussetzungen.

Es soll hier kurz skizziert werden, wie weit die *experimentellen und die klinischen Erfahrungen* in der Wiederherstellungschirurgie der Harnblase durch offene oder geschlossene Regeneration bisher gediehen sind,

welche prognostischen Erwartungen man daran knüpfen sollte, und ob
sich vielleicht in nächster Zeit schon Wege abzeichnen werden, die unter
Umständen die Verwendung eines Darmtransplantates in diesem oder
jenem Fall überflüssig machen können.

Zwei Punkte verleihen dem Thema eine gewisse Attraktivität:

1. Die Erhaltung des Miktionsaktes per vias naturales, vor allem,
was die existentielle Grundsituation des Patienten angeht.

Offene Regeneration

Subtotale Cystektomie	Rekonstruktion	
①	**Ohne Prothese** SCHWARZ 1891 LIANG 1963	
②	**Mit Prothese**	
Totale Cystektomie		
③	**Ohne Prothese**	
④	**Mit Prothese** FOLSOM 1940 BOHNE et al. 1955 ZULUKIDSE 1961	

2. Die Neubildung fast normaler Blasen aus plastisch verformten
Blasenresten nach subtotaler Resektion unter dem funktionellen Reiz
von Harnsekretion und Miktionsakt.

Voraussetzung hierfür ist, daß Infektionsbekämpfung, Harndrainage
und Grundkrankheit (fehlende Nah- oder Fernmetastasierung beim
Carcinom) diesen theoretisch gangbaren Weg in praxi umsetzen können.

Offene Regeneration. Der besseren Übersichtlichkeit halber habe ich
die Rekonstruktion der Blase in *offene* und *geschlossene Regeneration*
eingeteilt.

Historisch gesehen stammen die ersten Versuche der Blasenrekonstruktion durch Regeneration nach subtotaler und totaler Cystektomie *ohne Prothese* von SCHWARZ (1891). Bei entsprechender Harnableitung fand er im Tierversuch die Bildung eines normal großen Blasencavums. Der Miktionsakt war nicht gestört. Bei total cystektomierten Tieren dagegen fand KAZON (1963) bei völliger Harnabdrainage durch die Ureteren *keine Regeneration eines Blasencavums.* Fehlte dagegen diese exakte Harnableitung und wurden die Ureteren nur dem Harnröhrenstumpf angenähert, dann bildete sich unter dem chemischen und funktionellen Reiz des Urins ein blasencavumähnliches Regenerat!

Von LIANG u. Mitarb. wurden die Regenerationsversuche bis zur Sekundärcystektomie des einmal gebildeten Regenerats 1963 fortgesetzt.

Offene Regeneration bedeutet also, daß entweder mit oder ohne Endoprothese nach *subtotaler oder totaler Cystektomie* die Regeneration des Uroepithels primär als Schrittmacher zum Neuaufbau eines Blasencavums mit sämtlichen Wandschichten dienen sollte.

Die Einlagerung verschieden geformter und aus verschiedenem Material hergestellter Endoprothesen in das Blasenbett nach totaler Cystektomie ist bereits seit FOLSOM 1940 bekannt.

Experimentell und klinisch finden Endoprothesen 1955 bei BOHNE und OSBORN Anwendung, zuletzt aber systematisch bei ZULUKIDSE seit 1961. 1962 berichtete er über 27 total cystektomierte Blasencarcinompat., die mit einer aufblasbaren durch die Harnröhre entfernbaren PVC-Prothese versehen wurden. Spätergebnisse fehlen jedoch. Leider ist es mir trotz persönlicher Kontaktnahme mit einem seiner Herren auf dem Internationalen Urologenkongreß in London und trotz schriftlicher Anfrage bei seinem Institut nicht gelungen, eine verbindliche Auskunft über die sicher sehr interessanten klinischen Erfahrungen und Erfolge zu erhalten.

Sie sehen hier, daß die *Regeneration der Blase* sowohl bei der subtotalen, als auch bei der totalen Cystektomie immer in Pfeilrichtung verläuft: bei der subtotalen Cystektomie blasenkuppenwärts, bei der *totalen Cystektomie* vom Harnröhrenstumpf und vom Uroepithel beider Harnleiterstümpfe.

Wie sehr sich BAKER u. Mitarb. aus den USA auf die Regenerationskraft des Uroepithels der Blase verlassen, sollen ihnen zwei Forderungen nach totaler oder subtotaler Cystektomie zeigen:

1. Kann eine Ersatzblase nicht geschaffen werden, so genügt in besonderen Fällen die Fixation der Harnleiter an der Urethra nach Totalentfernung der Blase. Es kann eine Neubildung einer funktionstüchtigen Blase erreicht werden.

2. Die Implantation der Harnleiter, auch in den kleinsten verbliebenen Blasenrest, ist einfacher und oft erfolgreicher als die Harnableitung in den Darm. *Auch der kleinste Blasenrest kann somit sämtliche Wandschichten einer normalen Blase reproduzieren!*

Geschlossene Regeneration. Die sog. *geschlossene Regeneration* ist eigentlich nur nach der *subtotalen Cystektomie* möglich. In diesen Fällen bleibt der Blasenhilus mit den Ostien erhalten. Folgende Möglichkeiten der Rekonstruktion sind gegeben:

1. Der kleine Blasenrest kann direkt vernäht werden und es bildet sich unter dem funktionellen Reiz des Miktionsaktes ein normal großes Blasencavum aus.

2. Autologes Gewebe wie Haut, Fascie, Peritoneum, Dick- oder Dünndarmabschnitte, offen gewendet oder nicht gewendet, können herangezogen werden. Allerdings findet man in diesen Fällen eine graduell ver-

Geschlossene Regeneration

Subtotale Cystektomie	Rekonstruktion
1	**Naht**
2	**Autoplastik** z. B.: Fascie, Peritoneum, Darm
3	**Homoio- Hetero- Plastik** z. B.: Formolblase
4	**Alloplastik** Kunststoffe (Chromcat.)

schiedene Schrumpfung des Transplantates. Es scheint so zu sein, daß das Autotransplantat auch hier nur die Defektdeckung des Blasenrestes für eine gewisse Zeit übernimmt, eine *echte Erweiterung* im Sinne einer Erweiterungsplastik des Blasencavums im Endeffekt *jedoch nicht geschieht*.

Fascie, Haut oder Muskulatur schrumpfen; sie führen auch zur Knorpel- und Knochenneubildung im Transplantat, eine Tatsache, die bereits von NEUHOF (1917) festgestellt und von BARET und DE MUTH (1953) abermals bestätigt wurde.

Die Verwendung gestielter Peritoneallappen scheint sowohl experimentell als auch klinisch nach den Erfahrungen von HOHENFELLNER und

ZEITLHOFER sowie nach den mündlichen Mitteilungen von ÜBELHÖR Erfolg versprechend zu sein.

3. Zieht man, wie die Arbeitsgruppe von TSUJI (1963) *Homoio-* oder *Heterotransplantate* von Blasen heran, so kann durch *Formalinhärtung* dieser Blasenabschnitte eine *Desensibilisierung* des Transplantates erzeugt werden. Diese japanische Arbeitsgruppe beurteilt die *Wiederherstellung des Blasenrestes beim Menschen* durch formalinfixierte Hundeblasen günstig. Späterfahrungen an einem größeren Krankengut sind jedoch nicht bekannt.

ZILLMER hat die mit mir gemeinsam angefangene experimentelle Arbeit dahingehend erweitert, daß er im Tierversuch *formalinfixierte Homoiotransplantate* beim Hund aufpfropfte.

Er wird anschließend über seine Erfahrungen berichten.

4. Alloplastischer Blasenersatz durch verschiedene Kunststoffe wie PVC, Orlon, Ivalon, Teflon wurde von einer Reihe von Autoren untersucht; hier nur die Ergebnisse von SWINNEY u. Mitarb. Sie fanden bei partiellem und totalem Blasenersatz durch die eben angeführten Kunststoffe zwar *zufriedenstellende funktionelle Ergebnisse,* jedoch *keine Regeneration von Muskulatur.*

Homoio-Heteroplastiken sowie Alloplastiken werden meistens nach einer gewissen Zeit in das Blasenlumen abgestoßen.

Im Hinblick auf die geschlossene Regeneration sind meines Erachtens die Untersuchungen über Homoio- oder Heterotransplantate, die auf verschiedenen Wegen desensibilisiert werden können, noch im Fluß. Was die *alloplastische Rekonstruktion* des Blasencavums angeht, *so rangiert an erster Stelle das Peritoneum, an zweiter Stelle der ausgeschaltete, aufgeklappte und von der Mucosa befreite Dick- oder Dünndarmabschnitt.*

Zurückkommend auf das bisher Gesagte *(Vorgang bei der offenen Regeneration),* zeigen sämtliche Untersuchungen, angefangen von SCHILLER (1923) bis LIANG (1963) folgenden *gesetzmäßigen Ablauf der Blasenregeneration:*

a) Bereits 48 Std nach subtotaler Blasenresektion beginnt das Uroepithel auszusprossen und entfaltet seine Aktivität.

b) Am 5. Tag wird das Aussprossen von Muskelzellen aus dem Blasenrest beobachtet.

c) Nach 6 Wochen ist die Bildung des Gesamtregenerates in sämtlichen Wandschichten vollendet.

Dieser im Tierversuch, vorwiegend bei der Ratte, immer wieder reproduzierbare Vorgang verläuft jedoch nach den *Untersuchungen von* ZULUKIDSE beim Menschen anders:

a) Nach 3 bis 5 Wochen sollen Capillar- und Granulationsgewebe aussprossen.

b) Nach 6 bis 10 Wochen finden sich im Regenerat Epithel, Bindegewebe und Muskelzellen.

c) Nach 3 Monaten ist das Gesamtregenerat der Blase vollständig aufgebaut.

Wir dürfen nicht vergessen, daß der Tierversuch, wie er hier von Liang u. Mitarb. an der Ratte vorgenommen wurde, nicht ohne weiteres auf die menschliche Situation übertragbar ist. *Interessant ist jedoch dies:*

Vorgang bei der offenen Regeneration :

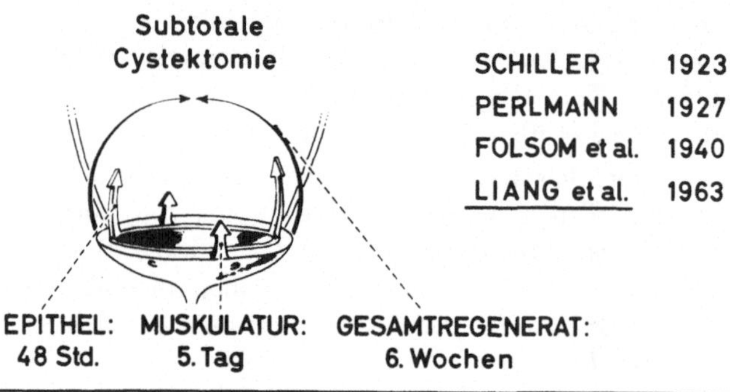

Bei Sekundär - Cystektomie: (LIANG)
Wanderung der Uretereinmündung kuppenwärts: Beweis dafür,
daß die Regeneration stets vom proximalen Harnröhrenende ausgeht!

Der Beweis, daß die Regeneration stets vom Blasenhals oder vom Blasenhilus ausgeht, besteht darin, daß nach Zwei-Drittel-Resektion der schon einmal regenerierten Blase bei der Bildung des zweiten Blasenregenerates die Harnleitermündungen kuppenwärts wandern. *Dieses Phänomen wird als der Beweis dafür angesehen, daß die Regeneration vom proximalen Harnröhrenende ausgeht.*

In praxi kommt beim Menschen eine subtotale oder totale Cystektomie und damit die Wiederherstellung der Blase meist nach Entfernung größerer oder kleinerer tumortragender Harnblasenabschnitte in Frage.

Hier zeige ich Ihnen, wie wir vorgehen, wenn die Blase nicht in toto entfernt wird. Es interessiert also nur die offene Resektion oder Excision. Im freien Blasenanteil kann die gesamte Blase nach Mobilisation entfernt werden, im Blasenhilus oder im fixen Blasenanteil können dort Tumoren bis in das Gesunde hinein und ohne Rücksicht auf die Harnleitermündung excidiert werden. Es muß einschränkend zugegeben werden, daß gerade beim Blasencarcinom die Gefahr besteht, daß Carcinomzellnester im Blasenrest unberücksichtigt zurückbleiben können.

Drei Fälle kurz zur Illustration: Eine *62jährige Pat.* mit einem Tumorrezidiv im gesamten rechten Blasenanteil, bis über den Blasenscheitel reichend. Histologisch Plattenepithelcarcinom. Hier die Situation in der i. v. Ausscheidungsurographie.

Die Beckenangiographie zeigt eine deutliche pathologische Gefäßstruktur rechts.

Hier schematisch die Situation vor der Operation, intraoperativ und nach der Operation. Über die Hälfte der Blase ist entfernt, das rechte Ostium hängt praktisch frei und kann nicht mehr implantiert werden. Abdrainage durch einen außerhalb der Blase liegenden Katheter.

Die Ausscheidungsurographie 6 Wochen nach der Operation zeigt eine relativ große, gut ausgedehnte Blase, cystoskopisch o. B. Exitus 4 Monate später an peritonealer und an Fernmetastasierung.

Fall 2: 68jähriger Pat. mit großem Blasentumor, der die gesamte Blasenhinterwand und Blasenseitenwände einnimmt. Zwei kleinere Metastasen nach dem Blasenhals zu.

Die i.v. Ausscheidungsurographie zeigt lediglich die Füllung eines Blasenrestes links, die ganze übrige Blase von Tumor eingenommen.

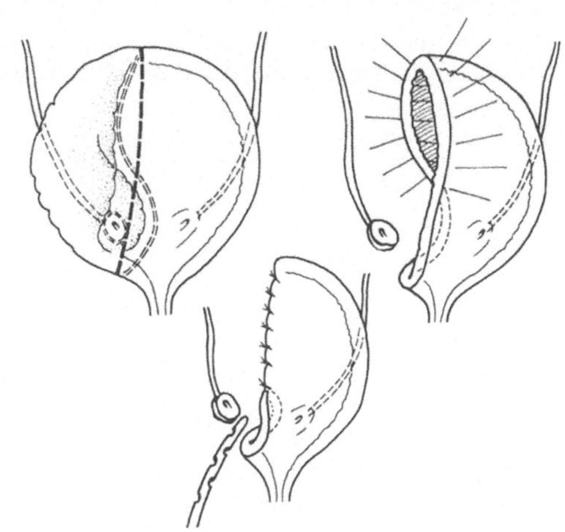

In der Beckenangiographie auch hier pathologische Gefäßstrukturen, vorwiegend rechts.

Hier die Situationsskizze der Tumorausdehnung, die Resektionslinie und die Operationssituation. Es bleibt nur der Blasenhilus stehen sowie ein Teil der Blasenvorderwand, die nach hinten zu mit dem Blasenhilus verbunden wird.

Bereits 20 Tage nach der Operation sieht man in der Ausscheidungsurographie wieder einen relativ großen Blasenschatten, die Blase ist endoskopisch frei von Tumor. Exitus 5 Monate später an Fermetastasierung und an Carcinomkachexie.

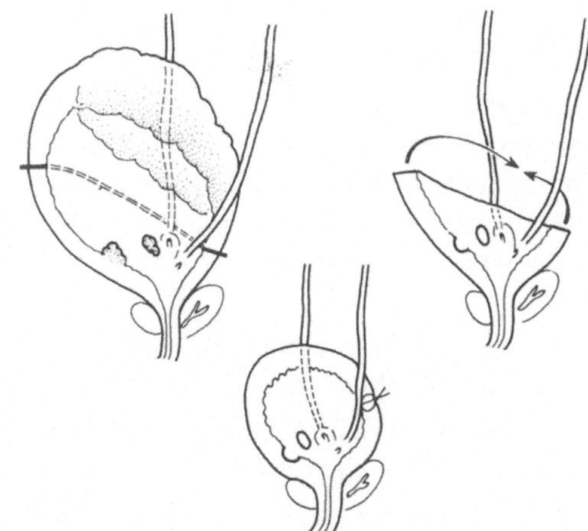

Fall 3: 64jähriger Pat. kommt wegen eines großen ausgedehnten Tumors der gesamten Blasenkuppe, der Blasenhinterwand und der linken Blasenseitenwand (papillärer Tumor) zur Operation. Nur transperitoneales Vorgehen möglich, da der Tumor teilweise in das Peritoneum eingewachsen ist.

Im Röntgenbild (i.v. Ausscheidungsurographie) vor der Operation zeigt sich lediglich eine stufenförmige Abplattung der linken Blasenseite und des linken Blasenscheitels.

Hier die Situationsskizze vor der Operation mit dem Resektionsschnitt. Zustand nach ausgiebiger Resektion des tumortragenden Blasenabschnittes. Blasenhilus und

Teil der Blasenvorderwand bleiben stehen. Dieser Teil wird nach der linken Seite des Blasenhalses hinübergezogen, der große Restdefekte an der Rückwand mit einem gestielten Peritoneallappen gedeckt und damit der Blasenrest erweitert.

Die Ausscheidungsurographie 6 Wochen später zeigt eine relativ kleine Blase, ein Ballonkatheter liegt noch.

Hier die Ausscheidungsurographie, nunmehr wiederum 3 Wochen später zeigt eine deutliche Größenzunahme der Blase. Dieser Pat. lebt noch und ist zur Zeit rezidivfrei.

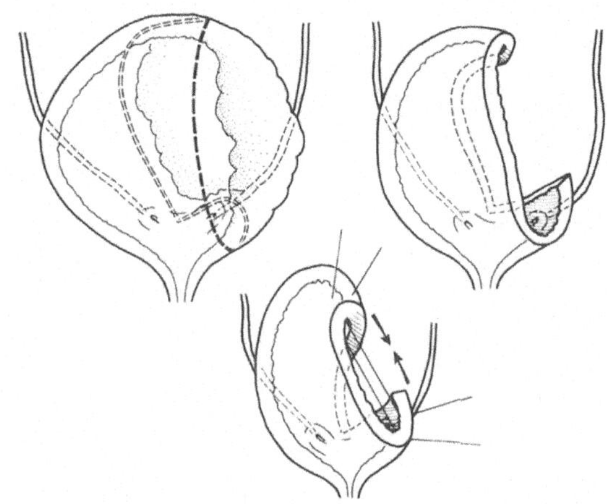

Vergleicht man die *Erfahrungen* auf Grund der bisher *vorliegenden Tierexperimente* mit den Erfahrungen der verschiedenen klinischen Fälle von etwa 60 in der Literatur publizierten Blasenregenerationen, so kommt man zu folgendem Ergebnis: Hier sehen Sie in Gegenüberstellung die *Vorteile und Nachteile*, die subtotale und totale Cystektomie aufweisen können.

1. Die subtotale Cystektomie hat im Gegensatz zur totalen die Möglichkeit der geschlossenen Regeneration.

2. Damit ist das vorhandene Regenerationsfeld bei der subtotalen Cystektomie erheblich größer.

3. Der erhaltene Blasenhilus garantiert in der Regel die Vermeidung eines vesico-ureteralen Refluxes, während bei der totalen Cystektomie die in das narbige Regenerat eingebetteten Uretermündungen nicht refluxabgesichert sind.

4. Die Defektdeckungen bei der subtotalen Cystektomie und damit die günstige Harnableitung können in der Regel einen langwierigen Harnwegsinfekt vermeiden.

5. Die Kontinenz ist nach der totalen Cystektomie nicht gesichert, bei der subtotalen in der Regel vorhanden.

6. *Bildet sich ein völlig neues Blasenregenerat*, so muß man erwarten, daß in dem so entstandenen Bindegewebe die Narbenschrumpfung weit stärker ist als bei einem Regenerat, welches, wie bei der subtotalen Cystektomie, noch elastische Blasenanteile beinhaltet.

Somit lassen sich die Schwerpunkte der Themastellung abschließend dreifach ausdrücken.

1. Die Erhaltung eines kleinen Blasenrestes mit funktionierenden Ostien ist nach subtotaler Cystektomie im Hinblick auf die Operationsgefährdung sowie Rezidiv- und Fernmetastasierung weniger belastend als der totale Blasenersatz durch ausgeschaltete Darmabschnitte.

Subtotale	CYSTEKTOMIE	Totale
+ + +	① Geschlossene Regeneration	+ ∅ ∅
+ + +	② Grösse des Regenerationsfeldes	+
∅ ∅	③ Reflux	+ + +
∅ ∅	④ Jnfekt	+ +
+ + +	⑤ Kontinenz	+ ∅ ∅
∅ ∅ +	⑥ Narbenschrumpfung	+ + +

2. Kleine Blasenreste lassen sich so verformen und unter Umständen mit *gestielten Peritoneallappen* decken, so daß sie unter gezielter Harnableitung zu normal großen Blasen ausheilen können.

3. In Zukunft kann die Transplantation von Homoio- oder Heteroblasen und die Regeneration des Blasencavums über Kunststoffprothesen *in geeigneten Fällen* ein Weg sein, um beim gefährdeten, alten Kranken nach totaler oder subtotaler Cystektomie den belastenden und komplizierten einzeitigen Kombinationseingriff der Blasenentfernung und der Bildung einer Dick- oder Dünndarmblase durch ein einfacheres Verfahren zu ersetzen.

Inwieweit sich hier Experiment und Klinik in Zukunft zur Deckung bringen lassen, ist für uns alle eine noch offene Frage.

Die Kunststoffblase im Tierversuch

Von

H. Zillmer-Würzburg

Mit 5 Abbildungen

Die zur Ableitung des Urines nach vorausgegangener Cystektomie heutzutage noch am meisten durchgeführte Operation ist die Einpflanzung der Harnleiter in den Darm. Dennoch haften dieser Operation bedeutende Nachteile an, die unter anderem in einer hohen postoperativen Mortalität zum Ausdruck kommen. Viele Operateure scheuen sich daher eine Cystektomie durchzuführen, obwohl sie die Notwendigkeit der Operation anerkennen, weil die zur Zeit gängigen Verfahren der Harnableitung nach Cystektomie unzureichend und unbefriedigend sind.

In jüngerer Zeit im Zeitalter der *Kunststoffe* ist daher darangegangen worden, nach Cystektomie Kunststoffprothesen zu implantieren. Die Russen Zulukidse, Murwanidse, Dwali und Iwaschenko berichteten 1961 über die Einführung einer Polyäthylenform in das Wundbett nach Cystektomie wegen Blasengeschwulst in fünf Fällen. Sie beobachteten die Bildung eines Harnbehälters um das Implantat. Die Funktion des Behälters wird als befriedigend bezeichnet. Der Erfolg dieser Operation beruht auf der *außerordentlichen Regenerationsfreudigkeit und Regenerationskraft des Uroepithels*.

Auch Bohne u. Mitarb. sowie Portilla Sanchez, Florence, Mac Donald und Deniz sowie Kudisch haben über Kunststoffprothesen zur Überbrückung von Blasenwanddefekten berichtet.

In letzter Zeit berichteten die Japaner Tsuji u. Mitarb. 1961 über tierexperimentelle Untersuchungen zum Blasenersatz mit alkohol- oder formalingehärteten Blasen. Sie fanden zwar, daß sich die Formalinblasenwandprothese nicht mit dem normalen Blasengewebe verband, sondern nach 3 bis 4 Wochen abgestoßen wurde. Dennoch erfüllte die Prothese den Zweck, eine ausreichende Blasenkapazität zu erhalten, der Urininfiltration in die Umgebung vorzubeugen sowie der sich neubildenden Blasenwand als Leitschiene zu dienen. Nach Entfernung der Prothese fanden die Verfasser eine neue Blasenwand mit vollständiger Epithelbedeckung und mit vollständiger Muskulatur, welche durch die regenerative Kraft des Harntraktes entstanden war.

In eigenen Hundeversuchen mit dem Ziele des Ersatzes der Blasenwand durch formalingehärtete Hundeblasen habe ich zunächst die Blase bei erhaltenem Trigonum durch eine in Formalin gehärtete Hundeblase ersetzt. In einer zweiten Versuchsreihe wurde die gesamte Blase einschließlich Trigonum exstirpiert und durch eine entsprechende in Formalin gehärtete Hundeblase ersetzt.

In der ersten Versuchsreihe wurde bei fünf Hunden (alle Weibchen) die Harnblase subtotal reseziert, wobei lediglich das Trigonum erhalten wurde. Eine steril entnommene Hundeblase wurde 8 Tage lang in Formalin gehärtet und dann einen Tag gewässert. Danach wurde die so vorbehandelte Blase mittels zweischichtiger Naht (3 × 0 atraumatisch Cat fortlaufend, Seidenkopfnähte) auf den Blasenstumpf aufgesteppt.

Ein Tier starb an Peritonitis infolge Nahtinsuffizienz. Bei den vier überlebenden Tieren wurde nach durchschnittlich einem Jahr das funktionelle Ergebnis durch i.v. Ausscheidungsurographie und Cystotonometrie überprüft. Danach wurden die Tiere getötet und die Blasenpräparate histologisch untersucht.

Das funktionelle Ergebnis muß als gut bezeichnet werden. Die Hunde waren alle kontinent.

Die Röntgenaufnahmen in Form der i. v. Ausscheidungsurographie zeigte bei allen Tieren eine ungestörte Nierenfunktion und kontrastkräftige Ausscheidung beider Nieren. Der Blasenschatten war rund und unauffällig wie eine normale Harnblase gestaltet.

Die Blasendruckmessung erfolgte in Trapanallachgasnarkose und zeigte Druckwerte von 30 mm Hg sowie eine gute Kontraktionsfähigkeit der Harnblase und Spontanmiktion bei einem Füllungsvolumen von durchschnittlich 200 ml.

Die bakteriologische Untersuchung des anläßlich der Blasendruckmessung steril mit Katheter entnommenen Blasenurins ergab mikroskopisch Stäbchenbakterien, Streptokokken sowie Staphylokokken jedoch keine Leukocyten. Kulturell fanden sich Staph. haemolyticus und in der Anreicherung Bacterium coli. Es lag also ein Harnwegsinfekt vor, den man aber wohl außer acht lassen kann, da bei Hunden schon normalerweise häufig Harnwegsinfekte vorhanden sind.

Die Sektionspräparate zeigten makroskopisch nahezu normale Harnblasen. Das seinerzeit aufgesteppte Formoltransplantat war nicht mehr zu erkennen. Bei der histologischen Untersuchung fand sich eine verdickte Harnblasenwand, die einige gröbere Schleimhauteinfaltungen erkennen ließ. Diese waren von regelhaftem Übergangsepithel ausgekleidet. Darunter fand sich ein breites rundzelliges Infiltrat. Das Epithel war

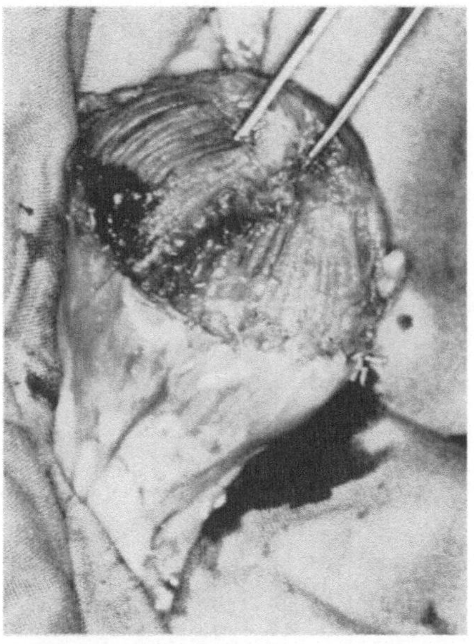

Abb. 1. Zeigt die formolgehärtete Hundeblase, welche mittels zweischichtiger Naht auf den Blasenstumpf aufgesteppt wurde. Das Trigonum blieb im Blasenstumpf erhalten. Operationsfoto

14*

im Bereich der Einfaltungen etwas hyperplastisch aber nicht papillär. Auch die Muskulatur war hyperplastisch und etwas ungeordnet, teilweise von Narbenzügen durchsetzt. An einer Stelle fand sich eine Knochenspange. Es war nicht mehr möglich, Transplantatgewebe vom originären Blasengewebe abzugrenzen. Auch Nekrosen fehlten.

Die Untersuchungen ergaben, daß das seinerzeit transplantierte Formolgewebe vollständig verschwunden war und durch normales Blasengewebe ersetzt war. Es lag keine Schrumpfung der Harnblase vor, das Fassungsvermögen der Blase betrug 200 bis 400 cm³.

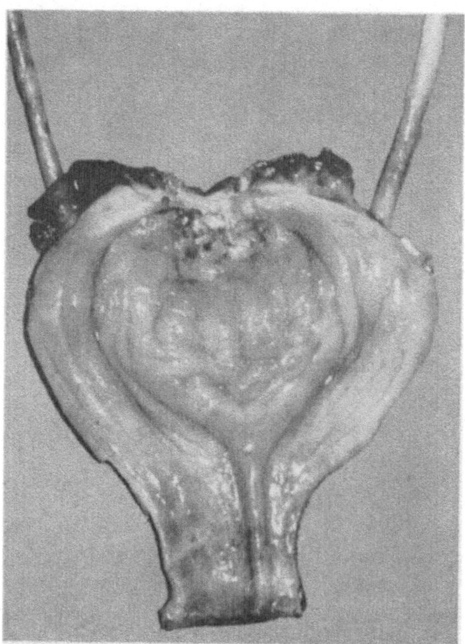

Abb. 2. Zeigt das Blasenpräparat ein Jahr nach Aufsteppung einer in formolgehärteten Hundeblase bei erhaltenem Blasentrigonum

In einer zweiten Versuchsreihe wurde bei 24 Hunden (alles Weibchen) eine Cystektomie durchgeführt. Die Harnblase wurde im Bereiche der proximalen Urethra nach Skeletierung abgesetzt und die Harnleiter etwa 1 bis 2 cm oberhalb der Ostien durchtrennt. Eine steril entnommene, 8 Tage in Formalin gehärtete und danach einen Tag gewässerte Hundeblase wurde transplantiert. Die Harnleiter wurden bei fünf Tieren mit den an der Formolblase befindlichen Harnleiternippeln durch evertierende U-Nähte mittels atraumatischem Chromcatgut 4 × 0 über einer mehrfach gelochten Kunststoffschiene von 6 Charr. anastomosiert, wobei die eingelegte Schiene beidseitig über die Blasen-Urethra-Anastomose bis in die Harnröhre hineinragte. Die Anastomose von transplantierter Formolblase und Urethra erfolgte mittels zweischichtiger Nahtreihe (atraumatisch 3 × 0, Cat fortlaufend, Seidenknopfnähte). Die drei Anastomosen wurden durch paravesicales Gewebe gedeckt.

Die so operierten Tiere gingen alle an einer Urämie durch beidseitige Stauungsnieren zugrunde. Es kam zu einer Schrumpfung im Bereiche der Harnleiternippel, welche eintrat, sobald die eingelegten Harnleiterschienen entweder durch die Hunde selbst oder spontan entfernt waren. Dann entwickelte sich eine zunehmende Hydro- bzw. Pyonephrose beidseitig, welche nach 8 bis 14 Tagen zum Tode führte.

Bei 19 Tieren wurden beide Harnleiter in die Formolblase neuimplantiert, wobei die Harnleiter nippelförmig in die Blase ragten und mittels atraumatischen Chromcatgutnähten an der Außenwand der Blase fixiert wurden. In zwölf Fällen wurden beide Harnleiter mittels Kunststoffschiene von 6 Charr. abgeleitet, in zwei Fällen wurde die Harnleiterschiene nach der Neuimplantation des Ureters in die Formolblase einseitig entfernt, und in fünf Fällen nach Neuimplantation des Ureters doppelseitig entfernt. Die eingelegten Kunststoffschienen wurden sich selbst überlassen, teilweise stießen sie sich ab oder wurden von den Hunden selbst entfernt, teilweise waren sie zum Zeitpunkt des Todes der Tiere noch vorhanden.

Sieben Tiere starben postoperativ an Nahtinsuffizienz, Ileus oder Peritonitis.

Bei den überlebenden zwölf Tieren wurde nach durchschnittlich 9 Monaten das funktionelle Ergebnis durch i.v. Ausscheidungsurographie sowie durch Cystotonometrie überprüft. Danach wurden die Tiere getötet und das Blasenpräparat histologisch untersucht.

Sieben Tiere, bei denen die Harnleiter neuimplantiert waren, waren mehr oder weniger harninkontinent, da der Sphincter bei der Cystektomie wohl verletzt worden war. Erst bei den zuletzt operierten fünf Tieren, bei denen die Kunststoffschienen nach der Neuimplantation der Harnleiter in die

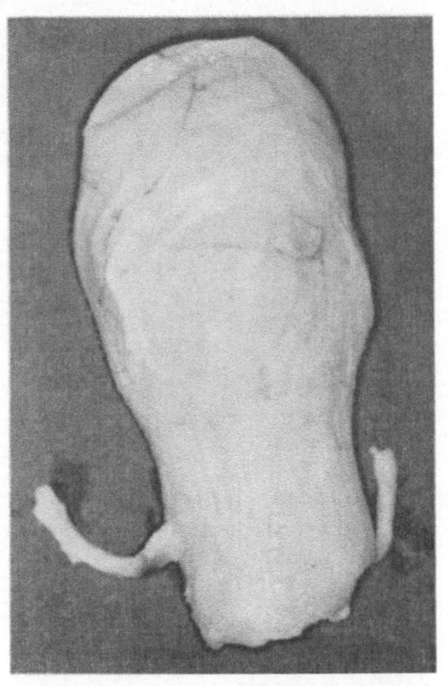

Abb. 3. Zeigt eine 8 Tage in Formol gehärtete und danach einen Tag gewässerte Hundeblase in dem Zustand, wie sie bei der Transplantation verwendet wurde. Unten sind die beiden Harnleiternippel zu erkennen

Formolblase entfernt worden waren, fanden sich bessere funktionelle Ergebnisse, nachdem besonderes Augenmerk auf die Erhaltung des Sphincters bei der vorausgegangenen Blasenexstirpation gelegt worden war. Diese Hunde waren alle kontinent.

Das i.v. Ausscheidungsprogramm zeigte bei sieben überlebenden Tieren Stauungserscheinungen beider Nierenhohlsysteme und Harnleiter, die wohl hervorgerufen waren durch eine Schrumpfung des Blasentransplantates. Diese Schrumpfung des Transplantates war sicherlich entstanden durch die Harninkontinenz und den fehlenden Füllungsdruck der Blase. Bei den restlichen fünf Tieren zeigten sich normale Ausscheidungsverhältnisse. Diese Tiere waren alle kontinent.

Die inkontinenten Tiere zeigten ein sehr geringes Fassungsvermögen

der Harnblase von 30 bis 50 cm³, während die kontinenten Tiere ein
Fassungsvermögen der Harnblase von 200 bis 400 cm³ und Blasendrucke
von 50 bis 80 mm Hg bei guter Fähigkeit zur Spontanmiktion aufwiesen.
Auch hier wurde die Blasendruckmessung in Trapanallachgasnarkose
durchgeführt.

Die bakteriologische Untersuchung des bei der Blasendruckmessung
steril mittels Katheter entnommenen Blasenharnes ergab bei allen Hunden das Vorliegen eines Harnwegsinfektes. Es wurden meist zahlreiche Leukocyten sowie Stäbchenbakterien und phagocytierende Diplokokken mikroskopisch gefunden. Kulturell fanden sich Bact. proteus und Enterokokken als Erreger des Harnwegsinfektes.

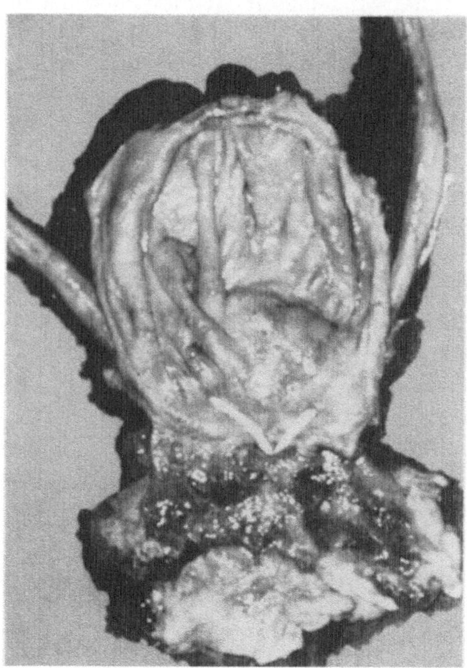

Abb. 4. Zeigt das Sektionspräparat der neugebildeten
Harnblase 9 Monate nach subtotaler Blasenresektion mit
Wegnahme des Trigonums und anschließender Neuimplantation der Harnleiter in die transplantierte Formolblase. Zur besseren Kenntlichmachung liegen Kunststoffsonden in beiden Harnleitern, welche in die Urethra
hineingezogen sind

Endoskopisch zeigte sich bei den kontinenten Tieren das Bild einer leichten Entzündung der Blasenschleimhaut. Die beiden neuimplantierten Harnleitermündungen kamen im endoskopischen Bild gut zur Darstellung.

Die Sektionspräparate zeigten bei den inkontinenten Tieren durchweg kleine Schrumpfblasen teilweise mit erheblichen Inkrustationen und Kalkeinlagerungen. Bei den kontinenten Tieren fanden sich nahezu normale Harnblasen. Von dem ehemals transplantierten Formolgewebe war nichts mehr erkennbar.

Histologisch fand sich in allen Fällen das in Falten gelegte Formoltransplantat, welches sich abstieß. Außen hatte sich ein Narbengewebe mit jungen Muskelzügen neugebildet.

Die Untersuchungen ergaben, daß vollständiger Blasenersatz durch eine formolgehärtete und anschließend gewässerte Hundeblase möglich ist. Wichtig ist dabei, auf die Erhaltung des Blasensphincters zu achten, denn in den Fällen, wo der Sphincter verletzt wurde, kam es zur Schrumpfung der Formolblase infolge mangelnder Füllung mit Urin. In den Fällen, wo der Sphincter erhalten wurde, wurde das überpflanzte Formolgewebe durch lebendes Gewebe ersetzt, ohne daß eine Schrumpfung eintrat.

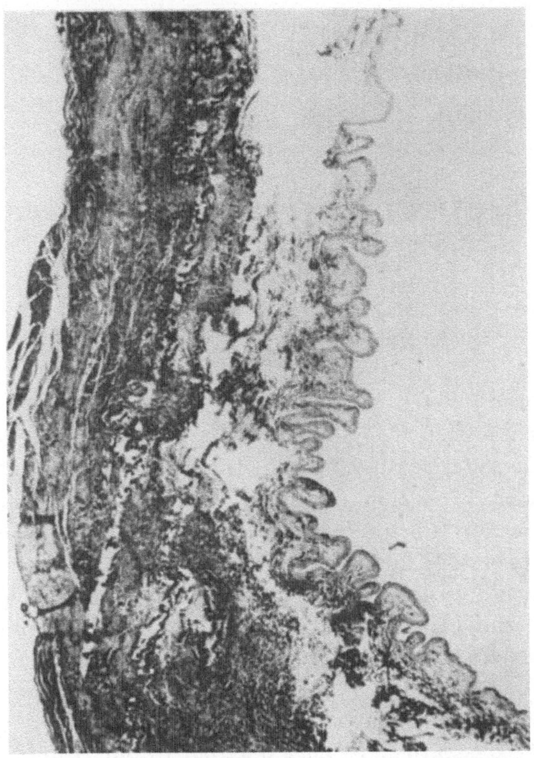

Abb. 5. Zeigt das histologische Bild 9 Monate nach Transplantation einer Formolblase. Das in Falten gelegte Formoltransplantat stößt sich ab. Außen (dunkles Band) hat sich ein Narbengewebe mit jungen Muskelzügen gebildet

Zusammenfassung

Zum Blasenersatz nach Cystektomie lassen sich in Formol gehärtete und denaturierte Hundeblasen heranziehen, die als Leitschiene für die Regeneration der Harnblase dienen. Das Transplantat wird abgebaut und durch lebendes normales Harnblasenwandgewebe ersetzt. In den histologischen Schnitten war eine Unterscheidung zwischen normalem Harnblasengewebe und neugebildetem Gewebe nicht mehr sicher möglich. Weitere Untersuchungen zum Blasenersatz mittels denaturierter Hundeblasen werden noch durchgeführt, das Verfahren dürfte sich aber bereits jetzt zur Anwendung auch beim Menschen eignen.

A. Puigvert-Barcelona/Spanien
Erfahrungen mit der Kunststoffblase
Manuskript nicht eingereicht.

A. Caligorski-Kiew/Rußland
Die Kunststoffblase
Vortrag ausgefallen.

Die Wiederherstellung des Blasenraumes durch gestielte Peritoneallappen

Von

R. Hohenfellner-Homburg/Saar

Vor 4 Jahren führten wir eine Reihe von Tierversuchen aus, in denen wir versuchten, festzustellen, ob der *Ersatz von Blasenwandanteilen durch gestielte Peritoneallappen* möglich ist. In der ersten Versuchsreihe wurde nach subtotaler Resektion die Kaninchenblase durch ein Teflonrohr ersetzt, das an der Innenseite mit Serosa ausgekleidet war. Das Teflon sollte hierbei in erster Linie als Stützfunktion dienen, da wir befürchteten, die hauchdünne Serosa könnte dem Blaseninnendruck nicht standhalten und es würde zum Austritt von Harn in die freie Bauchhöhle kommen. Die Serosa wiederum sollte die Bildung von Inkrustationen an der Innenfläche des Teflons verhindern. Bei den nach 9 Monaten getöteten Tieren zeigte sich an der Innenfläche der Teflonprothese ein normales, mehrstufiges Übergangsepithel, welches offenbar durch Hinüberwachsen von dem kleinsten verbliebenen Blasenrest her entstanden war. Zwischen Prothese und neugebildeter Blasenschleimhaut fanden sich reichlich Formationen glatter Muskulatur.

In einer zweiten Versuchsserie wurden im Hinblick auf spätere Versuche am Menschen auf die Teflonprothese verzichtet und der Ersatz der subtotal resezierten Blase ausschließlich durch Peritoneum durchgeführt. Auch diese Versuche verliefen insofern erfolgreich, als sich unsere ursprünglichen Befürchtungen, das hauchdünne Peritoneum könnte dem Blaseninnendruck nicht standhalten, als überflüssig erwiesen. Auch hier zeigte sich histologisch wieder ein mehrstufiges Epithel sowie reichlich Formationen glatter Muskulatur in der neugebildeten Blasenwand. Sämtliche Tierversuche waren ohne Wunddrainage und ohne Harnableitung vorgenommen worden. Tsuji u. Mitarb. waren fast zur gleichen Zeit und unabhängig von uns durch ähnliche Versuche am Hund zu annähernd gleichen günstigen Ergebnissen gekommen.

Das Ergebnis unserer Tierversuche war folgendes: Der Ersatz von Blasenwandanteilen durch Peritoneum, welches in diesen Fällen aus dem serösen Überzug der Tierblase selbst entnommen war, ist möglich. Das Peritoneum selbst gilt als Leitplatte für das später hinüberwachsende Übergangsepithel. Das Peritoneum hält dem intravesicalen Druck stand und die zusätzliche Verwendung von Kunststoffprothesen erübrigt sich daher. Ab dem 3. postoperativen Monat kommt es zur Ausbildung von glatten Muskelfasern. Ob es sich hierbei um das Hinüberwachsen von glatten Muskelfasern aus dem Blasenrest, oder aber um eine echte Neubildung aus multipotenten Zellen des Peritoneums durch den funktionellen Reiz der Füllung und Entleerung und dem chemischen Reiz des Harnes selbst kommt, konnte nicht eindeutig geklärt werden und ist gegenwärtig noch das Ziel weiterer experimenteller Untersuchungen.

Auf Grund der tierexperimentellen Ergebnisse gingen wir dazu über, den Blasenwandersatz mit gestielten Peritoneallappen auch am Menschen durchzuführen. Die Plastik erschien uns vor allem für jene Fälle von Blasencarcinomen erfolgversprechend, bei denen zwar die subtotale Blasenresektion, nicht aber der Verschluß des Blasenrestes möglich ist. Bei insgesamt zwölf Fällen wurde an Stelle der totalen Cystektomie die subtotale Blasenwandresektion mit primärer Blasenerweiterungsplastik unter Verwendung gestielter Peritoneallappen vorgenommen. Der gestielte Peritoneallappen wurde zusammen mit dem anhängenden Fett im allgemeinen aus dem parietalen Peritoneum der Fossa iliaca entnommen, um seinen Ansatzpunkt gedreht und durch Catguteinzelnähte mit den Rändern des Blasenwanddefektes vereinigt. In einem Teil der Fälle konnte diese Nahtstelle nicht zusätzlich extraperitonealisiert werden und verblieb daher intraperitoneal. Der Defekt im Bereiche des Peritoneums der Fossa iliaca wurde entweder durch Raffnähte verkleinert, oder aber belassen. In einem Teil der Fälle verwendeten wir auch den serösen Überzug der Blasenhinterwand zur Deckung des entstandenen Defektes, wie wir dies auch bei der Interposition gestielter Peritoneallappen bei der Vesico-Vaginalfistel durchführen. In der Blase selbst verblieb jeweils ein Verweilkatheter für 3 bis 4 Wochen, danach war die Blase im allgemeinen dicht. Bei den insgesamt zwölf auf diese Weise operierten Fällen konnten keinerlei ernstere postoperative Komplikationen noch auch ein Todesfall beobachtet werden.

Als Vorteil der geschilderten Operationsmethode erschien uns erstens die Möglichkeit die Resektion des Carcinoms wesentlich radikaler und weiter im Gesunden durchführen zu können. Andererseits ist aus einer ganzen Reihe von Untersuchungen her bekannt, daß die Überlebenschance proportional mit dem Abstand des Resektionsrandes vom Tumorrand her wächst. Als zweiter wesentlicher Vorteil erschien uns der Umstand, daß die Operation wesentlich einfacher als die primäre

Blasenerweiterungsplastik mit ausgeschalteten Darmanteilen ist. Drittens wird durch die Bildung eines primären Harnreservoirs der postoperative Heilungsverlauf verkürzt. Die Nachbestrahlung kann sofort erfolgen, während es im Gegensatz dazu oft Wochen und Monate dauert, bis subtotal resezierte Blasen wieder ihre ursprüngliche Kapazität erlangen. Schon im Hinblick auf das Grundleiden ist daher die Verkürzung des Heilungsverlaufes ebenso wie eine möglichst frühzeitige Telekobaltbestrahlung in vielen Fällen wünschenwert.

Wir wollen in diesem Zusammenhang nicht auf die Problematik des Blasencarcinoms näher eingehen. Wir möchten jedoch betonen, daß durch die subtotale Blasenresektion und den primären Blasenwandersatz mit gestielten Peritoneallappen in einer Reihe von Fällen die totale Cystektomie mit Harnumleitungsoperationen vermieden werden konnte. Voraussetzung für die Operation ist, daß der lymphangiographische Befund negativ ist und daß ein, wenn auch kleinster Blasenrest erhalten werden kann, in den nunmehr die beiden Harnleiter münden. Ich möchte in diesem Zusammenhang betonen, daß es sich bei den von uns hier geschilderten Fällen um primäre Erweiterungsplastiken der Harnblase und nicht um eine Harnblasenersatzplastik handelte, d. h. die Einpflanzung der Harnleiter in das Peritoneum bzw. in den gestielten Peritoneallappen wurde von uns nicht vorgenommen und erscheint uns auf Grund unserer bisherigen Tierversuche auch noch nicht spruchreif. Die Hauptschwierigkeiten ergeben sich aus dem komplizierten anatomischen Verhältnissen des uretero-vesicalen Mündungsgebietes.

Die totale Cystektomie blieb somit in unserem eigenen Krankengut all jenen Fällen vorbehalten, bei denen die gesamte Blase vom Carcinom ergriffen war, oder aber das Carcinom auf die Prostata übergegriffen hatte und die Erhaltung eines kleinen Blasenrestes somit nicht mehr möglich war. Zuletzt möchte ich noch auf die Frage der sekundären Blasenerweiterungsplastik eingehen. Tsuji u. Mitarb. haben in zwei Fällen die Plastik bei einer tuberkulösen Schrumpfblase durchgeführt und ein gutes Ergebnis erzielt. Allerdings bestand weiterhin ein vesico-ureterales Reflux bzw. auch Abflußstörungen aus den Nierenhohlsystemen, da das Trigonum in den ganzen Krankheitsprozeß miteinbezogen war. Wir haben aus gleicher Indikation die Plastik in zwei Fällen gemacht. Einmal ohne jeden Erfolg, das zweite Mal mit mäßigem Erfolg. Wir stehen der sekundären Blasenerweiterungsplastik bei tuberkulösen Schrumpfblasen mit gestielten Peritoneallappen schon deswegen skeptisch gegenüber, da wir ja glauben, daß für die Regeneration das Vorhandensein eines funktionsfähigen Blasendetrusors bzw. der Blasenschleimhaut entscheidend ist. In jenen Fällen von tuberkulösen Schrumpfblasen, bei denen die gesamte Blase vom Krankheitsprozeß ergriffen ist, erscheint uns daher eine Regeneration zweifelhaft.

Caeco-Cystoplastik — eine Technik des subtotalen und totalen Blasenersatzes unter Erhaltung des Sphincters

Von

TURNER-WARWICK-London

Zusammenfassung zum Vortrag mit Film

Die Erfahrung einer Reihe von Jahren mit dieser Technik hat gezeigt, daß die Verwendung des Caecum zum Blasenersatz verschiedene Vorteile gegenüber dem Ileum und Colon descendens bietet.

a) Das umgeschlagene Caecum hat die Form einer Blase, so daß eine weitere plastische Umformung nicht erforderlich ist.

b) Das Caecum ist leicht zu mobilisieren und hat durch die Ileocaecalgefäße eine hervorragende Blutversorgung.

c) Die Kontinuität des Darmes ist durch eine breite Anastomose zwischen Ileum und Colon ascendens unschwer wiederherzustellen, wobei die Anastomose genügend weit von der restaurierten Blase entfernt liegt.

d) Das Ileumende kann im Bedarfsfalle in beliebiger Länge stehen gelassen und zum Ersatz des linken Ureters verwendet werden, wenn erforderlich bis zum Nierenbecken. (Wenn das terminale Ileum nicht benötigt wird, ist es besser, die letzten 10 cm mit ihrer Blutzufuhr zu opfern, um die Anastomose des dadurch besser mobilisierbaren Colon ascendens mit dem Ileum zu erleichtern.)

Diese Technik wurde bei unspezifischen und spezifischen Schrumpfblasen in Form eines subtotalen Blasenersatzes angewandt. Unter diesen Voraussetzungen wurden die besten Resultate erzielt, wenn die ganze übrige Blasenwandung reseziert wird, wobei das Trigonum mit den Harnleitermündungen geschont und mit dem gewendeten Caecum anastomosiert wurde. Durch diese Technik ist es unmöglich, daß die Darmblase zum Divertikel einer geschrumpften Kontraktionsblase wird.

Die funktionellen Resultate dieses Vorgehens sind ganz ausgezeichnet, wobei das Problem einer Rückresorption von Elektrolyten aus dem Urin nicht existiert, unter der Voraussetzung, daß die Nierenfunktion nicht beeinträchtigt ist.

Die funktionellen Ergebnisse des totalen Blasenersatzes beim Carcinom scheinen davon abhängig zu sein, ob der Blasenhals mit reseziert wurde. Wenn der Blasenhals unmittelbar an der Urethra abgesetzt wurde, verliert der Patient das Gefühl für die Blase und die Kontrolle über die Harnmiktion. Dieser Zustand kann durch ein sorgfältiges Blasentraining bis zu einem gewissen Grade gemildert werden.

Wenn die Lokalisation des Tumors und die Überzeugung des Operateurs die Erhaltung eines 0,5 cm breiten Saumes des Blasenhalses erlauben, bleibt das Gefühl für die Blase und die kontrollierte Miktion in hervorragender Weise erhalten.

Bei geeigneten Fällen bietet dieses Vorgehen eindeutige Vorteile, vorausgesetzt, daß Blasenhals und Urethra bei der routinemäßigen Endoskopie einwandfrei befunden werden.

Ein Miktionscystogramm, am besten vor dem Bildwandler, sollte postoperativ durchgeführt werden. Im Bedarfsfalle kann eine erschwerte Miktion nachträglich durch eine vorsichtige Elektroresektion des Blasenhalses korrigiert werden. Falls es sich radioskopisch als notwendig erweist, kann eine gezielte Sphincterotomie in der supramembranösen Urethra ausgeführt werden. Ein Adenom der Prostata wird, soweit ein solches vorliegt, natürlich gleich bei der Caeco-Cystoplastik ennucleiert.

Die Wiederherstellung der Harnkontinenz
beim Mädchen unter 15 Jahren

Von

Jean und **Jacques Cibert**-Lyon (Frankreich)

Mädchen unter 15 Jahren sind im wesentlichen aus drei Gründen inkontinent:

1. Weil die ableitenden Harnwege abnormal entwickelt sind: Epispadie, Blasenektopie, ektopische Mündung des Ureters.

2. Weil die Innervation der Harnblase unvollständig ist: neurogene Blasen.

3. Weil sie an einer vesico-vaginalen Fistel leiden.

Epispadie

Ich habe sieben Fälle von Epispadie operiert. In allen Fällen habe ich als Verfahren den *röhrenförmigen Schluß der Urethra gewählt, auf infra- und auf suprapubischem Weg.*

Bei Brigitte, wandte ich die *Technik nach* Guy Leadbetter an. Es handelt sich bei ihr um den röhrenförmigen Schluß der Urethra *und des Trigonum;* deshalb ist es nötig, eine Reimplantation des Ureters auf den Detrusor vorzunehmen. Trotz der guten Resultate Leadbetters hat diese Technik bei meiner Patientin zu einer Schrumpfung der Harnblase, und einer doppelseitigen Ureterohydronephrose mit schweren Harnwegsinfekten geführt. Dem röhrenartigen Schluß der Urethra folgte in allen Fällen eine Aufhängeplastik am Blasenhals. Diese Zusatzoperation wurde entweder gleichzeitig oder später ausgeführt. Diese Plastik hat zum Ziele, am Blasenhals eine vorspringende hintere Lippe zu schaffen.

Ich erhielt *keine einzige per primam Heilung*. In den meisten Fällen mußte ich eine Reoperation vornehmen. In einigen Fällen machte ich eine neue Aufhängeplastik; in anderen nahm ich eine Verengerung des Blasenhalses vor.

Die Resultate waren folgende:

Zwei Besserungen.

Drei Heilungen: Denise wurde im Alter von 6 und 7 Jahren operiert. Gegenwärtig ist das Mädchen mit 25 Jahren kontinent, aber sie leidet an einer Schrumpfung der Urethra, welche sie von Zeit von Zeit selbst dehnt.

Gisèle wurde mit $3^1/_2$ Jahren dreimal operiert. Sie wurde mit 9 Jahren kontinent, ist heute verheiratet.

Bei Aimée trat die Heilung allmählich ein. Sie ist heute 33jährig und hat vier Kinder.

Zwei Versager: Bei Brigitte, von welcher ich schon gesprochen habe, entwickelte sich, nach der Operation, eine Schrumpfblase, die zu einer doppelseitigen Ureterostomie führte. 2 Monate später habe ich eine Ileocystoplastik zur Vergrößerung der Blase gemacht und die Ureteren in die Ileumschlinge eingepflanzt. Seither hat es das Bedürfnisgefühl zum Wasserlassen erlangt und kann bis 700 cm³ Wasser eigenwillig abschlagen, aber nur bei Tag.

Annie, welche mit 9 und 12 Jahren erstmals operiert wurde, mußte letztes Jahr wegen einer Blasenschrumpfung reoperiert werden: Es wurde die Ileocystoplastik vorgenommen. Das Mädchen kann den Urin nur halten, wenn es sitzt.

Die *erhaltenen Resultate sind durch das stete Fortschreiten der Heilung charakterisiert*. Deshalb ist es möglich, daß in den Fällen, wo nur eine Besserung erreicht wurde, allmählich eine Heilung auftreten wird.

Bis dahin habe ich die *Implantation der Ureter ins Colon Sigmoideum* nie angewandt. Die Operation heilt in der Regel die Harninkontinenz; aber allzuoft stellt sie die Nierenfunktion in Frage und die Folgen werden lebensbedrohlich.

Die Operation von COFFEY darf nur angewandt werden, wenn eine andere Technik unmöglich ist. Sie ist oft eine gute Operation für die Behandlung des Blasencarcinoms, weil die Lebensverlängerung des Carcinoms wegen beschränkt bleibt. Aber zur Behebung von Mißbildungen zeigt sie allzuoft schlimme Folgen.

Somit übernehme ich die Folgerung von CAMPBELL: Es müssen mindestens zwei reparative Operationen versucht worden sein, bevor man die Kranken der Operation nach COFFEY oder derjenigen nach BRICKER unterzieht.

Schließlich noch eine Anregung. Es ist möglich, daß die Annäherung der kontralateralen Schambeinäste die Wiederherstellung des Harnapparates erleichtert, wie bei der Blasenektopie. Ich habe dieses Verfahren bei einem Knaben gewählt: Bilaterale, hintere iliacale Osteotomie; Wiederherstellung der Urethra durch eine intrapubische Incision;

Aufhängeplastik am Blasenhals; Reposition der interpubischen Dia-
stase; Fixation der Sehnenenden der Aufhängeplastik am Os pubis; Gipsverband. Zwar ist dieser Knabe vor kurzem operiert worden; er hat aber
schon eine ziemlich gute Harnkontinenz erlangt. Wenn ich weitere Epi-
spadiefälle zu operieren habe, werde ich sie auf dieselbe Art und Weise
behandeln.

Blasenspalte

Die Chirurgie der Ekstrophie muß zwei Ziele verfolgen: Erstens, die
Trockenlegung, zweitens die unansehnliche Blase mit ihrer Sekretion und
ihren Schmerzen zum Verschwinden bringen.

Es bestehen zwei Möglichkeiten um zum Ziel zu gelangen: Entweder
eine kontinente Blase herstellen oder die Blase umgehen und den Harn
in den Enddarm ableiten.

SIMON pflanzte die Ureteren ins Rectum ein; ROUX und NÉLATON stellten eine
normale Blasenfunktion her. DUBOIS und DUPUYTREN empfahlen zur Erleichterung
der Operation, ein Vorangehen des Näherrücken der beiden Schambeine. Dies entsprach der hinteren Arthrotomie der Sacro-Iliacal-Gelenke nach TRENDELENBURG
und wenig später der vertikalen Osteotomie des Ileum nach BERG. Auf 23 Beobachtungen in der Arbeit von KATZ (1903), fand man 22% Mortalität und nur drei
gute Resultate mit völligem Verlust der Inkontinenz.

Die Operation nach MAYDL wurde im Jahre 1894 bekannt, später die nach
COFFEY. Diese Harnableitungen siegten, weil sie zur Trockenheit führten; doch
wußte man noch nicht, wie ihre Auswirkungen auf die Nieren und somit auf das
Leben waren.

Trotz einigen Rekonstruktionsversuchen, welche gelegentlich erfolgreich verliefen, dominierten die Methoden der Ableitung. Heute nimmt man wegen der
Risiken der Ableitung die Wiederherstellungsversuche wieder auf (SWEETSER nach
VON MICKULICZ, und LATTIMER). 1958 brachte SCHULTZ die iliacale Osteotomie
erneut zu Ehren. Seine Idee wurde von LATTIMER übernommen.

Vor einem Jahr habe ich zwei Mädchen nach der Technik von LAT-
TIMER operiert. Das erste, Françoise, war dreijährig; heute ist sie so weit,
daß sie den Urin im Maximum eine Std lang halten kann. Das zweite,
Sylvie, war achtjährig; um eine bessere Kontinenz zu erreichen, habe
ich die Operation durch eine Aufhängeplastik am Blasenhals vervoll-
ständigt. Heute bleibt das Kind während gewissen Nächten trocken;
tagsüber kann sie den Urin 2 bis $^1/_2$ Std halten und näßt nur, wenn sie
sehr aktiv ist. Die Kontinenz hat sich nur nach und nach eingestellt.
Die Urographie ist gut. So kann man, wie bei der Epispadie feststellen,
daß eine progressive Heilungstendenz zu erwarten ist, was die Inkontinenz anbetrifft.

So glaube ich, daß man den Schlußfolgerungen die durch LATTIMER
gezogen wurden, beipflichten muß: Bei jedem Kind muß zumindest der
Versuch einer Wiederherstellung der Blase unternommen werden, bevor
man an eine Ableitung geht; der Verschluß der Blase reißt keine Brücken

ein; wenn er auch wie LATTIMER sagt, nicht in allen Fällen die beste Lösung ist, muß er doch immerhin zuerst versucht werden.

Wenn auch der früher durchgeführte Coffey oft schlechte Resultate ergibt, Beweis dafür der Fall von MARYLINE, dessen Zukunft sehr ungewiß ist, kann er doch ausgezeichnete Resultate geben, wie beim Fall Aliette, bei welchem vor 10 Jahren eine Implantation durchgeführt wurde.

Ektopische Mündungen des Ureters

Dies hier ist eine Inkontinenz, welche immer geheilt werden kann; das Problem bleibt die oft schwierige Diagnose: Nämlich bei Doppelureter diejenige Seite, wo interveniert werden muß zu erkennen. Die Behandlung ist im allgemeinen einfach.

Bei 12 Fällen, war das Vorkommen des ektopischen Ureters, welcher aus dem oberen Reniculum einer Niere mit Doppelureter stammt, am gewöhnlichsten. Die Behandlung bestand jeweils in Resektion des Reniculums und Ureterektomie. Zweimal war eine totale Ureterektomie wegen starker Dilatation des Ureters notwendig gewesen. Bei allen andern Fällen war keine wesentliche Dilatation des Ureters aufgefallen: Hier wurde der Ureter auf Höhe der unteren Hälfte der Lombotomie durchtrennt. Einmal jedoch mußte ich, trotzdem nur eine mäßige Ureterdilatation bestand, sekundär noch die totale Ureterektomie durchführen, dies wegen infektiösen Komplikationen am Ureterstumpf (ein retrogrades Pyelogramm wurde vor der Operation durchgeführt).

Bei einem einzigen diser Kinder mit ektopischem Ureter und Niere mit Doppelureter, hatte das Reniculum eine gewisse quantitative und qualitative Bedeutung; dieses konnte auch dank Reimplantation des aberierenden Ureters in die Blase erhalten werden. Die Reimplantation war einmal die einzige Lösung bei einem anderen Mädchen, welches nur eine Niere mit nur einem Ureter hatte.

Bei einem anderen Fall mußte eine Nephrektomie wegen ektopischer Mündung des einzigen Ureters einer atrophischen Niere durchgeführt werden.

Neurogene Blasen

Die gegenwärtige Tendenz besteht darin, die Urinkontinenz, welche oft von Stuhlinkontinenz begleitet ist, durch die Operation nach BRICKER zu beheben. Dies ist eine einfache Lösung; sie ist sicher die beste und oft die einzige in den meisten Fällen. Ich stimme dieser Richtung aber nur mit Vorbehalt zu. Die Urologen zeigten früher einen außergewöhnlichen Enthusiasmus für die Operation nach COFFEY; sie haben oft nicht sofort die auf lange Sicht vitalen Konsequenzen der uretero-sigmoidalen Implantation erkannt; viel zu viele Nieren sind dabei zugrunde gegangen. In ähnlicher Weise besteht gegenwärtig ein großer Enthusiasmus für die

Operation nach BRICKER; doch die Implantation der Ureteren ins Ileum zeigt das Risiko der Stenose genau wie der COFFEY; aber dieses Risiko ist weniger groß. Ich habe schöne uretero-ileale Anastomosen erhalten, bei einer persönlichen Serie von mehr als 250 intestino-vesicalen Plastiken, von welchen eine große Anzahl Implantationen ins Ileum sind; aber ich habe einen nicht zu vernachlässigenden Anteil von Verengerungen an der Anastomose, welche nicht immer mit Erfolg reoperiert werden konnten, erlebt.

Meine Meinung geht dahin, daß man die Operation nach BRICKER, nur durchführen sollte, wenn man nichts anderes machen kann. Unglücklicherweise kann man im allgemeinen tatsächlich nichts anderes unternehmen.

Um mich von diesem oft bedauerlichen Zwang zu befreien, habe ich Zuflucht zur *substitutionellen Ileocystoplastik* genommen. Ich habe diese Operation bei der Behandlung gewisser neurogener Blasen mit Vorliebe angewandt, manchmal mit gutem Erfolg. Trotz eifrigen Bemühens kann ich aber noch keine eindeutigen Indikationen zu dieser Operation angeben.

Bei drei Mädchen, operiert wegen Spina bifida, hatte ich in zwei Fällen Mißerfolge; daneben aber folgendes ermunterndes Resultat: Fünfjähriges Kind. Behandlung mit Dauerkatheter während 6 Monaten, führte zur Verminderung der Schmerzattacken und des Fiebers. Nach Entfernung des Katheters, keine Besserung. 1959 sechsjährig, wird das Kind operiert. Resektion des Detrusor, ileale Verlegungsplastik, Operation nach BISCHOFF am linken Ureter und Antirefluxoperation nach BISCHOFF an beiden Ureteren. Nach der Operation sind mehrere Miktionen pro Tag möglich geworden. 1962 gelegentliche Fieberschübe, Miktion unverändert. Urographie: keine Ausscheidung links. Dauerkatheter bis Ende 1963. Danach während des Tages beinahe vollständige Kontinenz, Miktionen alle 3 bis 4 Stunden, nachts Inkontinenz. Ist die Plastik für diesen partiellen Erfolg verantwortlich? Es ist unmöglich dies oder das Gegenteil zu beweisen.

Vesico-vaginale Fisteln

Wie bei allen vesico-vaginalen Fisteln, bedarf es beim Mädchen, um eine gute Heilung der Naht zu erreichen, gut ernährter Gewebe und einer technisch leicht durchführbaren Naht. Die Bequemlichkeit der Durchführung dieser Naht hängt vom Operationsweg ab.

Ich habe zwei solcher Fisteln beim Kinde operiert:

Die eine von beiden trat als Folge einer Operation wegen Megaureter auf. Der Blasenhals wurde reseziert und es entstand eine Fistel etwas oberhalb der Cervix. Sie hätte auf transvesicalem Weg vernäht werden können; ich zog aber die von mir beschriebene Technik vor, weil ich sie besser beherrsche: Transperitoneo-vesicales Vorgehen nach DITTEL-FORGUE, welchem ich die Hemisektion der hinteren Blasenwand zufügte, welches ein leichtes Ablösen des Blasenbodens und breite Darstellung der Öffnung in der Vagina erlaubt. Das Kind ist seit 2 Jahren geheilt.

Vor allem beim zweiten Fall haben sich die Vorteile der in Frage stehenden Technik gezeigt: Marie José, elfjährig, pfählte sich 1957: es kam zur Verletzung des Anus, mit recto-vaginaler Perforation. Sofortige Operation: Naht der rectalen Öffnung; in transvesicalem Zugang Naht einer Wunde am Blasenhals. Cystostomie. Anus praeter naturalis links. Persistieren einer vesico-vaginalen Fistel. Zweite und dritte Operation bei hohem Zugang, dank welchem einige Miktionen stattfanden.

Das Kind wurde mir 1959 anvertraut. Subtotale Inkontinenz, bedeutender Sigmoidprolaps am Anus praeter. Es wurde eine Resektion des Sigmoides und Wiederherstellung der Kontinuität durchgeführt. Blasenöffnung: Die Fistel ist nicht sichtbar, weil sie unterhalb des Blasenhalses liegt, Blasenhemisektionen, welche die vaginale Öffnung sichtbar macht; Naht der Fistel; seither Heilung.

Ich ziehe diese Technik dem vaginalen Weg mit vagino-perinealer Loslösung von SCHUCHARDT vor; diese Operation habe ich nur einmal, und zwar ohne Erfolg bei einem 17jährigen Mädchen angewandt.